ENFERMEDADES ANIMALES
PRODUCIDAS POR AGENTES BIOLÓGICOS

Colección

TEXTOS

UNIVERSITARIOS

© 2010, PATRICIO RETAMAL, PEDRO ABALOS, FERNANDO FREDES.
Inscripción N° 194.917, Santiago de Chile.

Derechos de edición reservados para todos los países por
© Editorial Universitaria, S.A.
Avda. Bernardo O'Higgins 1050. Santiago de Chile.

editor@universitaria.cl

Ninguna parte de este libro, incluido el diseño de la portada,
puede ser reproducida, transmitida o almacenada, sea por
procedimientos mecánicos, ópticos, químicos o
electrónicos, incluidas las fotocopias,
sin permiso escrito del editor.

Texto compuesto en tipografía Berling 11/13

Se terminó de imprimir esta
PRIMERA EDICIÓN
en los talleres de Salesianos Impresores S.A.
General Gana 1486, Santiago de Chile,
en diciembre de 2010.

DISEÑO DE PORTADA Y DIAGRAMACIÓN
Yenny Isla Rodríguez

ESTE PROYECTO CUENTA CON EL FINANCIAMIENTO DEL
FONDO JUVENAL HERNÁNDEZ JAQUE 2009
DE LA UNIVERSIDAD DE CHILE Y DEL
LABORATORIO BAYER
QUE HA APORTADO A ESTE FONDO.

www.universitaria.cl

IMPRESO EN CHILE / PRINTED IN CHILE

ENFERMEDADES ANIMALES
PRODUCIDAS POR AGENTES BIOLÓGICOS

Patricio Retamal
Pedro Abalos
Fernando Fredes
(Editores)

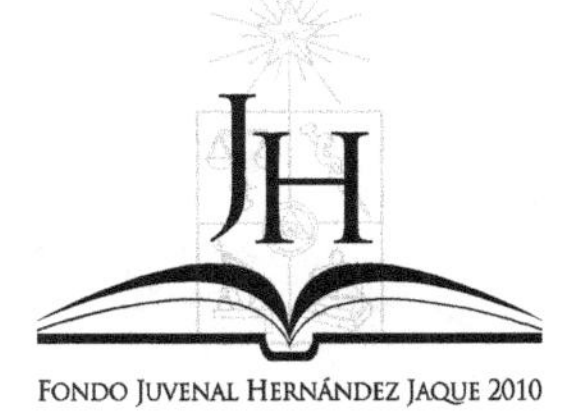

FONDO JUVENAL HERNÁNDEZ JAQUE 2010

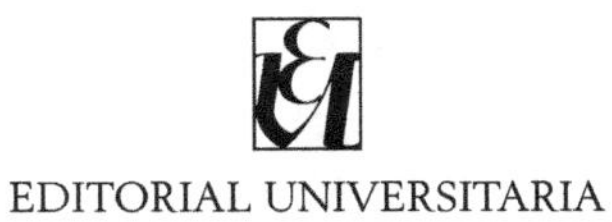

EDITORIAL UNIVERSITARIA

ÍNDICE

Índice de cuadros

Nombre	Especialidad	Correo electrónico
Pedro Abalos Pineda. MV, MSc	Infectología	pabalos@uchile.cl
Patricia Avalos Moreno. MV	Virología	patricia.avalos@sag.gob.cl
Sonia Anticevic Cáceres. MV, MSc	Medicina	santicev@uchile.cl
Consuelo Borie Polanco. MV, MSc	Microbiología	cborie@uchile.cl
Enzo Bosco Vidal. MV	Neurología	ebosco@uchile.cl
Ma. Orfelia Celedón Venegas. MV, MSc	Virología	oceledon@uchile.cl
Fernando Fredes Martínez. MV, MSc	Parasitología	ffredes@uchile.cl
Loreto Muñoz Arenas. MV, MSc	Medicina	lmunoz@uchile.cl
Patricio Retamal Merino. MV, MSc, PhD	Infectología	pretamal@uchile.cl
Ma. Luisa Sánchez Chong. MV, MSc	Microbiología	masanche@uchile.cl
Cristian Torres Mendoza. MV, PhD	Patología	ctorres@unab.cl
Alicia Valdés Olguín. MV, MSc	Medicina	avaldes@uchile.cl

AAFP	American Association of Feline Practitioners
AAVD	Academia Americana de Dermatología Veterinaria
BPV	Papilomavirus bovino
BSE	Encefalopatía Espongiforme Bovina
CoV	Coronavirus
CoVE	CoV asociado a enteritis
CoVPIF	CoV asociado a PIF
CP	Citopatogénico
DNA	Ácido desoxirribonucleico
DVB	Diarrea Viral Bovina
ECA	Eficiencia de Conversión Alimenticia
EET	Encefalopatía Espongiforme Transmisible
ELISA	Ensayo Inmunoenzimático
EM	Enfermedad de las mucosas
EPV	Papilomavirus Equino
IE	Influenza Equina
IFN	Interferón
IL	Interleuquina
FA	Fiebre Aftosa
FC	Fijación de Complemento
FOCMA	Antígeno de Membrana Celular asociado a Oncornavirus Felino
HA	Hemoaglutinina
HAI	Hemoaglutinación Indirecta
HCH	Harina de Carne y Hueso
HPAI	Influenza Aviar de Alta Patogenicidad
HPV	Papilomavirus Humano
IF	Inmunofluorescencia
LB	Linfocitos B
LPAI	Influenza Aviar de Baja Patogenicidad
LT	Linfocitos T
MER	Material Específico de Riesgo
NA	Neuraminidasa
NCP	No Citopatogénico

nvCJ	Nueva variante de Creutzfeldt Jacob
OIE	Organización Mundial de Sanidad Animal
OMS	Organización Mundial de la Salud
PAL	Prueba del Anillo en Leche
PAS	Ácido Peryódico de Schiff
PCR	Reacción en Cadena de la Polimerasa
PCV	Circovirus Porcino
PDNS	Síndrome Nefropatía y Dermatitis Porcino
PI	Persistentemente Infectado
PIF	Peritonitis Infecciosa Felina
PMWS	Síndrome de Debilitamiento Multisistémico Pos-destete
PPC	Peste Porcina Clásica
PrPc	Proteína prion normal
PrPsc	Proteína prion alterada
PRRS	Síndrome Respiratorio y Reproductivo Porcino
PV	Papilomavirus
QIB	Queratoconjuntivitis Infecciosa Bovina
RB	Rosa de Bengala
RIB	Rinotraqueítis Infecciosa Bovina
RNA	Ácido ribonucleico
RT-PCR	Transcripción reversa-PCR
SAG	Servicio Agrícola y Ganadero
SCV	Vacuola que contiene a *Salmonella*
SNC	Sistema Nervioso Central
SPI	Isla de Patogenicidad de *Salmonella*
T3SS	Sistema de secreción tipo 3
UE	Unión Europea
USA	Estados Unidos
UV	Ultravioleta
VAPS	Proteínas asociadas virulencia
VDVB	Virus DVB
VHB	Virus Herpes Bovino
VHE	Virus Herpes Equino
VIE	Virus de la Influenza Equina
VIF	Virus de la Inmunodeficiencia Felina
VILeF	Virus de la Leucemia Felina
VPRRS	Virus PRRS
WAAVP	World Association for the Advancement of Veterinary Parasitology

Prólogo

Las enfermedades infecciosas y parasitarias que afectan a las poblaciones animales son capaces de generar un amplio rango de síntomas y signos clínicos que repercuten en el bienestar de los individuos afectados. Junto a lo anterior, muchas de estas patologías pueden tener además un impacto significativo en la salud de las personas que se relacionan o tienen contacto directo con los animales o bien que consumen productos o subproductos de origen animal. Son precisamente las zoonosis, es decir enfermedades transmisibles y comunes al ser humano y a los animales, las que han recibido mayor atención por parte de los organismos sanitarios internacionales. Considerando los cambios ambientales de creciente preocupación mundial, el surgimiento de nuevas patologías emergentes y las rápidas vías para el transporte de personas y animales alrededor del planeta, resulta evidente un escenario epidemiológico dinámico que plantea un gran desafío para los países, especialmente en las necesidades de profundizar el conocimiento y contar con un capital humano preparado para dar respuesta oportuna a los requerimientos de prevención y control de las enfermedades transmisibles.

Si a estos hechos se suma la decisión política de transformar a Chile en una potencia agroalimentaria, estamos frente a un doble desafío sanitario de proveer productos inocuos y al mismo tiempo mejorar la vigilancia para prevenir la entrada de agentes que deterioren el reconocido prestigio sanitario de nuestro país.

La problemática expuesta representa una oportunidad para este libro, ya que reúne los aspectos más importantes de algunas de las principales enfermedades animales producidas por agentes biológicos, abordando tanto aquellas enfermedades de carácter zoonótico como las que son propias de los animales, incorporando además información relevante sobre la situación chilena para varias de ellas. El objetivo es poner a disposición de estudiantes, profesionales, investigadores y personas interesadas, un texto de referencia para el entendimiento y aproximación básica a los aspectos más importantes de estos dos grupos de enfermedades transmisibles, considerando elementos de la etiología, epidemiología, clínica, hallazgos patológicos, alternativas de diagnóstico, prevención y control.

En la Facultad de Ciencias Veterinarias y Pecuarias de la Universidad de Chile, conscientes de la necesidad de contar con información actualizada sobre la temática expuesta, hemos realizado el esfuerzo para desarrollar este libro que esperamos sea de gran utilidad a quienes lo requieran.

Introducción

El estudio de las enfermedades producidas por agentes biológicos requiere el entendimiento de los conceptos y términos que se aplican normalmente para la descripción de las patologías. Estos elementos forman parte de un lenguaje técnico que facilita la comprensión de los fenómenos independientemente del origen de ellos, y por lo tanto serán incorporados inicialmente en este texto.

Para la adecuada comprensión y análisis de las patologías, además de la inmunología y microbiología es muy favorable estar en conocimiento de aspectos esenciales de la epidemiología, ya que corresponde a una disciplina que estudia los patrones de las enfermedades (frecuencia, distribución y factores determinantes) que afectan a las poblaciones e impacta directamente en las decisiones que se tomen para la prevención y control de esas enfermedades.

1.1. Algunos conceptos básicos

Dr. Fernando Fredes, Dr. Patricio Retamal

a. *Agente.* Entidad biológica cuya presencia influencia el desarrollo de una enfermedad.

b. *Control.* Reducción en la prevalencia de una infección.

c. *Endo y ectoparásito.* Como su nombre lo indica, un endoparásito es aquel parásito que en su estado adulto vive en el interior del hospedero, mientras que el que vive en el exterior es un ectoparásito.

d. *Enfermedad.* Condición patológica.

e. *Enfermedad infecciosa.* Enfermedad causada por una infección.

f. *Enfermedad contagiosa.* Enfermedad producida por el traspaso de un agente biológico desde un animal infectado a otro susceptible.

g. *Enfermedad parasitaria.* Enfermedad producida por helmintos, protozoos o artrópodos.

h. *Erradicación.* Eliminación de una infección desde un área o región específica.

i. *Fomite.* Entidad inerte capaz de portar un agente biológico y transmitirlo a individuos susceptibles.

j. *Infección.* Invasión de un agente biológico en un animal susceptible.

k. *Infestación.* Es claro que no hay acuerdo internacional sobre el significado y sus límites, existiendo las siguientes alternativas:
   - Según la naturaleza del agente, es dado reservar infestación para enfermedades debidas a zooparásitos, en tanto que infección a microorganismos que no tienen relación con el reino animal.
   - Según el tamaño del agente, los microorganismos, cualquiera sea su naturaleza, causan infección, en tanto que aquellos que son macroscópicos, al menos al estadio adulto, son causa de infestación, término que la OMS aplica incluso a la presencia de insectos y otros animales dañinos o molestos en un lugar, habitado o no.
   - Según la existencia o ausencia de multiplicación del agente en el hospedador, la penetración y multiplicación de un agente en un hospedador sería la infección, mientras que la entrada de un agente sin multiplicación ulterior, sería una infestación.
   - Muchos hablan de infestación cuando hay presencia de agentes externos macroscópicos, mientras que en los demás casos se prefiere el término infección.
   - En este texto, se entenderá por infestación a la presencia de ectoparásitos, así como a la contaminación del medio ambiente, ya sea con huevos de endo o ectoparásitos.

l. *Parasitismo.* Es un tipo de asociación biológica que ocurre entre un ser vivo (parásito) que obtiene el beneficio unilateral de vivir (temporal o permanentemente, externa o internamente, entre una especie o varias) a expensas y alojarse en otro diferente (hospedero), donde puede ser potencialmente patógeno.

m. *Portador.* Corresponde al animal infectado. Si es capaz de generar respuesta inmune contra el agente se considera un portador inmunocompetente. Si no es capaz de generar esa respuesta, se le considera portador inmunotolerante, es decir, que puede haberse infectado en un período fetal anterior al desarrollo del reconocimiento antigénico o bien puede presentar alguna deficiencia genética que le impida este reconocimiento. Estos animales no desarrollan respuesta inmune contra la infección, y por lo tanto el diagnóstico requiere el aislamiento e identificación directa del agente biológico.

n. *Reservorio.* Ecosistema o población animal que puede mantener y diseminar la infección en un área (vector).

o. *Parasitosis.* La World Association for the Advancement of Veterinary Parasitology (WAAVP), formuló los siguientes principios:

    i. Para designar a una enfermedad parasitaria o la presencia de parásitos debe emplearse exclusivamente el sufijo *–osis*.

    ii. El sufijo *–osis* se añadirá a la raíz del nombre del taxón de parásitos que en general, está formado por el nominativo de los taxones, eliminando una o las dos últimas letras, por ejemplo: *Echinococcus* será echinococc + osis; *Trichinella*, trichinell + osis.

    iii. Cuando el nombre de los taxones termina en *–x* en el nominativo, la raíz se deriva del genitivo: *Pulex* es nominativo y el genitivo es "pulicis", de manera que se dirá puli + osis; lo mismo con *Demodex*, cuyo genitivo es "demodicis" y, dará por tanto demodic + osis.

    iv. En algunos casos se emplea el nombre genérico del parásito completo, seguido del sufijo: *Hepatozoon*, hepatozoon + osis.

p. *Período de comunicabilidad.* Es el período en el cual el agente es eliminado al medio ambiente y se transmite a los individuos susceptibles. Va desde antes de la aparición de los síntomas, hasta un tiempo indeterminado y variable para cada infección. Comunicabilidad es lo mismo que transmisibilidad, y los individuos que se encuentran en este período son diseminadores de la infección.

q. *Período de incubación.* Es el tiempo transcurrido entre la infección y la aparición de los síntomas clínicos. Está determinado por:

    i. capacidad de multiplicación del agente

    ii. dosis infectante

    iii. ruta de entrada del agente y tejido blanco de la infección

    iv. estado inmunológico del animal

    v. factores ambientales que afecten la interacción agente-hospedero

r. *Período prepatente o prepatencia.* Concepto parasitológico que expresa el tiempo que va desde la infección hasta la formación de nuevas generaciones de parásitos.

s. *Período patente o patencia.* Concepto parasitológico que expresa el tiempo en el cual el parásito puede ser demostrado en el hospedero.

t. *Prevención.* Medidas tendientes a evitar el ingreso de una infección.

u. *Tipos de parásitos.*

    a. *Parásito Accidental (adaptativo):* es aquel que normalmente es de vida libre y que accidentalmente puede hacer vida parasitaria en un hospedero.

    b. *Parásito Facultativo:* es aquel que puede elegir entre hacer vida parasitaria o no.

    c. *Parásito Obligado:* es aquel que toda su vida o parte importante de ella tiene que hacer parasitismo para existir. Dentro de estos existen:

- Parásito obligado temporal: es aquel que tiene que hacer vida parasitaria en un limitado o breve tiempo de su vida, fundamentalmente durante su alimentación.
- Parásito obligado periódico: es aquel que tiene que hacer vida parasitaria durante solo una fase del ciclo, por ejemplo como larva, siendo el resto de los estadios de vida libre.
- Parásito obligado permanente: es aquel en que todos los estadios hacen vida parasitaria.

d. *Pseudo Parásito*: son estructuras que parecen parásitos, pero no lo son.

e. *Parásito Espurio*: es un estadio parasitario que está en tránsito y no hace vida parasitaria, ya que no se encuentra en su hospedero o en su órgano o tejido blanco.

f. *Parásito Errático*: es un estadio adulto de un parásito que no se encuentra en su órgano o tejido blanco.

g. *Parásito Extraviado*: se refiere a un parásito que hace vida parasitaria y no se encuentra en su hospedero habitual.

h. *Parásito Monógeno (monoxeno)*: es aquel parásito que tiene un solo hospedero en su ciclo de vida, es decir tiene un ciclo directo, ya que no requiere de un hospedero intermediario o vector biológico.

i. *Parásito Heterógeno (heteroxeno)*: es aquel parásito que tiene más de un hospedero en su ciclo de vida, es decir tiene un ciclo indirecto, ya que requiere de un (o más) hospedero intermediario o vector biológico.

j. *Parásito Monogenético*: es aquel parásito que tiene o utiliza solo un tipo de reproducción (asexual o sexual).

k. *Parásito Heterogenético*: es aquel parásito que tiene o utiliza ambos tipos de reproducción (asexual y sexual).

l. *Parásito Estenógeno (estenoxeno o estenoico)*: es aquel que tiene o parasita a muy pocas especies hospedadoras.

m. *Parásito Eurígeno (eurixeno)*: es aquel que tiene o parasita a una amplia gama de especies hospedadoras.

v. *Tipos de hospederos*

a. *Hospedero (único)*: es aquel que es obligatorio y que puede albergar a todos los estadios parasitarios que tienen ciclo de vida directa.

b. *Hospedero Definitivo*: es aquel que es obligatorio y que alberga al estadio adulto parasitario que tienen ciclo de vida directa.

c. *Hospedero Paraténico*: es aquel que no es obligatorio y es solo un transportador de estadios parasitarios.

d. *Hospedero Reservorio*: es aquel que mantiene riesgos de infecciones entre epidemias y mantiene estadios parasitarios en el medio.

e. *Vector Biológico*: es aquel que es obligatorio, son parásitos, transmiten un parásito y en ellos evolucionan y se multiplican estadios parasitarios.

f. *Hospedero de Mantención*: Especie animal que se infecta y es capaz de diseminar el agente biológico a otros individuos susceptibles.

g. *Hospedero Incidental*: Especie animal que se infecta, pero por sí sola no es capaz de mantener el agente en la naturaleza.

w. *Zoonosis.* Enfermedades transmisibles producidas por agentes biológicos que afectan a los humanos y animales en condiciones naturales.

1.2. La epidemiología

Dr. Patricio Retamal

La epidemiología es una disciplina que estudia los patrones de las enfermedades (frecuencia, distribución y determinantes) que afectan a poblaciones de animales bajo condiciones naturales, de tal manera de apoyar las decisiones para la prevención, control y erradicación de esas enfermedades.

La epidemiología se utiliza en el ámbito de la sanidad animal debido a que:

- Se requiere prevenir, controlar y erradicar patrones de enfermedades.

- Se requiere tomar decisiones.

- Se requiere trabajar con poblaciones animales.

Por lo tanto, sus objetivos son:

- Entregar información que describa la frecuencia y distribución (tiempo-espacio-individuos) de la salud y la enfermedad.

- Identificar los factores que influencian la presentación y severidad del problema (sanitario o productivo), en la población.

- Cuantificar las interrelaciones entre salud y enfermedad.

Entre los usos más importantes de la epidemiología se pueden mencionar:

- Determinación del origen de una enfermedad cuando la causa es conocida. Una vez hecho el diagnóstico de la enfermedad, es frecuente la realización de una investigación epidemiológica para saber el mecanismo por el cual se infectaron los animales y de esa manera evitar un nuevo problema a futuro.

- Investigación y control de una enfermedad cuando es poco o no conocida, característico de las enfermedades emergentes o bien de enfermedades que afectan a la fauna silvestre, donde a veces existen pocos antecedentes y se requiere estudiar problemas puntuales.

- Conocer la ecología e historia natural de una enfermedad, a fin de determinar los factores de riesgo y las medidas de control y prevención más adecuadas.

- Planificación y monitoreo de programas de control de enfermedades, ya que una vez instaurados, estos programas deben evaluarse en el tiempo para conocer su efectividad.

- Evaluación económica del impacto de una enfermedad y de sus distintas alternativas de control. Quizás este es el uso más relevante de la epidemiología para quienes deben tomar la decisión de actuar frente a un problema sanitario. ¿Qué enfermedad es más importante?, ¿conviene tomar medidas de control o prevención?, ¿qué medidas son más eficientes?, ¿cuánto cuesta controlar una enfermedad? La respuesta a estas preguntas determinará si el responsable de la sanidad animal, tanto en el ámbito público como privado, invertirá en el control o prevención frente a determinado problema sanitario.

La epidemiología moderna, incorpora herramientas de otros campos del conocimiento, requiere equipos multidisciplinarios y usa métodos analíticos cuantitativos (computadoras).

Una nueva área dentro de esta disciplina se conoce como epidemiología molecular, ya que incorpora variables moleculares (biomarcadores) en la investigación epidemiológica. El uso de tales variables diversifica el espectro de factores que pueden ser considerados para la toma de decisiones en el control de la enfermedad: variabilidad genética o antigénica de los microorganismos, genes de susceptibilidad o resistencia en el hospedero, etc.

Medidas de frecuencia de una enfermedad

Aunque se han definido múltiples fórmulas para estimar la frecuencia de una enfermedad, las medidas más ampliamente utilizadas son 3:

- *Prevalencia*: número total de casos de una enfermedad en una población específica, durante el curso de un período dado de tiempo.

- *Incidencia*: número de casos nuevos de una enfermedad en una población específica, en el curso de un período dado de tiempo.

- *Tasa de ataque*: número de casos nuevos de una enfermedad desde el inicio del brote en una población susceptible.

Ejemplo.

En la figura 1.1 se representa la historia sanitaria de un grupo de 10 animales durante el período de 1 año (líneas). Los bloques negros indican momentos de enfermedad en cada uno de los animales.

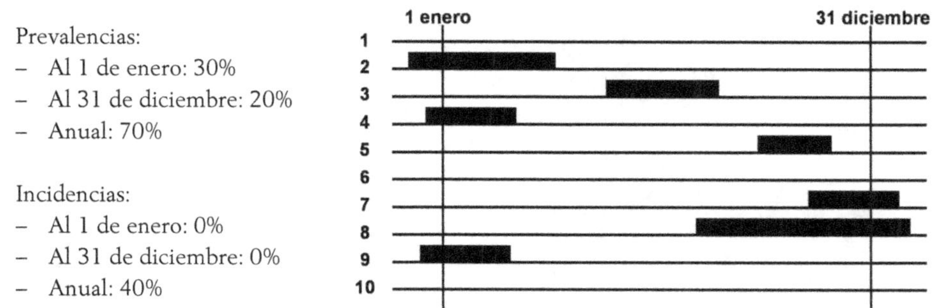

Figura 1.1. Ejemplo para el cálculo de frecuencias de enfermedad.

Enfermedades de importancia económica mundial

Corresponden a aquellas enfermedades de consecuencias socioeconómicas o sanitarias considerables, por lo tanto, con efectos en el comercio internacional de animales y productos de origen animal. Para ser incluidas en la lista de la OIE, deben cumplir con al menos uno de los siguientes requisitos:

- Presentar un potencial de propagación internacional.
- Generar una rápida difusión entre las poblaciones susceptibles.
- Con potencial zoonótico.

Enfermedades de notificación obligatoria

En Chile, el SAG ha dispuesto la notificación obligatoria de un grupo de enfermedades que deben ser informadas en caso de ser diagnosticadas, información que se ha publicado en la página web de la institución (www.sag.cl). Sin embargo, también se debe realizar la denuncia cuando se observa la presencia de los siguientes síntomas:

- Bovinos y ovinos: síntomas nerviosos y abortos
- Caprinos: abortos
- Cerdos: hemorragias en la piel
- Aves: síntomas respiratorios con alta mortalidad
- Abejas: alta mortalidad de crías
- Equinos: tos seca, secreción nasal y fiebre

Esta denuncia podrá hacerse vía telefónica (al número 600-8181724) o bien directamente en cualquier oficina SAG del país.

1.3. Clasificación de los agentes biológicos

Dr. Patricio Retamal

Existen tres conceptos que definen las características esenciales de un agente biológico:
- *Infectividad*. Capacidad de generar infección. Este factor se mide generalmente por la aparición de anticuerpos contra el agente en la población, donde a mayor cantidad de animales con anticuerpos mayor es la infectividad del agente patógeno.
- *Patogenicidad*. Es la capacidad de producir enfermedad. Se mide generalmente por la tasa de morbilidad.
- *Virulencia*. Capacidad de producir enfermedad grave o la muerte. Se mide generalmente por la tasa de letalidad.

Con un par de ejemplos se pueden aclarar estos conceptos.
- Virus rabia:
    - Infectividad baja. Muy pocos animales de una población se infectan con el virus, ya que requiere una inoculación directa.
    - Patogenicidad variable. De los animales infectados, solo se enfermarán aquellos que no tengan inmunidad, por lo que la patogenicidad del agente dependerá del estatus inmune de los susceptibles.
    - Virulencia muy alta. Aquel individuo que se enferma, se muere.
- *Mycoplasma hyopneumoniae*:
    - Infectividad muy alta. Se cree que más de un 90% de los cerdos se infectan alguna vez en su vida con esta bacteria.
    - Patogenicidad baja. Muy pocos animales llegan a desarrollar una enfermedad.
    - Virulencia muy baja. De los enfermos, prácticamente la totalidad se recupera.

1.4. Evolución de la enfermedad en la población

Dr. Patricio Retamal

Depende básicamente de la tasa de contactos y de la proporción de susceptibles al agente biológico en la población.

a. *Tasa de contactos.* Corresponde a la proporción de individuos que entran en contacto con el agente. Esta tasa determina en forma directa la probabilidad de enfermar y la velocidad de propagación de la enfermedad. Depende de la forma de transmisión del agente:

   i. Por exposición directa: tasa de contactos baja. En este caso se requiere interacción directa entre la fuente de la infección (diseminador) y el susceptible, por ejemplo a través del contacto entre mucosas, heridas, vía venérea, etc. Ejemplos: leucemia felina, rabia.

   ii. Por exposición indirecta: tasa de contactos alta. Aquí la interacción puede ser a través de aerosoles, alimentos o fomites que aumentan la disponibilidad del agente infeccioso al individuo susceptible. Ejemplos: fiebre aftosa, distemper canino.

b. *Proporción de susceptibles.* Este factor también se encuentra influenciando en forma directa la velocidad de transmisión de la enfermedad. Depende del estatus inmunológico de la población (inmunidad de masa) frente al agente biológico. En una población libre de la infección existirá una alta proporción de susceptibles, por lo que la llegada del agente implicará una velocidad de transmisión muy alta. En cambio, una población infectada tendrá naturalmente cierta proporción de individuos resistentes (inmunes) que disminuirán esa velocidad de transmisión. Mediante la vacunación se puede inducir este mismo efecto.

1.5. Inmunoprofilaxis

Dr. Patricio Retamal

Las vacunas corresponden a una herramienta importante para la prevención de muchos agentes biológicos. Se definen como un compuesto antigénico derivado de un agente biológico, que administrado a un individuo, estimula una respuesta inmune activa que lo hace resistente contra el agente específico.

Existen algunos criterios para el uso de vacunas que deben considerarse antes de su aplicación:

a. Identificación absoluta del agente causal. Es una premisa fundamental, ya que permitirá la elección correcta de la vacuna a utilizar evitando el riesgo de inducir protección contra un agente distinto o bien, introducir un nuevo agente infeccioso mediante una vacuna viva en una zona libre de él.

b. La respuesta serológica detectada no siempre es indicadora de protección. Se debe recordar que muchas enfermedades inducen protección a través de inmunidad celular, por lo que la detección de anticuerpos sólo indica contacto con el antígeno pero no protección. Generalmente es lo que ocurre con patógenos intracelulares, como los virus y algunas bacterias.

c. La vacunación no siempre es ventajosa y puede causar problemas. Es lo que ocurre por ejemplo al vacunar hembras preñadas (inducción de abortos), animales a muy temprana edad (competencia con anticuerpos calostrales), animales enfermos (respuesta insuficiente o reversión de virulencia), o bien puede interferir con el diagnóstico de la infección de campo.

d. La vacunación es un proceso dinámico, sujeto a criterio y variaciones, debiéndose combinar con otros métodos de control. Corresponde a una alternativa dentro de las estrategias de control frente a una enfermedad, que debe complementarse con otras.

e. Las vacunas representan un insumo dentro de los costos de producción. Se debe cuantificar el beneficio económico y los riesgos que conllevará la aplicación de una vacuna, ya que en algunas ocasiones puede ser mejor no vacunar.

El objetivo de la vacunación es la inmunidad de masa, que corresponde a la proporción de individuos inmunes (protegidos) dentro de la totalidad de individuos de la población.

Esta inmunidad de masa se puede deber a 2 causas principales:

– Naturales: infección con cepas "de campo".

– Inducidas: a través de las vacunaciones. Aun cuando una vacuna sea excelente y se aplique a todos los animales, existirá un porcentaje de ellos que no responderá eficientemente y quedará desprotegido (no existe una vacuna 100% efectiva).

La inmunidad de masa influye por lo tanto en la proporción de susceptibles y finalmente en la transmisión de la infección.

Cuando se ha decidido aplicar una vacuna también se deben tener en cuenta algunas consideraciones:

- Presencia de anticuerpos pasivos maternos, que pueden unirse a los antígenos de la vacuna y bloquear su efecto, dejando además al animal desprotegido y susceptible.

- Tipo de vacuna a usar en hembras preñadas. Para no inducir abortos, se recomienda siempre utilizar vacunas sin agentes infecciosos vivos, aunque estén atenuados.

- Inmunización temprana en animales privados de calostro, ya que ellos están desprotegidos y no presentan anticuerpos que pudieran interferir con la vacuna.

- La frecuencia de las vacunaciones dependerá de la clase y calidad de la vacuna a utilizar. En general, los agentes atenuados inducen una protección más fuerte y duradera que los antígenos muertos.

Aunque no existe la vacuna perfecta, debieran idealmente tener las siguientes características:

- No inducir respuesta inmune que interfiera con el diagnóstico de la enfermedad.

- Altamente atenuada y no producir enfermedad o infección en humanos.

- Una sola dosis debe inducir protección efectiva, fuerte y duradera.

- Debe ser estable y no revertir su virulencia.

- Barata de producir.

Cuando una inmunización no genera protección, se puede estar en presencia de una falla aparente o una falla real de la vacuna.

- Falla aparente: no es un problema del animal ni de la vacuna. La causa es desconocida, pero puede ser debida a problemas en la refrigeración del producto o bien a errores durante la aplicación de este. Incluso, pueden ser errores en la medición de la respuesta inmune, donde el animal está realmente protegido pero la técnica de detección es ineficiente.

- Falla real:
    - El animal es genéticamente incapaz de responder.
    - El animal es capaz de responder pero:
        - Existe deficiencia de la respuesta inmune.
        - Existe falla de la vacuna.

1.6. Patrones epidemiológicos de enfermedades

Dr. Patricio Retamal

- Enfermedades endémicas. Estas enfermedades presentan una incidencia estable sobre períodos consecutivos de tiempo. Su aparición por lo tanto está limitada a factores espaciales.
- Enfermedades epidémicas. En estos casos, la incidencia presenta fluctuaciones considerables sobre períodos consecutivos de tiempo, quedando la enfermedad limitada más bien a factores temporales. Según la amplitud geográfica de la epidemia, se distinguen tres tipos principales:
    - Brote: a nivel de planteles, comunas, provincias.
    - Epidemia: regiones, países.
    - Pandemia: continentes.
- Enfermedades esporádicas. Con una incidencia irregular y fortuita. Esto sugiere que los factores de riesgo que generaron la aparición de la enfermedad ocurrieron en forma localizada, tanto en su aspecto temporal como geográfico.

Existen tres factores principales que modifican el patrón de una enfermedad (1) :

- Características del agente: infectividad, patogenicidad, virulencia.
- Características de la interacción hospedero-agente: respuesta inmune.
- Condiciones socioeconómicas y geográficas, las que determinarán la capacidad de respuesta de cada país o región para el control de una enfermedad.

Referencias

1. Thrusfield, M. 1990. *Epidemiología Veterinaria*, Edición en lengua española, Editorial Acribia, S.A., Zaragoza, España. ed. Butterworths & Co., London.

Enfermedades zoonóticas

2.1. Brucelosis

Dr. Pedro Abalos

La brucelosis es una de las zoonosis bacterianas más importantes en la gran mayoría de los países. En los animales causa cuadros reproductivos caracterizados por aborto, orquitis y epididimitis, mientras que en el ser humano produce una enfermedad febril característica de amplias manifestaciones clínicas, que si no es tratada se hace crónica, con lesiones articulares, espondilitis y signos neurológicos. Las personas se exponen con la cercanía a animales infectados, sus tejidos o por consumir productos lácteos crudos (1, 3).

Etiología

Las especies del género *Brucella* son bacterias Gram negativas, patógenos intracelulares facultativos, cuyo cultivo requiere de medios enriquecidos y selectivos (ej: 5% de CO_2) y el resguardo de estrictas medidas de bioseguridad. Muchos de los casos humanos han ocurrido por accidentes de laboratorio (2).

Se han descrito diferentes especies de *Brucella*, que afectan a determinadas especies animales, produciendo patologías semejantes (Cuadro 2.1) y la gran mayoría afectando a las personas.

La bacteria tiene una viabilidad limitada fuera de sus hospederos. Las condiciones ambientales de calor, desecación y luz solar (es muy sensible a los rayos UV) son factores que inactivan la bacteria en horas, mientras que las bajas temperaturas, la humedad y

Cuadro 2.1. Especies de *Brucella* spp., hospederos y consecuencias.

Especie Brucella	Hospederos	Principal patología	Zoonosis
Brucella abortus	Bovinos, bisonte, ciervo	Aborto, orquitis-epididimitis	Si **
Brucella melitensis	Caprino y ovino	Aborto, orquitis-epididimitis	Si ***
Brucella suis	Porcino, reno	Aborto, orquitis-epididimitis	Si ****
Brucella neotomae	Rata del desierto	¿?	¿?
Brucella canis	Cánidos	Aborto, orquitis-epididimitis	Si *
Brucella ovis	Ovino exclusivamente	Epididimitis, escaso aborto	No
Brucella pinnipedialis sp. *nov*	Pinnípedos	¿?	Si **
Brucella ceti sp. *nov*	Cetáceos	Aborto	Si **
Brucella microti sp. *nov*	Ratón de campo europeo	¿?	¿?

* patogenicidad relativa al ser humano

la presencia de materia orgánica prolongan su supervivencia hasta días o semanas. Se reconoce que a bajas temperaturas, los purines pueden mantener la bacteria hasta por 8 meses y a pesar de que las deposiciones bovinas utilizadas en fertilización de praderas pueden ser un vehículo para la exposición a la bacteria, no hay suficiente evidencia científica que lo compruebe. La pasteurización de la leche y desinfectantes de uso corriente son eficaces en su destrucción (2).

Epidemiología

Entre los aspectos de mayor importancia en la ocurrencia de brucelosis, especialmente en especies productivas, se deben considerar: la demografía animal y prevalencia, las vías de transmisión, la presencia de reservorios, la susceptibilidad de los hospederos, la vigilancia y detección oportuna de casos, junto con la eficiencia de los programas de control (2). La alta densidad y la prevalencia de la infección tienen un efecto directo sobre la incidencia. Por ello en explotaciones intensivas, debido a que la densidad es difícil de disminuir, la prioridad está enfocada en la detección temprana de los individuos infectados y la eliminación de estos del rebaño.

El control debe enfocarse a manejar las fuentes de infección, como son los productos del aborto y del parto (uso de maternidades, eliminación de placentas y fetos abortados, etc.), disminuir la concentración bacteriana y persistencia en el ambiente (manejo de maternidades, desinfección, etc.), disminuir la susceptibilidad de los animales (inmunización) y utilizar pruebas de diagnóstico validadas en las realidades epidemiológicas de cada región (5). Para evitar la transmisión inter-rebaño se recomienda el ingreso de animales negativos, realización de cuarentenas, mantención de buenos cercos perimetrales, control de perros, gatos y roedores (2).

En Chile la brucelosis es endémica en las siguientes especies: bovinos (*B. abortus*), ovinos (*B. ovis*) y caninos (*B. canis*). La brucelosis producida por *B. melitensis* en caprinos y ovinos no es diagnosticada desde hace muchos años (3). En los años 60 hubo un exitoso plan de erradicación de la enfermedad en caprinos del Cajón del Maipo (Región Metropolitana). Varios estudios serológicos realizados en rebaños caprinos en la Región de Coquimbo, la zona de Til-Til, Catemu y Cajón del Maipo, han resultado negativos. Se han descrito reaccionantes positivos a la Prueba de Rosa de Bengala en la Región de los Ríos, pero sin comprobar la infección por *B. melitensis* y se piensa que podrían ser infecciones con *B. abortus*, pues los animales convivían con bovinos infectados por esta especie.

En cerdos la infección es improbable, lo que es corroborado mediante la vigilancia epidemiológica de los planteles industriales y por la ausencia de alteraciones reproductivas atribuibles a *B. suis*.

La brucelosis canina se encuentra presente especialmente en las zonas urbanas del país y ligada a la actividad de cría de razas caninas. Sin embargo, no se descarta que existan perros callejeros infectados y que puedan estar diseminando la enfermedad. Los criadores preocupados del tema, acostumbran a exigir una prueba de diagnóstico negativa a los reproductores antes de la cruza. En criaderos, la infección ha logrado ser erradicada con manejo reproductivo de animales no infectados, tratamiento de animales seropositivos (que no es 100% efectivo) y eliminación de la reproducción de machos o hembras infectados. No se han desarrollado vacunas efectivas contra esta infección.

La infección por *B. ovis* se asocia preferentemente al macho ovino y no se presenta en ninguna otra especie, incluyendo al ser humano, por lo cual la enfermedad se denomina epididimitis del carnero. En las hembras tiene una incidencia muy baja y como causa de aborto, la infección tiene una importancia escasa. La epididimitis del carnero limita la eficiencia reproductiva de los rebaños pues al afectar al testículo y epidídimo causa lesiones crónicas que finalmente deterioran la calidad del semen. En la epidemiología de la enfermedad son factores de riesgo la convivencia entre los machos infectados y susceptibles y los manejos reproductivos de encaste por monta natural utilizando machos infectados. No hay vacunas comerciales, aunque en el país han existido experiencias exitosas de vacunación de carneros con vacunas inactivadas de cepas rugosas de *B. abortus*. El control serológico de los machos debe realizarse antes y después del encaste.

Patogenia y patología

Brucella infecta células epiteliales, células fagocíticas, células del tejido respiratorio, neuronas y células de tejidos reproductivos de machos y hembras. La secuencia de infección implica la adhesión a células epiteliales (mucosas, conjuntiva, etc.), ingreso a estas células, multiplicación en ellas y liberación hacia tejidos más profundos donde son fagocitadas y transportadas a diferentes tejidos. En los macrófagos infectados la bacteria puede persistir y replicarse por períodos prolongados favoreciendo la cronicidad de la enfermedad.

El patógeno ingresa a las células hospederas a través de microdominios denominados "balsas lipídicas", que además favorecen la multiplicación intracelular de la bacteria. En los macrófagos, mediante genes de virulencia del operón *vir*B, se mantienen sobreviviendo por prolongados períodos en el fagosoma, al cual se le llama en este caso "brucelosoma". Los macrófagos son el vehículo predilecto para alcanzar órganos "blanco", especialmente los reproductivos. La interacción con trofoblastos placentarios sugiere que la capacidad de adquirir hierro es vital para que la bacteria inicie una etapa replicativa aguda, con disrupción placentaria, resultando en pérdida fetal o nacimiento de crías débiles (1, 2).

El eritritol, un azúcar-alcohol presente en tejidos, con gran concentración en placenta, es un factor de tropismo para *Brucella*, siendo las cepas patógenas más ávidas de esta sustancia que las cepas desarrolladas como vacunas.

La infección por *Brucella* resulta en una lesión patológica y en consecuencia en alteraciones funcionales. Todo esto está influenciado por factores como la cepa bacteriana, la inmunidad innata y adquirida del hospedero, la ruta de exposición, la madurez sexual, el estado de preñez y la dosis infectante.

Brucella utiliza los neutrófilos y macrófagos para protegerse de los mecanismos defensivos de la inmunidad humoral y celular durante la diseminación hematógena. Durante la fase bacterémica, la bacteria, se puede localizar en variados tejidos, sin embargo es más fácil aislarla desde tejidos linfoides, glándula mamaria y tracto reproductivo. También se pueden establecer infecciones en hueso, articulaciones, ojo y ocasionalmente en cerebro. En los machos la localización secundaria ocurre de preferencia en testículos, epidídimo y órganos sexuales accesorios (1, 2).

Las lesiones patológicas más características son: linfoadenitis regional, placentitis necrótica fibrinopurulenta, endometritis linfoplasmocítica, mastitis linfoplasmocítica, epididimitis piogranulomatosa, orquitis necrótica, vasculitis seminal, ampulitis y bursitis.

La excreción de la bacteria se produce a través de exudados uterinos, fluidos y membranas fetales, leche, semen y orina.

Diagnóstico

La respuesta serológica a la infección puede detectarse mediante un gran número de pruebas de diagnóstico (5). En Chile, las pruebas oficiales de diagnóstico de brucelosis bovina son: Prueba de Rosa de Bengala (RB) como prueba tamiz (Figura 2.1), cuyo resultado positivo debe ser confirmado con la prueba de Fijación del Complemento (FC) o ELISA de competencia. La Prueba del Anillo de la Leche (PAL) (Figura 2.1) se realiza para vigilancia epidemiológica en los estanques de las lecherías (4).

El cultivo bacteriológico constituye la prueba inequívoca de la presencia de la infección. En el Cuadro 2.2 se describen las muestras recomendadas, el tiempo óptimo de muestreo y las condiciones de transporte y mantención.

Cuadro 2.2. Muestras recomendadas para estudio bacteriológico de brucelosis.

	MUESTRAS RECOMENDADAS.	OPORTUNIDAD DEL MUESTREO.	CONDICIONES DE TRANSPORTE Y MANTENCIÓN DE MUESTRAS.
ANIMAL VIVO.	– Tórula vaginal. – Leche (20 ml por cuarto).	Preferible durante los 15 días posteriores al parto o aborto.	Todas las muestras deben guardarse en contenedores que impidan el derrame de líquidos y mantenidas a 4 °C .
ANIMAL MUERTO.	– Nódulos linfáticos (submaxilares, retrofaríngeos, retromamario) – Útero, hígado, glándula mamaria	Del cadáver durante la necropsia.	Los análisis se realizarán dentro de 48 hrs. Para el transporte lo mejor son los recipientes aislantes, que cumplan normas de bioseguridad.
FETO ABORTADO.	– Fluido estomacal. – Hígado. – Pulmón.	Lo antes posible luego del aborto.	Bioseguridad alta y que los tiempos de transporte se reduzcan al mínimo.
EPIDIDIMITIS OVINA.	– Testículo con lesiones. – Semen.	Castración de carnero, previo al encaste.	Este procedimiento se recomienda para comprobar la infección en el rebaño. Deben enviarse muestras bajo idénticas condiciones anteriores.

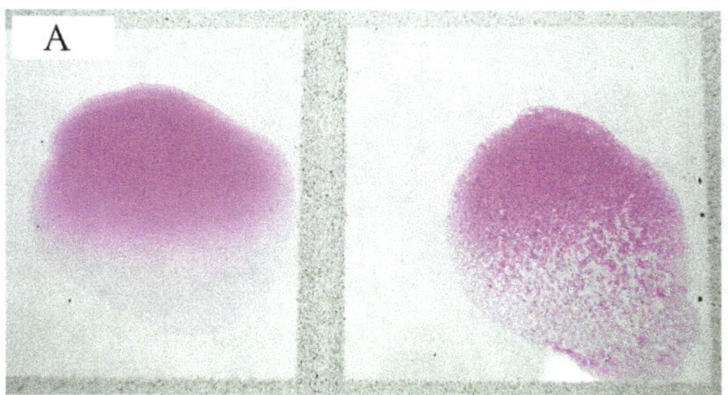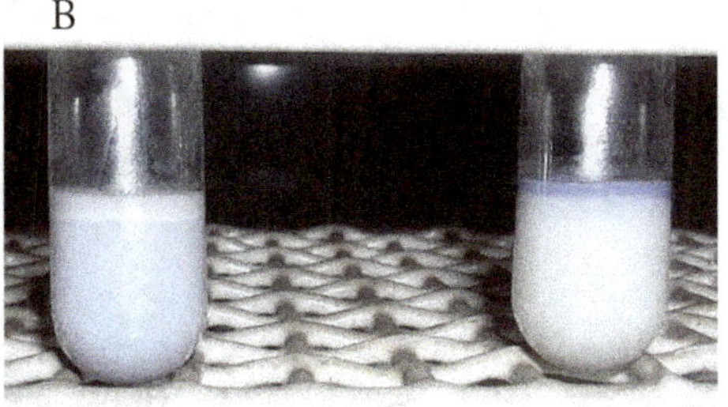

Figura 2.1. Pruebas de diagnóstico de brucelosis (A) Reacción de aglutinación de Prueba de Rosa de Bengala. Reacciones negativa (izquierda) y positiva (derecha) (B) Prueba del Anillo de la Leche. Reacciones negativa (izquierda) y positiva (derecha) (P. Abalos).

Control

En el país se lleva a cabo un Plan de Control y Erradicación de Brucelosis Bovina que ha logrado limitar la prevalencia animal a menos de un 2% a nivel nacional. Las estrategias de este plan consisten en (4):

– Protección de la masa animal mediante vacunación de terneras con cepa *B. abortus* RB51.

– Revacunación de vacas adultas con la misma vacuna en rebaños en saneamiento con altas prevalencias.

– Diagnóstico serológico individual, mediante las pruebas de RB, FC y ELISA indirecto y de competencia, y grupal mediante la PAL (5).

– Certificación diagnóstica de todo animal transado en feria y llegado a matadero.

– Saneamiento de rebaños mediante el diagnóstico y eliminación de animales reaccionantes al matadero.

– Acreditación de médicos veterinarios privados para la aplicación de la vacuna.

– Acreditación de laboratorios privados para el diagnóstico oficial de brucelosis bovina.

Referencias

1. CUTLER, S.J., WHATMORE, A.M., COMANDER, N.J. 2005. "Brucellosis – new aspects of an old disease". *Journal of Applied Microbiology* 98: pp. 1.270-1.281.

2. NIELSEN, K., DUNCAN, J.R. 1990. "Animal Brucellosis". CRC Press. Boca Raton, CA, USA. 453 págs.

3. PINOCHET, L., SÁNCHEZ, M.L., ABALOS, P. 1981. Brucelosis. *Monografías de Medicina Veterinaria*. 3: pp. 44-80.

4. RIVERA, A., RAMÍREZ, C., LOPETEGUI, P. 2002. "Eradication of bovine brucellosis in the 10th Region de los Lagos, Chile". *Veterinary Microbiology*. 90: pp. 45-53.

5. UZAL, F., ABALOS, P., PADILLA-POESTER, F., ROJAS, X., DAJER, A., SILVA, M., NIELSEN, K.H., WRIGHT, P.H. 1995. "Evaluation of an indirect ELISA kit for the diagnosis of bovine brucellosis in Latin America". *Archivos de Medicina Veterinaria*. 27: pp. 50-63.

2.2. Carbunclo bacteridiano

Dr. Pedro Abalos

Se estima que la enfermedad existía en la época neolítica, cuando el ser humano cambió su forma de vida hacia estructuras sociales agropecuarias y comienza la cría de animales domésticos. Fue una enfermedad muy común en Mesopotamia y el antiguo Egipto, donde las plagas bíblicas 5ª y 6ª habrían sido epidemias de carbunclo en ganado y seres humanos respectivamente, que afectaron a quienes ocupaban terrenos de mejor calidad. La "peste negra" que asoló Europa durante la Edad Media, en que murieron cerca de 60.000 personas, pudo ser debida a carbunclo.

El primer documento científico sobre la enfermedad lo escribió Fournier en 1769, pero la naturaleza contagiosa de la enfermedad se comprueba en 1823. En el siglo XIX, en Europa, el carbunclo bacteridiano era responsable de cerca del 20% a 30% de las muertes del ganado y se desarrolla una panzoótia que se disemina hasta Rusia. En América se describe en 1865 en los Estados Unidos. Varios investigadores entre ellos Pasteur, Devaine, Tiegel y Koch, prueban la transmisibilidad de la enfermedad. Los trabajos de Koch con *Bacillus anthracis* lo llevan a enunciar sus famosos postulados y 5 años después Pasteur prueba la factibilidad de una vacuna en el clásico experimento de Poully Le Fort.

Hoy en día, siendo una enfermedad esporádica gracias a exitosas estrategias de control por vacunación, está presente en planes militares y contraterroristas por representar la mayor amenaza individual de guerra biológica (1).

Etiología

Bacillus anthracis es una bacteria Gram+, aerobia estricta y esporulada. Posee una cápsula de ácido poliglutámico de espesor variable que le entrega cualidades invasivas pues lo protege de la fagocitosis. La formación de esta cápsula es una respuesta a señales fisiológicas del hospedero como son temperatura corporal y tensión de CO_2. La cápsula está codificada por el plasmidio pXO2 y el número de copias del plasmidio determina el grosor de ella. Sin esta cápsula, se pierde virulencia, lo cual ha servido para el desarrollo de vacunas vivas avirulentas. Además la bacteria produce una "agresina" que también inhibe la fagocitosis (1).

La bacteria produce un complejo tóxico que tiene descritos tres componentes: Factor I o edema; Factor II o antígeno protectivo y Factor III o letal. Estos son serológicamente diferentes y son inocuos si se inoculan en forma separada. Es el Factor II el que sinergiza a los otros dos permitiendo además su introducción a las células. Estos factores operan en combinación produciendo daño capilar y daño en el mecanismo de coagulación. El efecto neto de esto es el edema, shock y muerte. El complejo tóxico está codificado en el plasmidio pXO1 (1).

Su forma vegetativa es poco resistente pero la espora soporta elevadas temperaturas, la desecación extrema, frío y un gran número de desinfectantes, pudiendo persistir en el ambiente por largos períodos (2, 3).

Epidemiología

Los hospederos predilectos de *Bacillus anthracis* son los mamíferos, en especial los rumiantes. Se conoce en forma experimental que el ovino necesita muy pocas bacterias para infectarse, en cambio el bovino debe ser inoculado con una alta dosis.

La susceptibilidad natural de los animales domésticos en orden decreciente es para ovinos y caprinos, bovinos, equinos, cerdo y carnívoros como el perro y el gato. En animales de laboratorio, se considera al ratón como el más susceptible, luego al cobayo, al conejo y por último a la rata. Las aves son consideradas resistentes aunque se han descrito casos en avestruces, cuervos, patos y canarios (2, 3).

La enfermedad está distribuida en todo el mundo, con mayor preferencia en las regiones cálidas y húmedas. Se describe un ciclo saprofítico de la enfermedad, que deshecha el concepto de "campos malditos" como consecuencia de la resistencia de la espora y que establece el de "áreas incubadoras" donde las esporas germinan a estados vegetativos durante períodos de calor y humedad y presencia de materia orgánica vegetal y luego en la temporada seca se produce de nuevo la esporulación. Este ciclo aumenta el grado de contaminación de los terrenos. Se estima que aves carroñeras sirven de vectores mecánicos de transporte de esporas. En USA las zonas contaminadas están fuertemente asociadas a las rutas de arreo de ganado que se hacían en el 1800 (1, 3).

Sobre los 2.000 msnm la enfermedad es rara y sobre los 4.000 msnm la esporulación no se produce. En Chile la enfermedad es endémica en gran parte del territorio continental, pero más prevalente en las zonas de Cautín, Chillán, Linares, San Fernando y el Norte Chico. No se ha descrito en la Región de Magallanes y su presentación es esporádica en la Región de los Lagos, donde han ocurrido en los últimos años brotes que han involucrado a un gran número de animales, como producto de una falta de vacunación.

Zoonosis

En el ser humano se describen tres formas de infección por *B. anthracis*: forma cutánea o "pústula maligna", forma digestiva y forma respiratoria. La forma cutánea se produce por la infección de heridas o escoriaciones, es localizada, con características de necrosis de tejido y edema y es la de menor letalidad (Figura 2.2). La forma digestiva se adquiere por el consumo de carne de un animal muerto por la enfermedad y se presenta con una lesión localizada a nivel de faringe-laringe o como una gastroenteritis hemorrágica. La forma respiratoria se produce por inhalación de esporas, es la más grave y la que se asocia a ataques bioterroristas, aunque en forma accidental están expuestos trabajadores de la industria de la lana y el cuero. Todas las formas tienen tratamiento con antibióticos y la efectividad de este dependerá de la oportunidad en la instauración de la terapia.

Sintomatología

La patogenia de la enfermedad involucra una afinidad especial de los macrófagos regionales por las esporas, los cuales las transportan a los ganglios linfáticos donde se desarrolla la forma vegetativa capsulada que está protegida de la digestión fagocítica. Luego la bacteria destruye al macrófago y se disemina por vía sanguínea. La acción del factor letal, una zinc-metaloproteasa, sobre los macrófagos les hace liberar citoquinas proinflamatorias que son finalmente las responsables de un "shock" súbito y fatal (1, 3).

El carbunclo bacteridiano se presenta al menos en tres formas, dependiendo de la especie animal. Se describe una forma *sobreaguda* en la cual casi no se perciben síntomas previos a la muerte. En un buen examen clínico se podría detectar alza de temperatura (42°C), temblores musculares, disnea, congestión de mucosas, seguido todo rápidamente por colapso, convulsiones terminales y muerte. Esta forma de presentación es la más corriente en las especies más susceptibles, como el ovino y bovino.

La forma *aguda* que afecta al bovino generalmente presenta síntomas 48 horas antes de la muerte. Puede apreciarse depresión, somnolencia y anorexia, junto con períodos cortos de excitación. También fiebre, respiración profunda y rápida, mucosas congestivas y hemorrágicas, y parálisis ruminal. Finalmente pueden aparecer edemas en la parte baja de la cabeza, cuello y vientre. La forma aguda en el caballo depende de la vía de infección. Si la bacteria fue ingerida se presenta con un cuadro de enteritis y cólico acompañado de fiebre alta, depresión y muerte dentro de 48 a 96 horas. Si la bacteria fue introducida por un insecto picador existe una lesión local inicial, dolorosa, edematosa con inflamación subcutánea en el sitio de la picadura. El curso es de 1 a 3 semanas y algunos animales pueden recuperarse luego de una semana o más.

En el cerdo, lo más corriente es la presentación *subaguda*, forma también que puede afectar al equino. La bacteria es ingerida y comienza un proceso de inflamación local de los ganglios del cuello. Se produce un severo aumento de volumen de carácter edematoso que impide la normal respiración y que muchas veces es la causa de la muerte por sofocación. La enfermedad puede progresar a una septicemia fatal o también a una recuperación.

Patología

Es corriente encontrarse con un claro esquema de trastornos *pos-mortem* que limitan la observación de lesiones. En todo caso la mejor recomendación ante una sospecha de la enfermedad es no intervenir el cadáver ni hacer una necropsia, pues esto sólo favorece la diseminación de esporas y la contaminación del entorno (2, 3).

En los herbívoros infectados naturalmente, los hallazgos más consistentes con un diagnóstico presuntivo de carbunclo son: descomposición rápida del cadáver; edema en zona baja de cuello y vientre, exudados sanguinolentos a través de las aberturas naturales (Figura 2.2); falta de *rigor mortis*; falla de la coagulación sanguínea y color alquitranado de la sangre; excesivo tamaño del bazo cuya pulpa muy friable tiene apariencia de mermelada de moras; presencia de hemorragias petequiales septicémicas en todo el cuerpo (3).

Lesiones menos frecuentes son: inflamación de la mucosa y hemorragias del tracto gastrointestinal alrededor de folículos linfoides y placas de Peyer; gotas de sangre que exudan a través de la piel; sangre libre en el colon sin lesión aparente de la mucosa; edema del tejido subcutáneo, tracto digestivo y alrededor de ganglios linfáticos; orina sanguinolenta (1, 3).

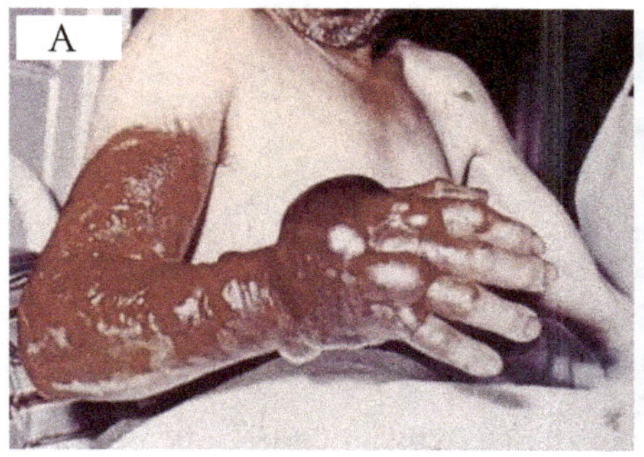 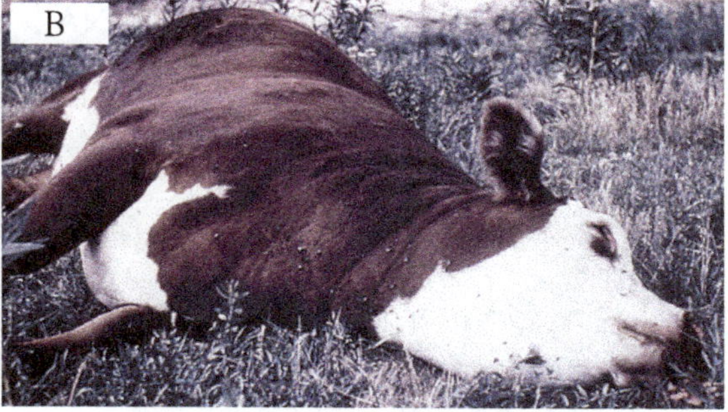

Figura 2.2. Infección por *Bacillus anthracis*. (A) Lesión cutánea con gran edema. (B) Bovino muerto con edema en zona baja del cuello y vientre (L. Pinochet).

Diagnóstico

Se puede tener una sospecha por características epidemiológicas de la situación. Lo más recomendable es hacer un frotis a partir de sangre, obtenida de una pequeña incisión o con una jeringa desde un vaso sanguíneo y teñir con el método de Olt o de Mc Fadyeant para observar presencia de bacilos característicos capsulados. También se puede abrir una ventana en el flanco izquierdo para observar el aspecto del bazo y tomar una muestra para realizar un frotis. La muestra ideal para el cultivo bacteriológico es un metacarpo o metatarso ("canilla") en caso de enfermedad aguda o sobreaguda en rumiantes. En el cerdo, se recomienda el envío de ganglios de la región del cuello (3).

Mediante la pueba de PCR es posible detectar los plasmidios pXO1 y pXO2.

Control

Se recomienda la vacunación de rumiantes en áreas enzoóticas con esporo-vacuna de Sterne al menos una vez al año. Los rumiantes menores y camélidos sudamericanos se vacunan con una dosis menor pues esta vacuna viva puede producir trastornos patológicos e incluso muerte de animales debilitados. Se recomienda la vacunación de todo animal que ingrese a una engorda de ganado (2, 3).

Los cerdos y equinos no se vacunan, aunque estos últimos pueden vacunarse frente a situaciones de riesgo.

Referencias

1. Mock, M. and Fouet, A. 2001. "Anthrax". *Annual Review of Microbiology*. 55: pp. 647-671.

2. senasa. 2004. Manual de Procedimientos. Carbunco. Dirección Nacional de Salud Animal. Servicio Nacional de Sanidad Animal y Calidad Agroalimentaria. Buenos Aires, Argentina. 21 págs.

3. Turnbull, P.C.B. 1998. "Guidelines for the surveillance and control of antrax in humans and animals". World Health Organization. Department of Communicable Diseases Surveillance and Response. WHO/EMC/ZDI./98.6. 109 págs.

2.3. CRYPTOSPORIDIOSIS BOVINA

DR. FERNANDO FREDES

Etiología: *Cryptosporidium* spp.

El género *Cryptosporidium* que se encuentra en constante revisión taxonómica ha sido considerado en el phylum Apicomplexa, clase Sporozoa, subclase Coccidia, orden Eucoccidiida, suborden Eimeriina, família Cryptosporidiidae (1, 2).

Actualmente, se reconocen las siguientes especies de *Cryptosporidium* sobre la base de diferencias genéticas, morfológicas y de sitio de infección: *C. muris* en roedores, *C. andersoni* en vacunos, *C. parvum* en rumiantes y humanos, *C. wrairi* en cobayos, *C. hominis* en humanos, *C. meleagridis*, *C. baileyi* y *C. galli* en aves, *C. serpentis*, *C. saurophylum*, *C. scophthalmi* y *C. varanii* en serpientes y lagartos, *C. molnari* y *C. nasorum* en peces, *C. felis* en gatos y *C. canis* en perros. Las únicas especies registradas en humanos inmunocompetentes corresponden a *C. parvum* y *C. hominis*; en pacientes inmunodeprimidos se han registrado también casos de *C. meleagridis*, *C. felis*, *C. canis*, *C. baileyi* y *C. muris* (3, 12).

En ganado bovino existen al menos cuatro especies de *Cryptosporidium* que producen infección: *C. parvum*, *C. andersoni*, *C. bovis* y *C. deer-like* los dos últimos han sido identificados en ganado bovino sólo en Estados Unidos (4, 5).

Epidemiología

La cryptosporidiosis es una enfermedad gastrointestinal producida por protozoos del género *Cryptosporidium* spp., tiene una distribución cosmopolita, con una reciente descripción en el continente antártico (6, 11), y afecta tanto a animales como a humanos (3). En los animales afecta principalmente a aquellos recién nacidos y se caracteriza clínicamente por distintos grados de diarrea (1, 2, 3, 4, 5). En los humanos en tanto es considerada una zoonosis re-emergente ya que, en pacientes inmunocomprometidos puede producir una enfermedad clínica grave (7).

Su transmisión es de tipo horizontal y ocurre por la ingestión de ooquistes. En los rumiantes domésticos la principal fuente de infección son las heces excretadas por los animales neonatos con diarrea, aunque también hay que considerar la eliminación de ooquistes por los animales adultos que actúan como portadores asintomáticos (1, 2). También es de gran importancia la transmisión por los alimentos y el agua contaminados con ooquistes, ya que desde el punto de vista de salud pública, es frecuente encontrar *Cryptosporidium* en aguas para consumo humano (3).

En Chile, se reconoce la cryptosporidiosis como causa de diarrea en animales desde la década de los '80 y en tanto que en humanos se asocia como causa de cuadros digestivos a partir de 1985 (7, 8, 9). Así también en nuestro país se ha descrito hasta la fecha la presencia de este coccidio en algunos animales domésticos como, vacunos, ovinos, cerdos, cabras, llamas, alpacas, equinos, pollos, palomas, perros y gatos (8, 9, 10). Recientemente encontraron ooquistes de *Cryptosporidium* en heces de pingüinos Adelia del territorio antártico chileno (6,11).

La cryptosporidiosis en ganado bovino afecta tanto a razas de carne como de leche. En los rumiantes domésticos, la principal fuente de infección son las heces excretadas por los animales neonatos con diarrea (vía oro-fecal), aunque también hay que considerar la eliminación de ooquistes por animales adultos que actúan como portadores asintomáticos. Durante el período de máxima eliminación los neonatos infectados pueden excretar entre 10^6-10^7 ooquistes por gramo de heces. También se ha descrito la transmisión indirecta ya sea a través de los alimentos o el agua de bebida, que fueron contaminados en algún momento con heces de animales portadores. Esto debe ser considerado desde el punto de vista de la salud pública, ya que los métodos usuales de tratamiento de aguas de consumo no son eficientes en la remoción de los ooquistes (1, 2, 3).

Dos hechos biológicos tienen importancia epidemiológica: los ooquistes son inmediatamente infectantes al momento de ser excretados con las heces, y tienen elevada resistencia a las condiciones medio ambientales (1, 2, 3), lo que les permite sobrevivir en el suelo por más de 50 días a temperaturas inferiores a los -10°C (13).

Entre los factores de riesgo a considerar, hay una asociación significativa entre la edad y el riesgo de infección para terneros menores de 30 días. Así también el riesgo aumenta si los animales están hacinados y si la higiene y otras prácticas de manejo son deficientes (2, 3).

Un estudio describe, que al mantener a los terneros estabulados junto a su madre evitando el contacto con otros terneros, la prevalencia de infección por C. *parvum* es menor comparada con aquellos terneros estabulados, pero con contacto con otros animales de su misma especie y edad (14).

A su vez, existen discrepancias en relación a que la ausencia de consumo de calostro sea considerado un factor de riesgo, ya que se ha descrito que los anticuerpos calostrales producidos en respuesta a la infección natural no tienen un efecto protector frente a la infección neonatal en terneros. Sin embargo, otros autores han visto que la ingestión de por lo menos 750 ml de calostro dentro de la primera hora de vida sí protege a los terneros de la infección (2).

El tamaño del rebaño condiciona la presentación de la infección, existiendo mayor frecuencia en rebaños grandes (mayor densidad de animales, alta carga de patógenos, etc.) (1, 2).

Cuando *Cryptosporidium* es el único agente causante de diarrea, la mortalidad es baja, pero en asociación con otros agentes infecciosos la mortalidad puede ser alta (15).

En Chile la frecuencia de infección por *Cryptosporidium* spp., reportada en terneros diarreicos de lechería y en la Región Metropolitana es de un 23,2% (18). Así también, los niveles de infección en otras zonas del país, como la zona sur, se ha reportado una prevalencia de alrededor de un 30% (19).

Ciclo biológico

Cryptosporidium spp. es un parásito monógeno y heterogenético, porque todos los estadios de desarrollo ocurren en un mismo hospedador y tiene fases de reproducción asexual y sexual (1, 2).

El ciclo comienza con la ingestión de ooquistes esporulados (eliminados por las heces de un individuo infectado), seguida por el desenquistamiento en el tracto gastrointestinal del hospedador, liberándose los cuatro esporozoitos. En esta fase influyen factores tales como la temperatura corporal, las sales biliares y posiblemente la tripsina. Los esporozoitos alcanzan los enterocitos mediante movimientos de deslizamiento y flexión y penetran en su interior para formar una vacuola parasitófora (1, 2).

Las etapas de reproducción incluyen dos fases de esquizogonia (multiplicación asexual), gametogonia (multiplicación sexual), así como la fase de esporogonia (esporulación) la cual puede tener lugar dentro del hospedador (1, 2).

La formación de la pared del ooquiste acontece antes que la esporulación, que tiene como consecuencia la formación de 4 esporozoitos. El 80% de los ooquistes presenta doble pared y constituyen las formas de resistencia responsables de la transmisión entre hospedadores. Los ooquistes de pared delgada (20%) son los responsables de la autoinfección. El período de prepatencia en los rumiantes domésticos es de 3-4 días, aunque dependiendo de la edad y de la dosis infectante, puede prolongarse hasta 6-7 días (1,2).

Síntomas clínicos y patológicos

C. parvum infecta la parte distal del intestino delgado en terneros jóvenes, humanos y otros animales, y con frecuencia produce una enteritis aguda y diarrea, sus ooquistes son esféricos y miden 5,0 x 4,5 µm. *C. andersoni* (antes conocido como *C. muris*) infecta el abomaso de animales jóvenes y adultos y podría estar asociado con una disminución en la producción de leche, sin embargo en general no se le asocia con signos clínicos manifiestos, ni se sabe si infecta a otra especie además del bovino. Presenta ooquistes de forma ovalada cuyo tamaño es de 7,4 x 5,5 µm (1, 2, 3).

La invasión de los enterocitos por el parásito lesiona y destruye estas células ocasionando un daño hacia el lumen intestinal, el que se traduce en atrofia parcial de las vellosidades y disminución de la superficie de absorción. Este daño produce el reemplazo de estas células, por otras nuevas, lo que conlleva a una menor capacidad enzimática y de absorción celular, que se traduce en un paso de fluidos desde la vellosidad a la luz intestinal, debido al aumento de la presión osmótica por el acúmulo de nutrientes en el lumen. Paralelamente, puede existir una alteración en la permeabilidad del epitelio intestinal por modificación de las uniones celulares. Como consecuencia de todo lo anterior, se rompe el equilibrio entre absorción y secreción (1, 2).

Además, existe infiltración de la lámina propia por células inflamatorias (respuesta del hospedador). La existencia de una respuesta hipersecretora se ha relacionado con la activación de diversos mediadores de la inflamación celular (bradiquinina y prostaglandinas) y también con el efecto de las sales biliares (no absorbidas en íleon) en colon que dañarían su epitelio estimulando la secreción de fluidos y electrolitos (2).

No existen signos patognomónicos que diferencien a la cryptosporidiosis de procesos causados por otros enteropatógenos. El principal signo clínico es la diarrea de consistencia variable entre heces aparentemente formadas y acuosas, color amarillento, sin sangre, asociada a la excreción de un gran número de ooquistes y puede ir acompañada de anorexia, dolor abdominal, pérdida de peso, postración y fiebre. Su duración es variable, oscilando entre 3-5 días en los casos leves y 1-2 semanas en los más graves (1, 2).

En infecciones naturales, la aparición de los síntomas y la eliminación de ooquistes comienzan en la primera o segunda semana de vida (1,2).

Diagnóstico

Los signos clínicos no son específicos, y a pesar que los datos epidemiológicos y la sintomatología nos ayudan, es necesario realizar un diagnóstico de laboratorio (1, 2, 3).

Mediante el examen histológico se intenta localizar el parásito en el borde apical de la mucosa intestinal. Este método no es usado en el diagnóstico *in vivo* debido a su carácter invasivo, escasa sensibilidad y elevado costo. Existen diversas técnicas de tinción histológica que han sido usadas, entre las que se encuentran hematoxilina-eosina, azul de toluidina, etc. (1, 2, 3).

La detección de ooquistes en las heces puede realizarse mediante tinción de extensiones de heces y/o técnicas inmunológicas. Entre las técnicas de tinción encontramos Ziehl-Neelsen, Heine, Giemsa, etc. (2). Las distintas técnicas de tinción se realizan sobre extendidos de heces o sobre material previamente concentrado, con objeto de aumentar la sensibilidad. El medio diagnóstico más utilizado y de rutina en medicina veterinaria en nuestro país es el de tinción de Ziehl-Neelsen en extendidos de heces (Figura 2.3) (1, 2, 6).

Otra técnica usada principalmente en medicina humana, y que está siendo evaluada en el diagnóstico de cryptosporidiosis bovina, es la de tinción de Aureamina, que consiste en teñir un extendido de heces previamente concentrado y observarlo en microscopio de luz ultravioleta, donde es posible visualizar los ooquistes de *Cryptosporidium* spp. si es que están presentes (Figura 2.3) (3, 7, 16).

Dentro de las técnicas inmunológicas se encuentran la aglutinación en látex, la IF indirecta utilizando anticuerpos policlonales o monoclonales y el ELISA de inmunocaptura de antígenos parasitarios en heces (2, 16). Así por ejemplo existen métodos diagnósticos inmunocromatográfico, como el Crypto-Strip®. Esta es una prueba que se realiza en muestras de heces, que tiene una alta sensibilidad (cercana al 100%) además de poseer la ventaja de ser independiente de la lectura del operador, sin embargo es de alto costo. La prueba se basa en la utilización de un sistema inmunocromatográfico con partículas de oro coloidal. Está listo para ser utilizado y sólo requiere una dilución de la muestra

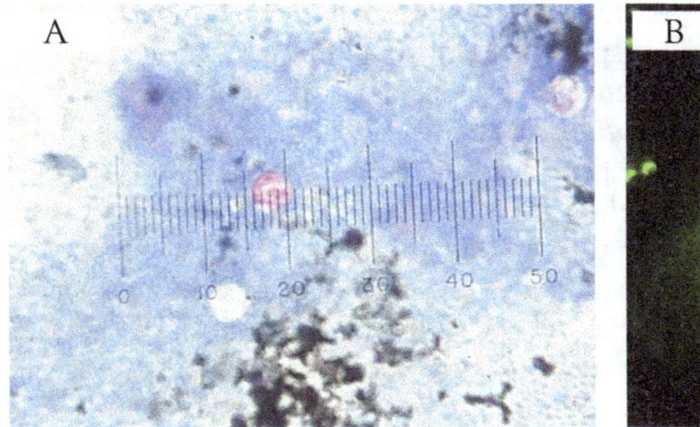
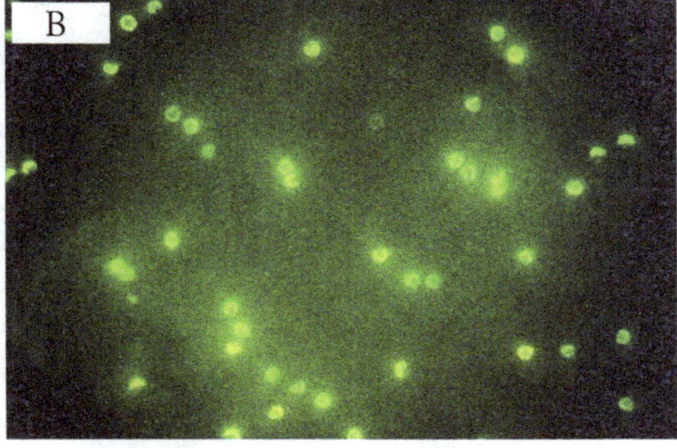

Figura 2.3. Diagnóstico microscópico de *Cryptosporidium* spp. Resultados positivos por tinción de Ziehl-Neelsen (A) y Aureamina (B) en extendidos de heces bovinas.

fecal en una solución *buffer* proporcionada por el fabricante, que es puesta en contacto con una tira reactiva (membrana de nitrocelulosa sensibilizada con anticuerpos anti *Cryptosporidium parvum*). La especificidad de la prueba se asegura mediante el empleo de anticuerpos monoclonales dirigidos contra antígenos de superficie de la membrana del ooquiste, y conjugado con el oro coloidal. Cuando la tira es sumergida en la suspensión fecal, esta migra con el conjugado por difusión pasiva (capilaridad) y llega al primer anticuerpo absorbido en la tira, el monoclonal anti-*Cryptosporidium*. Si el parásito está presente en la muestra, éste es reconocido y revelado por la aparición de una línea de color rojo (luego de 10 minutos). Posterior a esto, la muestra continúa fluyendo y llega a un segundo reactivo (anticuerpo que es considerado un control) que da lugar a la aparición de una segunda línea roja oscura. Esta última línea indica que la cromatografía se ha desarrollado sin impedimentos y sería la única que aparecería en pruebas negativas.

Por último, con el fin de mejorar la sensibilidad y especificidad del diagnóstico, se han desarrollado diferentes protocolos moleculares de PCR para *Cryptosporidium*, ya sea para muestras clínicas y/o ambientales. El PCR es una técnica basada en la amplificación específica de un segmento del genoma del protozoo. Este método diagnóstico se utiliza con mayor frecuencia en medicina humana, con lo que se logra detectar hasta 500 ooquistes por gramo de excremento, mejorando el rendimiento de las técnicas habituales e inmunológicas entre 100 y 1.000 veces. Los ooquites de *Cryptosporidium* requeridos para los estudios realizados en base a PCR han sido aislados ya sea de infección natural en personas o animales o bien en estudios experimentales en bovinos neonatos o en roedores inoculados con ooquistes. Además, un gran número de ensayos de PCR se han utilizado para la detección de ooquistes de este parásito en aguas servidas, aguas superficiales, incluso en aguas de bebida. Con respecto a C. *parvum*, se puede establecer que un factor limitante de todas las técnicas de detección de ooquistes, es que ninguna es C. *parvum* específico. Esto es importante porque no todas las especies de *Cryptosporidium* son patógenos para los mamíferos y muchos de ellos tienen tamaño y forma similar a los ooquistes de C. *parvum* (6, 7, 11).

Debido a que los métodos convencionales carecen de habilidad para distinguir especies, es que muchos investigadores han intentado estudiar la estructura genética de esta especie mediante, análisis de polimorfismos para la longitud de fragmentos de restricción (RFLP), PCR y estudiando la secuencia directa de DNA. La necesidad de mejorar el diagnóstico y la identificación de los ooquistes de *Cryptosporidium* ha llevado a establecer protocolos y estandarizaciones de la técnica de PCR que determinen el tipo de especie presente en los individuos.

Como ya se mencionó anteriormente, estudios moleculares han reconocido a C. *hominis* y C. *parvum* como los causantes de cryptosporidiosis tanto en humanos inmunocomprometidos como inmnocompetentes. Referente a esto, se han realizado investigaciones para identificar los genotipos de *Cryptosporidium* presentes en las heces de individuos inmunocomprometidos, analizando dos loci genéticos diferentes: 18S rRNA y el gen hsp70. Los productos amplificados desde ambos genes son separados por electroforesis en gel de agarosa 1,4% y visualizado bajo luz ultravioleta (17).

Los partidores (*primers*) más utilizados para la detección molecular de *Cryptosporidium* son los que permiten amplificar secuencias del gen 18S rRNA del parásito. Este gen sería 99% homólogo entre las distintas especies de *Cryptosporidium* lo cual determina que diseñar *primers* especie-específico sea muy difícil. Por el contrario, este gen es muy útil para la confección de una PCR género-específica. Ahora, una PCR ligada a endonucleasas de restricción, sí permite distinguir las diferentes especies de *Cryptosporidium* (17).

En muestras de medio ambiente, principalmente de agua, se ha utilizado más comúnmente la separación inmunomagnética (IMS) para la captura y separación selectiva de los ooquistes de este parásito y el ensayo de PCR. Sin embargo, la amplificación de las secuencias de genes desde muestras del ambiente ha sido difícil debido a los factores que inhiben el proceso de PCR.

Control, prevención y tratamiento

El control se basa en medidas higiénico sanitarias, que fundamentalmente ayudan a prevenir la presentación de la enfermedad, a disminuir su prevalencia en zonas endémicas y/o a atenuar el riesgo zoonótico. Dentro de las medidas sugeridas en la literatura están la destrucción de ooquistes mediante aplicación de desinfectantes eficaces en las zonas donde viven los animales; separar los animales enfermos de los sanos; instalar la zona de pariciones en áreas desinfectadas y limpias; controlar la temperatura y humedad de estas zonas; controlar la entrada de animales portadores de otras especies (perros, ratones, etc.); y procurar que la ingestión de calostro y leche sea la adecuada (1, 2, 3, 8).

En relación a la inmunoprofilaxis, los anticuerpos del calostro materno procedente de animales naturalmente infectados no parece proteger; sin embargo, el calostro hiperinmune reduce el número de ooquistes eliminados, produce diarrea menos intensa y neutraliza esporozoitos en poco tiempo, a pesar de permitir la infección (2, 3, 8, 9).

Por último y relacionado con el tratamiento existen múltiples fármacos estudiados para el tratamiento de la cryptosporidiosis humana y animal a nivel mundial. Entre ellos se incluyen antibióticos de amplio espectro, antihelmínticos, anticoccidiales, etc. Sin embargo ninguno ha resultado ser completamente eficaz en el tratamiento de esta parasitosis. A pesar de lo anterior, existen algunas drogas que logran atenuar los signos clínicos de la enfermedad. Una de ellas es la espiramicina (antibiótico) que aunque no es totalmente efectiva, ha demostrado ser mejor que otros tratamientos para controlar la diarrea del ternero causada por C. *parvum*. Por esto, el tratamiento sintomático puede prevenir elevadas tasas de mortalidad en rebaños y disminuir las pérdidas por morbilidad, sin embargo la primera medida a realizar es la reposición de fluidos y electrolitos mediante la administración oral o parenteral de soluciones hidratantes. Además se debe restringir el acceso a la leche durante un período, para evitar que llegue sin digerir al intestino grueso, donde se produciría una diarrea de tipo fermentativo. La administración de probióticos es otra recomendación que se ha realizado por el efecto antagónico que supone la instauración de una flora beneficiosa en el intestino (2, 3, 8).

Referencias

1. SOULSBY, E. 1987. *Parasitología y Enfermedades Parasitarias en los Animales Domésticos*. 7ª Ed. Nueva Ed. Interamericana, México, D. F. 823 págs.

2. CORDERO DEL CAMPILLO, M., ROJO, F. A., MARTÍNEZ, A., SÁNCHEZ, C., HERNÁNDEZ, S., NAVARRETE, J., DÍEZ, P., QUIROZ, H., CARVALHO, M. 1999. *Parasitología Veterinaria*. Ed. Mc Graw-Hill, Interamericana. pp. 213-221.

3. FAYER, R. 2004. "*Cryptosporidium*: a water-borne zoonotic parasite". *Veterinary Parasitology*. 126: pp. 37-56.

4. GEURDEN, T., GOMA, F.Y., SIWILA, J., PHIRI, I.G., MWANZA, A.M., GABRIEL, S., CLAEREBOUT, E., and VERCRUYSSE, J. 2006. "Prevalence and genotyping of Cryptosporidium in three cattle husbandry systems in Zambia". *Veterinary Parasitology* 138(3-4): pp. 217-222.

5. FENG, Y., ORTEGA, Y., HE, G., DAS, P., XU, M., ZHANG, X., FAYER, R., GATEI, W., CAMA, V., XIAO, L. 2007. "Wide geographic distribution of *Cryptosporidium bovis* and the deer-like genotype in bovines". *Veterinary Parasitology*. 144(1): pp. 1-9.

6. FREDES, F., RAFFO, E., MUÑOZ, P. 2007. "First report of Cryptosporidium spp. oocysts in stool of Adelie penguin from the Antarctic using acid-fast stain". *Antarctic Science* 19 (4), pp. 437-438.

7. ATÍAS, A. 1998. *Parasitología Médica*. Ed. Mediterráneo. pp. 146-151.

8. GORMAN, T., ALCAÍNO, H., WEITZ, J.C. 1986. "Hallazgo de Cryptosporidium en animales de Chile". *Parasitología al Día*. 10: pp. 31-32.

9. ALCAÍNO, H., LAVAL, E., GORMAN, T. y *col*. 1989. "Isosporosis y criptosporidiosis en cerdos de criaderos industriales de la Región Metropolitana de Chile". *Archivos de Medicina Veterinaria*. 21: pp. 131-135.

10. ALCAÍNO, H., GORMAN, T. "Parásitos de los animales domésticos en Chile". 1999. *Parasitología al Día*. 23: pp. 33-41.

11. FREDES, F., DÍAZ, A., RAFFO, E., MUÑOZ, P. 2008. "*Cryptosporidium* spp. oocysts detected using acid-fast stain in faeces of gentoo penguins (*Pygoscelis papua*) in Antarctica". *Antarctic Science*. 20: pp. 495-496. (ISI).

12. ALVAREZ-PELLITERO, P., QUIROGA, M.I., SITJA-BOBADILLA, A. y *col*. 2004. "*Cryptosporidium scophthalmi* n.sp. (Apicomplexa: Cryptosporidiidae) from cultured turbot *Scophthalmus maximus*. Ligth and electron microscope description and histopathological study". *Diseases of Aquatic Organisms*. 62: pp. 133-145.

13. KATO, S., JENKINS, M., FOGARTY, E., BOWMAN, D. 2002. "Effects of freeze-thaw events on the viability of *Cryptosporidium parvum* oocysts in soil". *Journal Parasitology*. 88 (4): pp. 718-722.

14. CASTRO-HERMIDA, J., GONZALEZ-LOSADA, Y., ARES-MAZAS, E. 2002. "Prevalence of and risk factors envolved in the spread of neonatal bovine cryptosporidiosis in Galicia (NW Spain)". *Veterinary Parasitology*. 106(1): pp. 1-10.

15. LIPPI, E., CASTRO, P. 2003. "Aspectos epidemiológicos de la criptosporidiosis en becerros de rebaños lecheros". *Parasitología Veterinaria*. 58(3-4): pp. 122-127.

16. BROOK, E.J. CHRISTLEY, R.M., FRENCH, N.P., HART, C.A. 2008. "Detection of Cryptosporidium oocysts in fresh and frozen cattle faeces: comparison of three methods". *Letters in Applied Microbiology*. 46: pp. 26-31.

17. ALMEIDA, A., DELGADO, M., SOARES, S., CASTRO, A., MOREIRA, M., MENDONCA, C., CANADA, N., CORREIRA DA COSTA, J., COELHO, H. 2006. "Genetic characterization of *Cryptosporidium* isolates from humans in Northern Portugal". *Journal Eukaryotic Microbiology* 53(S1): S26-S27.

18. GORMAN, T., ALCAÍNO, H., SANTELICES, J. 1989. "*Cryptosporidium* y otras coccidias intestinales en terneros de lechería. Región Metropolitana. Chile". *Archivos de Medicina Veterinaria*. 21(1): pp. 29-34.

19. CAMPANO, S. 1997. "La cryptosporidiosis de los animales domésticos". *Boletín Epizootiológico*. 6(1): pp. 25-35.

2.4. ERISIPELA PORCINA

Dra. María Luisa Sánchez, Dr. Pedro Abalos

La erisipela porcina es una infección bacteriana producida por *Erysipelothrix rhusiopathiae*, que genera cuadros septicémicos agudos, sub-agudos y crónicos. Fue descrita en Chile en 1964, siendo hoy endémica, pero su incidencia es cada día menor debido a los altos estándares sanitarios de los sistemas productivos porcinos.

Etiología

E. rhusiopathiae es una bacteria Gram +, de la cual se pueden identificar cerca de 29 serotipos y subtipos (6). Los serotipos más virulentos son los 1a y 1b, mientras que el serotipo 2, causa cuadros más moderados y las formas cutáneas. Otros serotipos están involucrados en las formas crónicas de la erisipela porcina. En Chile se han descrito 19 serotipos, además de uno exclusivo, denominado serotipo nativo. Los serotipos más frecuentes en el país han sido el 4, 7 y 1a. La bacteria se ha aislado desde casos de erisipela porcina y también desde tonsilas de cerdos sanos y con lesiones articulares, siendo en los primeros los serotipos 2, 19 y 10, los más frecuentes. Estas frecuencias no son similares a aquellas encontradas en otros países (3, 4). Estudios realizados en peces demostraron la presencia del agente en piel y agallas de varias especies comerciales, detectándose una gran variedad de serotipos, siendo el más frecuente también el serotipo 2.

Estudios de sensibilidad frente a antimicrobianos han determinado como más efectivos a ampicilina y penicilina. Eritromicina y tetraciclina tienen una efectividad intermedia y la gran mayoría de las cepas aisladas en el país son resistentes a gentamicina y estreptomicina (4).

Epidemiología

E. rhusiopathiae es una bacteria ubicua, capaz de sobrevivir en el medio ambiente por tiempos prolongados y de afectar a varias especies animales, incluido el ser humano. En especies productivas provoca poliartritis de corderos y septicemia en pavos, además de infecciones en mamíferos, aves, reptiles y peces. El ser humano sufre de infecciones cutáneas locales denominadas erisipeloide y también de cuadros agudos y lesiones que afectan las válvulas cardiacas (6).

Se considera al cerdo como reservorio doméstico del agente, existiendo un 30 a 50% de portadores sanos tonsilares (5). También se ha diagnosticado el agente en alrededor del 70% de las artritis crónicas de cerdos de matadero (4).

La bacteria es resistente a condiciones medioambientales cuando está incluida en materia orgánica (hasta 9 meses) y se mantiene viable en productos cárnicos crudos, salados o ahumados, por períodos prolongados. Las bajas temperaturas y el pH neutro a básico también facilitan su sobrevida.

La enfermedad se manifiesta en los planteles cuando se conjugan factores como la edad, estatus inmunológico del rebaño, estrés nutricional, térmico o ambiental, efecto residual de aflatoxinas en los alimentos y gran virulencia de la cepa (6).

E. tonsillarum, también aislada de cerdos portadores sanos no tiene un poder patógeno para la especie porcina, y algunos serotipos de *E. rhusiopathiae* hoy se consideran miembros de la primera (6).

Patogenia, signos clínicos y patología

La vía de ingreso más corriente es la oral, por el consumo de alimentos o agua contaminados, sin embargo, la piel herida, o la picadura de insectos hematófagos pueden ser factores de infección.

Dependiendo del serotipo involucrado, los cuadros sistémicos son generalmente agudos, con características septicémicas, y sub-agudos los que pueden evolucionar a procesos crónicos articulares o endocárdicos (valvulopatía). Este cuadro agudo se presenta con fiebre alta (40-42°C), decaimiento, congestión a nivel cutáneo, anorexia y muerte. La característica lesión romboidal o "piel de diamante" no se presenta en todos los animales y aparece 2 a 3 días pos-exposición, pudiendo desaparecer posteriormente en 4 a 7 días (Figura 2.4).

La enfermedad puede cursar como una infección local de la piel cuando la cepa es de baja virulencia o la inmunidad es parcial.

A la necropsia se aprecian lesiones hemorrágicas en diversos órganos, como riñón, bazo, hígado y nódulos linfáticos.

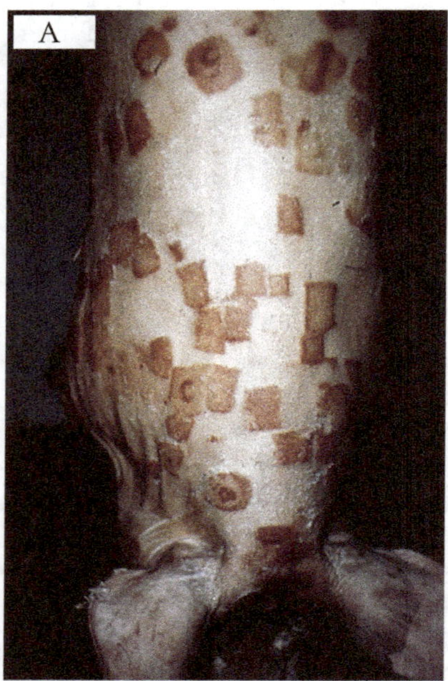
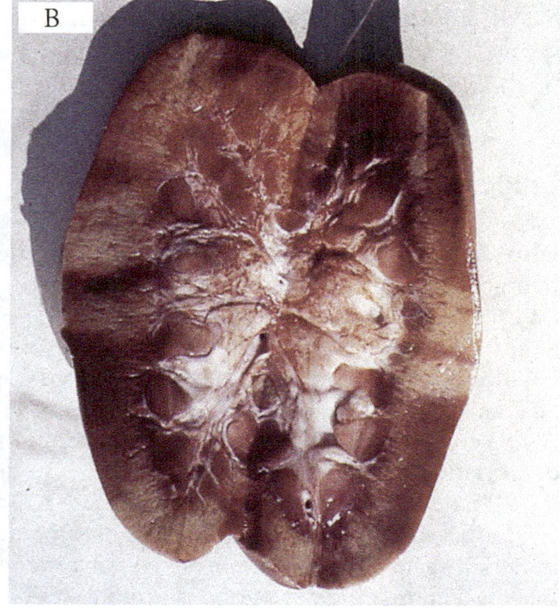

Figura 2.4. Lesiones de erisipela porcina. (A) Rombos cutáneos. (B) Lesiones renales (L. Pinochet).

Diagnóstico

El diagnóstico se realiza por los antecedentes epidemiológicos, la observación clínica y patológica (ej.: lesiones cutáneas romboidales), y definitivamente por el cultivo de la bacteria a partir de muestras de órganos con lesiones en los cuadros sistémicos agudos, o de articulaciones y lesiones cardiacas cuando se trata de cuadros crónicos.

Control

El tratamiento es recomendado sólo en los cuadros agudos, utilizándose antimicrobianos como penicilina y ampicilina en forma parenteral y tetraciclinas administradas con el alimento para cuadros sub-agudos.

La prevención incluye el uso de vacunas inactivas, que protegen esencialmente contra la enfermedad aguda, pues los cuadros crónicos son producidos por serotipos diferentes a aquel incluido en las vacunas (1). Se recomienda la vacunación de las hembras reproductoras con el fin de transferir inmunidad calostral a los lechones y luego proteger a éstos a partir del destete, en dos o tres dosis durante la etapa productiva, dependiendo de los factores de riesgo de cada plantel.

El manejo sanitario incluye la higienización de corrales, lavado y desinfección de dependencias, la eliminación de enfermos crónicos y portadores cuando son detectados. Igualmente, el control de roedores y pájaros es fundamental en el control de erisipela y por supuesto otras enfermedades transmisibles del cerdo.

Referencias

1. ABALOS, P., SÁNCHEZ, M.L., MORA, P., PINOCHET, L. 1993. "Erisipela porcina: protección vacunal de tres preparados comerciales frente a serotipos aislados en Chile". *Monografías de Medicina Veterinaria.* 15: pp. 79-85.

2. SÁNCHEZ, M.L., GONZÁLEZ, A., MEULLE-STEF, V., BORIE, C. 1989. "Serotipificación de cepas *Erysipelothrix rhusiopathiae* provenientes de cerdos portadores sanos". *Avances en Ciencias Veterinarias.* 4: pp. 63-68.

3. PINOCHET, L. 1964. "Primer caso de erisipela porcina verificado en Chile". *Revista de la Sociedad de Medicina Veterinaria de Chile.* 14: pp. 2-4.

4. SÁNCHEZ, M.L., LANGERFELTDT, B., GONZÁLEZ, A., MEULLE-STEF, V., BORIE, C. 1991. "Serotipos de *Erysipelothrix rhusiopathiae* en cerdos con artritis en Chile". *Archivos de Medicina Veterinaria.* 6: pp. 162-165.

5. URCELAY, S., ALEGRÍA, G., DÍAZ, I., SKOKNIC, A., SILVA, E., ÁNGEL, L. 1980. "Estudio de la erisipela porcina en Chile. II. *Erysipelothrix rhusiopathiae* en portadores a nivel de matadero". *Archivos de Medicina Veterinaria.* 12: pp. 237-239.

6. VIGO, G.B. 2007. "Erysipelothrix". *Microbiología Veterinaria.* Stanchi N.O. (Ed.) Intermédica, Buenos Aires, Argentina. pp. 254- 257.

2.5. Encefalopatía espongiforme bovina

Dr. Patricio Retamal

Características comunes de las Encefalopatías Espongiformes Transmisibles (EETs)

- Afectan a varias especies animales
- Un período de incubación prolongado de meses o años
- Enfermedades neurológicas progresivas y debilitantes que siempre son fatales
- Los cambios patológicos parecen estar confinados al SNC.

Entre las que afectan al humano se encuentran cinco enfermedades raras: el Kuru, enfermedad de Creutzfeldt-Jacob (ECJ), el síndrome de Gertsmann-Stráussler-Scheinker, el insomnio familiar fatal (IFF) y una variante nueva de la enfermedad de Creutzfeldt-Jacob (nvCJ). En los animales los tipos específicos de EETs incluyen al Scrapie, el cual afecta a los borregos y cabras; la Encefalopatía Espongiforme Bovina (BSE, del inglés *Bovine Spongiform Encephalopathy*), la Encefalopatía Transmisible del Visón; la Encefalopatía Espongiforme Felina (EEF) y la enfermedad debilitante crónica del ciervo y el venado.

Etiología

Proteína prión alterada (PrPsc), producto de un cambio conformacional de la proteína prión normal (PrPc).

PrPc se encuentra en la membrana de las células animales, desempeñando una función desconocida aún. Tiene la característica de ser sensible a las proteasas, soluble en el medio intracelular y con una estructura secundaria donde predominan las cadenas de alfa hélice. Es capaz de formar dímeros con PrPsc, que catalizaría la conversión de la PrPc en PrPsc. A medida que ello se repite, aumentaría exponencialmente la proporción de este cambio conformacional, de modo análogo a como crece por división un agente infeccioso convencional. PrPsc tiene la característica de ser resistente a las proteasas, insoluble y con una estructura secundaria formada principalmente por hojas beta.

Recientemente se ha descubierto una nueva proteína asociada a BSE, denominada "Shadoo (Sho)", que disminuye progresivamente en el cerebro de animales enfermos (4). A diferencia de PrPc, cuya conformación patológica induce su acumulación, se postula que la modificación en la estructura de Sho acelera su degradación, facilitando la muerte neuronal y el desarrollo de la encefalopatía. Sin embargo, a esta proteína no se le atribuyen propiedades infecciosas.

BSE

Enfermedad infecciosa de carácter crónico, que afecta el sistema nervioso central de los bovinos y produce finalmente la muerte. En nuestro país se considera enfermedad de denuncia obligatoria.

Etiología: PrPsc

Epidemiología

A principios de los '80 en el Reino Unido se modificaron algunos procedimientos clave en la elaboración de harinas de carne y hueso (HCH): se eliminó la utilización de solventes orgánicos para la extracción de grasa y se disminuyeron ciertas condiciones de temperatura y presión, que facilitaron la persistencia del prión en los alimentos que se comercializaban en la industria bovina. La epidemia comenzó en el Reino Unido a fines del año 1985 y principios del 1986.

Hasta la fecha se han diagnosticado cerca de 200.000 bovinos afectados, de los cuales un 98% han correspondido a animales nacidos en el Reino Unido. Los otros países afectados son Francia, Irlanda, Italia, Portugal, Alemania, España, Holanda, Dinamarca, Grecia, Bélgica, Luxemburgo, Finlandia, Austria, República Checa, Eslovaquia, Eslovenia, Liechtenstein, Suiza, Japón, Canadá, USA e Israel[1].

La Unión Europea (UE), que ha sido la zona más afectada por la epidemia, ha implementado un sistema de monitoreo global que clasifica a los países en 4 niveles de riesgo geográfico.

- Nivel 1. Países en que la BSE es altamente improbable.

- Nivel 2. Países en que la BSE es improbable pero existe algún riesgo.

- Nivel 3. Países en que la BSE es probable pero no se ha confirmado, o se ha confirmado pero con baja incidencia.

- Nivel 4. Países en que la BSE se ha confirmado a gran escala.

La enfermedad no se encuentra en Sudamérica, y hasta mediados del año 2005 Chile había sido clasificado en un nivel 1 de riesgo. Sin embargo, desde esa fecha la UE asignó a Chile el nivel 3 de riesgo (3), debido a importaciones de HCH desde Canadá y USA entre los años 1997 y 1999, países que posteriormente presentaron casos nativos de BSE. Por lo tanto, teóricamente Chile tenía un riesgo mayor aunque nunca se diagnosticó un caso a través de la vigilancia epidemiológica realizada. Producto del seguimiento realizado a las importaciones cuestionadas, de la búsqueda activa de lesiones sospechosas en el ganado de riesgo y de la alta credibilidad internacional que posee el SAG, el 26 de mayo de 2009 la OIE nuevamente reconoce a Chile como país de "riesgo insignificante" para la presentación de la enfermedad.

BSE se considera zoonosis por estar asociada a la presentación de nvCJ, con características similares a la presentación en el bovino y manifestada en personas de cualquier edad. Hasta la fecha se han diagnosticado más de 100 casos en el mundo, especialmente en Europa.

---

[1] Mapa disponible en http://www.oie.int/eng/info/en_esbcarte.htm. Accedido en septiembre 2010.

La BSE tiene un período de incubación de 2 a 8 años y su transmisión se debe al consumo de alimentos que contienen HCH provenientes de animales infectados. Se cree que inicialmente la infección se estableció en los bovinos por el consumo de estas harinas fabricadas con canales de ovinos infectados con Scrapie. Luego, la epidemia continuó su difusión por el reciclaje y consumo de HCH fabricada con canales de los mismos bovinos infectados.

Debido al gran incremento de muestras que se han considerado en los programas de vigilancia epidemiológica de diversos países del mundo, se han logrado identificar dos nuevas formas de encefalopatías transmisibles en bovinos, siendo denominadas como formas atípicas de BSE (2). Ellas demuestran diferencias significativas en la distribución de las lesiones cerebrales y la presencia de placas amiloides. Sin embargo, las implicancias epidemiológicas de estas nuevas formas de BSE no se pueden adelantar por los escasos hallazgos realizados hasta el momento.

Patogenia

Aunque no está totalmente claro, se cree que ocurren las siguientes fases durante la enfermedad.

a. Ingreso por vía digestiva.

b. Infección de placas de Peyer.

c. Por linfa hasta bazo y linfonódulos.

d. Infección de terminaciones nerviosas.

e. Ascenso hasta SNC: tronco encefálico.

f. Acumulación del amiloide y destrucción neuronal.

g. Muerte del animal.

Signos clínicos (1)

- Trastornos conductuales.
  - Nerviosismo, excitabilidad, agresividad, ansiedad.
  - Sialorrea, masticación y lamido frecuentes.
  - Fasciculaciones musculares.
- Trastornos de sensibilidad.
  - Tacto, visión y audición.
- Trastornos de locomoción.
  - Ataxia, hipermetría y postración.
- Pérdida de peso.
- Muerte en 2 a 6 meses de iniciados los síntomas.

Diagnóstico

El diagnóstico se realiza solamente mediante el examen *pos-mortem*, considerando los tejidos del SNC, pero principalmente del tronco encefálico. En estas muestras se pueden realizar técnicas destinadas a la identificación de las lesiones, como la histopatología, o bien para identificar la proteína prión, como es el caso de la inmunohistoquímica, ELISA y *Western Blot*.

Prevención

- No alimentar rumiantes con subproductos de origen animal.
- Importar bovinos o subproductos desde países libres de la enfermedad.
- Elaboración de harinas de carne y hueso bajo las normas internacionales: condiciones mínimas de temperatura (133°C) tiempo (20 seg) y presión (3 bar).
- Eliminación del material específico de riesgo (MER) desde bovinos mayores de 30 meses. El MER comprende la cabeza, columna vertebral y la zona distal del íleon.

Control

- Diagnóstico y eliminación.
  - Destrucción de la canal.
  - Sacrificio de susceptibles.
- Importación de productos y subproductos animales desde países libres de la enfermedad.

Situación nacional

En la actualidad Chile se reconoce como país de riesgo insignificante para BSE, debido a que es además país libre de Scrapie, no presenta importaciones de bovinos vivos desde países con BSE y nunca se han reportado casos clínicos sospechosos.

Sin embargo, la situación epidemiológica del país no siempre se reconoció como de bajo riesgo por parte de la UE, debido a una importación de 704 toneladas de HCH, adquiridas en Norteamérica a bajo precio producto de su prohibición como ingrediente en los alimentos de rumiantes. Esta HCH fue distribuida en 19 lecherías nacionales, con un total de 445 animales expuestos. El SAG cuarentenó estos predios, realizó vigilancia activa con el seguimiento de los animales hasta el matadero, y el muestreo de ellos para realizar las pruebas de diagnóstico de BSE. Todos los animales resultaron ser negativos para la presencia de lesiones compatibles.

La lógica de la UE para modificar el nivel de riesgo de Chile se basó en que la gran mayoría de los países que se han visto afectados por casos nativos de BSE, los descubrieron sólo una vez que se iniciaron los programas de vigilancia epidemiológica activa. Así, a principios del año 2000 sólo 9 de los 25 países que hasta ahora han detectado casos de BSE, tenían reportes de la enfermedad en la población nativa de bovinos. El gran incremento de territorios afectados desde ese año se debió principalmente a la introducción de sistemas extensivos de vigilancia activa precisamente en países que habían sostenido ser libres de la enfermedad en base a programas de vigilancia pasiva (muestreo de casos clínicos sospechosos) (2). En Chile, la vigilancia activa se ha iniciado sólo desde el año 2005, por lo que teóricamente existía una probabilidad importante de llegar a diagnosticar casos nativos de BSE producto de la importación de las HCH desde Norteamérica.

Esta condición fue descartada desde un principio por el SAG, y como resultado de las actividades de vigilancia el país pudo recuperar su condición de riesgo insignificante en el año 2009.

Plan de prevención (SAG)

- Capacitación y educación.
- Vigilancia epidemiológica con muestreo de animales adultos (4 a 7 años), especialmente de aquellos que tienen síntomas neurológicos compatibles.
- Control sanitario de importaciones.
- Diagnóstico de laboratorio.
- Planes de emergencia sanitaria.

La OIE ha asignado un puntaje a cada muestra considerada en la vigilancia de la enfermedad (Cuadro 2.3). De esta manera, los países deben privilegiar aquellos animales adultos que tienen signos compatibles con la enfermedad.

Cuadro 2.3. Puntajes asignados a la vigilancia de BSE

Edad (años)	Animales sanos	Animales muertos	Sacrificio de emergencia	Sospechas clínicas
≥ 1 y < 2	0,01	0,2	0,4	N/A
≥ 2 y < 4	0,1	0,2	0,4	260
≥ 4 y < 7	0,2	0,9	7,6	750
≥ 7 y < 9	0,1	0,4	0,7	220
≥ 9	0	0,1	0,2	45

Referencias

1. DEFRA. 2009. Signs of BSE. Veterinary Laboratories Agency. DEFRA, UK. http://www.defra.gov.uk/animalh/bse/science-research/cattle/neurolog.htm

2. DUCROT, C., ARNOLD, M., DE KOEIJER, A., HEIM, D., and CALAVAS, D. 2008. "Review on the epidemiology and dynamics of BSE epidemics". *Veterinary Research* 39: p.15.

3. EFSA. 2005. "Scientific Report of the European Food Safety Authority on the Assessment of the Geographical BSE Risk (GBR) of Chile". EFSA *Scientific Report* 39: pp. 1-5.

4. WATTS, J. C., DRISALDI, B., NG, V., YANG, J., STROME, B., HORNE, P., SY, M.S., YOONG, L., YOUNG, R., MASTRANGELO, P., BERGERON, C., FRASER, P. E., CARLSON, G. A., MOUNT, H.T., SCHMITT-ULMS, G., and WESTAWAY, D. 2007. "The CNS glycoprotein Shadoo has PrP(C)-like protective properties and displays reduced levels in prion infections". *Embo Journal* 26: pp. 4.038-4.050.

2.6. FASCIOLOSIS

DR. FERNANDO FREDES

Etiología: *Fasciola hepatica*.

La fasciolosis, es producida por parásitos pertenecientes al *phylum Platyhelminthes*, específicamente a la clase *Trematoda* y de la subclase *Digenea* (1, 2). Son comúnmente denominados "duelas" o "pirigüines" (3).

Los géneros involucrados en esta enfermedad son: Fasciola y Fascioloides (1, 2). En Chile, sólo se encuentra *F. hepatica* y este tiene una amplia distribución en el país, afectando a animales de abasto y silvestres, con una alta prevalencia en la Región del Maule (87,4% en bovinos) generando grandes pérdidas económicas asociadas a sus distintos niveles de infección en los animales (3, 4, 5). Es importante destacar que esta parasitosis es una zoonosis (1, 2, 3).

La *F. hepatica* es un verme aplanado con forma de hoja, posee un cono cefálico, dos ventosas de sujeción y una cubierta cuticular espinosa, pudiendo alcanzar un tamaño de 3,5 cm de largo por 1,0 de ancho. Normalmente el parásito adulto se ubica en los canalículos biliares de los hospederos frecuentes, pero en otros casos puede ubicarse en pulmón o bajo la piel entre otras ubicaciones. Este parásito se encuentra en gran parte del mundo, donde existen condiciones de humedad y temperatura adecuadas para su desarrollo (1, 2, 3).

Algunos estudios han revelado que el cerdo, el jabalí, el perro y el gato, montan una rápida respuesta contra el parásito evitando su desarrollo. Otro es el caso de los bovinos, los equinos y el humano que reaccionan en forma tardía permitiendo su proliferación. Finalmente los ovinos, caprinos y lagomorfos son los más receptivos al parásito (7, 8).

Epidemiología

Un factor importante de considerar en la epidemiología de la fasciolosis, tiene relación con las principales condicionantes en la producción de metacercarias: la disponibilidad de hábitats adecuados para los caracoles y condiciones adecuadas de temperatura y humedad. Este ambiente lo encuentra el caracol de preferencia en arroyos y aguas corrientes, y su aparición se produce en los últimos meses de invierno, para disminuir en marzo comenzando así su fase de hibernación (1, 2, 3, 8). La temperatura ambiental media igual o superior a 10°C es necesaria tanto para la reproducción de caracoles como para el desarrollo de *F. hepatica*. Ambos procesos se detienen a temperaturas iguales o menores de 5°C. Esta también es la temperatura mínima para el desarrollo y eclosión de los huevos de *F. hepatica*. En cuanto a la humedad, la situación óptima se produce cuando las precipitaciones superan a la transpiración y alcanzan niveles de saturación. Esta condición es también esencial para que los miracidios encuentren a los caracoles y para la dispersión de las cercarias liberadas de éstos. Por lo tanto, es en primavera y verano cuando se dan las condiciones que permiten su eclosión más rápida (1, 2, 3, 7, 8).

En nuestro país la infección se encuentra ampliamente distribuida en las especies animales de interés pecuario, en todas sus regiones, excepto en la Región de Magallanes (donde la temperatura promedio no supera los 10°C por más de 2 meses); sin embargo existen zonas más afectadas, como es la Región del Maule. En esta región, los huevos detienen su desarrollo en los meses de invierno, eclosionando y liberando masivamente los miracidios en los meses de septiembre y octubre. En estos mismos meses los caracoles aumentan su población y por lo tanto un gran número de ellos es atacado por los miracidios. Como el ciclo dentro del caracol demora de cinco a seis semanas, se libera una gran cantidad de cercarias entre los meses de octubre y noviembre, así estas se enquistan en los pastos (como metacercarias) infectándolos masivamente. Por tanto los animales empiezan a eliminar huevos a través de sus excrementos a fines de diciembre o principios de enero. En otoño e invierno no se producen nuevas infestaciones de pastos, pero los animales no tratados presentan en sus hígados fasciolas adquiridas en años o meses anteriores, las que siguen poniendo huevos, los que al salir al medio ambiente detienen su evolución durante el invierno y eclosionan en septiembre y octubre (3, 8).

Conocido es el hecho que esta parasitosis, en Chile, ha desplazado a la hidatidosis como la zoonosis parasitaria de mayor importancia en los animales de abasto, beneficiados en los mataderos controlados por los servicios de salud. Así por ejemplo, la prevalencia de la fasciolosis en el período 1989-1995 fue de 30,1% en bovinos, 2,1% en ovinos, 1,4% en porcinos, 12,3% en equinos y 14% en caprinos (9).

Ciclo biológico

Los parásitos adultos se ubican en los canalículos biliares de los hospederos definitivos donde producen huevos por autofecundación, los que son liberados por la bilis y salen al medio ambiente en las heces del animal. Estos huevos son operculados y en su interior desarrollan otro estadio evolutivo, el *miracidio*. Esto ocurre en un lapso de 9 a 14 días y requiere para ello temperaturas de 22 a 26°C y una humedad ambiental alta. Cuando la condición ambiental, en particular la temperatura, no es la óptima la evolución es retardada llegando incluso a ser inhibida completamente a una temperatura inferior a 10° C. Por lo anterior el ciclo queda interrumpido, en el período de otoño-invierno donde no se producen nuevas infecciones (1, 2, 3, 7, 8).

Después de su eclosión el miracidio busca al hospedero intermediario, un caracol anfibio, que en nuestro país corresponde al *Galba* (*Pectinidens*) *viatrix*. Este también necesita alta humedad y temperaturas, sobre los 10°C para completar su desarrollo (3, 8).

El miracidio una vez eclosionado busca al caracol y penetra en él a través de la piel, generando en su interior un *esporoquiste* que produce partenogenéticamente 5 a 8 *redias* las que en condiciones desfavorables originarán *redias hijas y nietas*. Si estas encuentran condiciones ambientales apropiadas, darán origen a *cercarias* que abandonan el caracol y nadan hasta enquistarse en un vegetal originando las *metacercarias*. Este último estado es el infectante, el cual resiste hasta un año con buena humedad y bajas temperaturas (1, 2, 3, 7, 8). Finalmente el ciclo evolutivo dentro del caracol es de aproximadamente 5 a 6 semanas, por lo que por ejemplo, en la Séptima Región la mayor parte de la infección se produciría a fines de octubre y durante el mes de noviembre (3, 5, 8).

Por lo tanto, el hospedero definitivo se infecta al consumir vegetales contaminados con metacercarias, las que al desenquistarse en el tubo digestivo dejan en libertad fasciolas juveniles. Estas al penetrar la pared intestinal, caen en la cavidad peritoneal y a través de ella migran al hígado. Luego de 3 o 4 días estos estadios juveniles atraviesan la cápsula de Glisson y migran durante 6 semanas por el parénquima hasta alcanzar finalmente los canalículos biliares donde culmina su desarrollo en aproximadamente 4 semanas. Durante este tiempo las fasciolas alcanzan su madurez sexual y comienzan a producir huevos (1, 2, 3, 8).

La etapa prepatente de esta infección, es decir, aquel período que transcurre desde que el estadio evolutivo infectante es ingerido hasta que el parásito, una vez maduro sexualmente, comienza a eliminar huevos por las heces, dura aproximadamente 10-12 semanas (1, 2, 3, 8).

Síntomas clínicos

La fasciolosis tiene diferentes formas de presentación, asociadas a la cantidad y frecuencia de ingestión de metacercarias por el hospedero. Sin embargo, también existen diferencias según la capacidad infectante de los parásitos, dependientes de las condiciones ambientales que han soportado en su desarrollo en el caracol y al enquistarse en los vegetales (1, 2, 3, 8).

Así, se describen dos tipos de cuadros clínicos: agudo y crónico. La fasciolosis aguda es aquella que se produce por el consumo de gran cantidad de metacercarias, en un corto período de tiempo. La migración masiva de fasciolas juveniles a través del parénquima provoca una hepatitis traumática con destrucción celular, hemorragias, anemia y muerte en casos graves (Figura 2.5). Los estadios más patógenos son los de 6 a 8 semanas, ya que ellos son los responsables de la gran destrucción del parénquima hepático y debido a ella la abundante hemorragia. Este cuadro se produce fundamentalmente en la especie ovina, es de curso rápido y puede llegar a la muerte del animal aproximadamente a los 12 días después de la aparición de los primeros síntomas. Esta forma clínica es imposible de diagnosticar por exámenes coproparasitarios, ya que los estadios juveniles no producen huevos (etapa prepatente de la infección) (1, 2, 3, 7, 8).

La fasciolosis crónica es la forma clínica menos severa, pero la más común de esta parasitosis, y se produce por el consumo de pastos leve o moderadamente contaminados en un período largo de tiempo. Esto permite que el animal reaccione y resista la infección. Los parásitos se establecen en los canalículos biliares produciendo un engrosamiento, fibrosis y obstrucción de ellos (etapa patente de la infección). En esta ubicación el verme en un estado maduro, elimina huevos por la bilis los que aparecerán en las heces, lo cual permite realizar el diagnóstico coprológico para los individuos que presenten un cuadro crónico (1, 2, 3, 7, 8).

Signos patológicos

La magnitud del cuadro clínico está condicionado por el número de metacercarias ingeridas en los pastos o verduras crudas contaminadas, habitualmente berros (*Nasturium officinalis*) en el caso de la infección humana. La penetración de la pared del duodeno o yeyuno por parte de las metacercarias puede provocar hemorragias localizadas e inflamación. La migración del parásito a través del parénquima hepático induce la mayoría de los cambios patológicos; el parásito digiere tejido hepático y causa destrucción parenquimática extensa con lesiones hemorrágicas intensas, y reacciones inmunológicas e inflamatorias. Durante su migración a veces quedan cavidades que luego son llenadas con detritus necróticos, y varias áreas son reemplazadas por tejido cicatricial. Efectos menos patógenos pueden ocurrir en el conducto biliar, aunque la inflamación puede terminar en fibrosis, engrosamiento y crecimiento (1, 2, 3, 7, 8).

La anemia es uno de los signos más característicos, pérdida de sangre en la bilis parece ser el más importante, sino el único, factor contribuyente a la anemia (1, 2, 3, 7, 8).

Existen también fasciolosis de tipo ectópicas por parte de estados inmaduros del parásito que pueden desviarse durante la migración, siendo en el humano el tracto gastrointestinal afectado con mayor frecuencia. Otros lugares pueden ser el tejido subcutáneo, corazón, vasos sanguíneos, pulmón, pleuras, cerebro, peritoneo, apéndice, páncreas y bazo. Aquellos parásitos ectópicos nunca logran madurar, y sus efectos patológicos se deben a los surcos de migración que causan daño tisular con inflamación y fibrosis. Este parásito puede ser calcificado o incorporado en un granuloma (7, 8).

Diagnóstico

El diagnóstico de rutina de la fasciolosis animal se hace mediante un examen coprológico de sedimentación, que evalúa la presencia de huevos en las heces (Figura 2.5) (1, 2, 3, 7, 8).

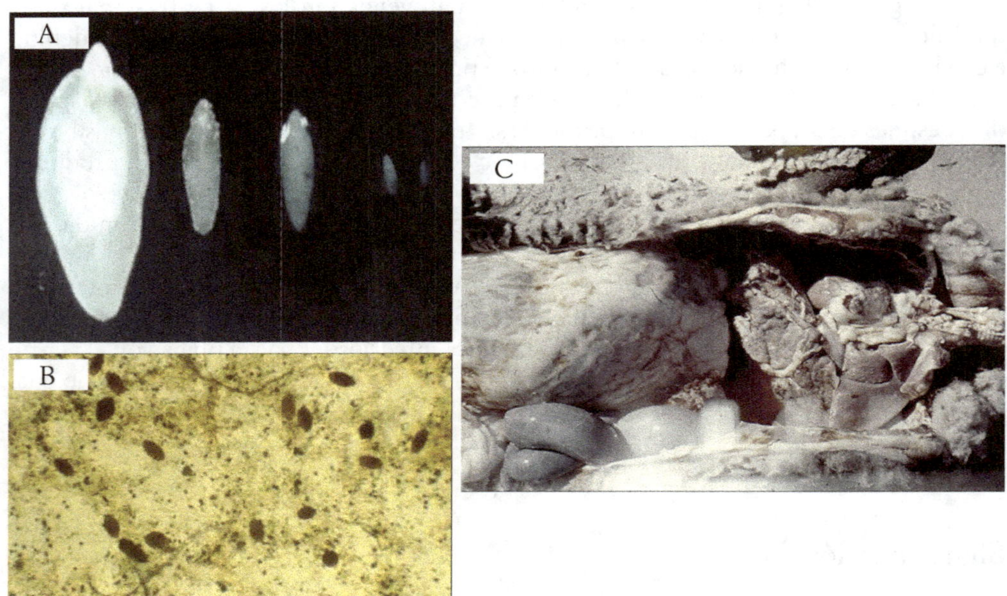

Figura 2.5. *Fasciola hepatica*. (A) Ejemplares adulto (izquierda) y juveniles de *F. hepatica* < 7 semanas.
(B) Huevos de *F. hepatica* detectados en heces de ovinos mediante examen coprológico de sedimentación.
(C) Lesiones encontradas en la necropsia de un ovino infectado con *F. hepatica*.

Otro procedimiento diagnóstico, pero inespecífico, es el estudio de enzimas celulares ya que el nivel de estas enzimas podría dar una evidencia circunstancial y no específica, sobre la presencia de *F. hepatica*. Estos parámetros inespecíficos son el aumento de actividad de las enzimas hepáticas, Gammaglutamil transpeptidasa (Gamma-GT), Lactato deshidrogenasa (LDH), Aspartatoamino transferasa (TGO), Sorbitol deshidrogenasa correlacionándose su incremento con la intensidad de la infección (3, 7, 8).

También se ha detectado una eosinofilia moderada en pacientes con fasciolosis y en infecciones experimentales en ratas y ratones asociándose incluso, la magnitud de la eosinofilia con la resistencia a la reinfección (7, 8).

Las técnicas inmunodiagnósticas, aquellas que detectan anticuerpos en circulación, presentan las ventajas anteriores y por esto es de interés su estudio y aplicación. La detección de anticuerpos es claramente el método de preferencia para el inmunodiagnóstico de la fasciolosis y numerosas pruebas serológicas han sido evaluadas para el diagnóstico de infecciones por *F. hepatica*. Las pruebas de inmunoprecipitación, HAI, IF indirecta y pruebas inmunoenzimáticas, pueden ofrecer un diagnóstico temprano de la infección durante el período prepatente. Sin embargo recientemente algunos autores han estudiado un método inmunoenzimático tipo "sandwich" y ELISA, para el diagnóstico de la distomatosis. Como método confirmatorio y de investigación se ha empleado SDS-PAGE – Western Blot (10, 11, 12).

Control, prevención y tratamiento

Para abordar el control de la fasciolosis se deben tomar medidas diseñadas para cortar el ciclo de la *F. hepatica* en sus puntos más débiles. Dentro de las medidas principales están el control de los caracoles hospederos intermediarios y el uso oportuno de fasciolicidas en los hospederos definitivos. En este último caso el ideal sería administrar tratamientos en base a productos eficientes cada 2 meses (primeros días de enero, marzo y mayo), sin embargo, como entendemos que en algunos predios no se puede aplicar tratamientos tan a menudo nos permitimos sugerir en forma alternativa 2 tratamientos en el año (el de enero y el de mayo) para la VI, VII y VIII Región (3, 8).

Referencias

1. SOULSBY, E. 1987. *Parasitología y Enfermedades Parasitarias en los Animales Domésticos*. 7ª Ed. Nueva Ed. Interamericana, México, D. F. 823 págs.

2. CORDERO DEL CAMPILLO, M., ROJO, F. A., MARTÍNEZ, A., SÁNCHEZ, C., HERNÁNDEZ, S., NAVARRETE, J., DÍEZ, P., QUIROZ, H., CARVALHO, M. 1999. *Parasitología Veterinaria*. Ed. Mc Graw-Hill, Interamericana. pp. 213-221.

3. ALCAÍNO, H., APT, W. 1989. "Algunos antecedentes sobre la fasciolosis animal y humana". *Monografías de Medicina Veterinaria*. 11(1): pp. 14-29.

4. ALCAÍNO, H., VEGA, F., GORMAN, T., GONZÁLEZ, V., APT, W. 1990. "Fasciolasis en caballos, cerdos y conejos silvestres de la provincia de Talca, Chile". *Parasitología al Día*. 14(1-2): pp. 9-13.

5. ALCAÍNO, H., VEGA, F., GORMAN, T. 1993. "Epidemiología de la fasciolosis hepática en la VII Región Chile". *Parasitología al Día*. 17: pp. 99-106.

6. Apt, W., Aguilera, X., Vega, F., Zulantay, I., Retamal, C., Apt, P., Sandoval, J. 1992. "Fasciolosis en poblaciones rurales con alta prevalencia de infección animal". *Revista Médica de Chile.* 120(6): pp. 621-626.

7. Dalton, J.P. 1999. *Fasciolosis.* Ed. CABI. N.Y., USA: p. 544.

8. Fredes, F. 2004. "La fasciolosis animal y humana". *Monografías Electrónicas de Patología Veterinaria.* 1: pp. 38-67. http://www.patologiaveterinaria.cl/Monografias/Numero1/05-2004.pdf

9. Morales, M. A., Luengo, J., Vasquez, J. 2000. "Distribución y tendencia de la fasciolosis en ganado de abasto de Chile", 1989-1995. *Parasitología al Día.* 24: pp. 115-118.

10. Gorman, T., Wenzel, J., Lorca, M., Ibarra, L., San Martín, B., Alcaíno, H. 1990. "Pruebas de inmunoprecipitación y hemoaglutinación indirecta en el diagnóstico de la fasciolosis ovina". *Parasitología al Día.* 14 (3-4): pp. 51-56.

11. Gorman, T., Bravo, J., Lorca, M., Ibarra, L., Alcaíno, H. 1991. "Diagnóstico de la fasciolosis de equinos y porcinos mediante dobledifusión, contrainmunoelectroforesis y hemoaglutinación indirecta". *Archivos de Medicina Veterinaria.* 23 (2): pp. 123-130.

12. Fredes, F., Gorman, T., Silva, M., Alcaíno, H. 1997. "Evaluación diagnóstica de fracciones cromatográficas de Fasciola hepática mediante Western Blot y ELISA en animales infectados". *Archivos de Medicina Veterinaria.* 29(2): pp. 283-294.

2.7. FIEBRE Q

DR. PATRICIO RETAMAL

Zoonosis febril aguda, a veces crónica, que se ha mantenido como un peligro ocupacional entre trabajadores de explotaciones animales, mataderos e investigadores en ciencia animal, quienes la adquieren de los reservorios animales. En la actualidad muchos países la consideran una zoonosis re-emergente (3).

Etiología: *Coxiella burnetii*

Corresponde a un patógeno intracelular obligado, pleomórfico Gram-negativo, de bastante resistencia a agentes químicos y físicos. La formación de una endospora bacteriana (denominada variante celular pequeña) le provee de gran habilidad para sobrevivir en ambientes adversos. Ha sobrevivido al menos 600 días en deposiciones secas y por 3 meses en suelo húmedo de corrales de parición de corderos. Aparte de la endospora, se describe otro estado fisiológico (denominado variante celular grande) que se induce con la acidificación del fagolisosoma y le permite resistir la respuesta inmune y multiplicarse en el ambiente intracelular (2).

Epidemiología

Enfermedad de distribución mundial. El agente es mantenido por animales domésticos portadores asintomáticos, en especial rumiantes menores (ovinos y caprinos), bovinos, gatos, perros y conejos, mientras que un ciclo silvestre involucra tanto herbívoros como carnívoros, incluyendo aves y artrópodos.

La eliminación al medio ambiente se produce a través de diversos medios como orina, deposiciones y leche, pero son los productos del parto y aborto como placenta y fluidos la más importante fuente de contaminación. La difusión del agente se produce principalmente por vía aérea y ha sido consistentemente aislado desde muestras de aire tomadas de ambientes con ganado infectado. La ingestión también se considera una ruta factible de transmisión, así como el contacto con material contaminado como lana, paja, alimento, ropa sucia, etc.

Para el ser humano el modo primario de transmisión es por aerosoles, donde además se describe que partículas suspendidas en el aire que contienen el microorganismo pueden ser arrastradas por el viento a considerables distancias. Sin embargo, el agente se puede diseminar por la leche de los animales, siendo una fuente de riesgo importante en la zoonosis.

Los reportes de fiebre Q a nivel internacional se refieren mayoritariamente a brotes en seres humanos, que han ocurrido principalmente en Europa (1). Estos casos deben poner alerta frente a la infección animal, pues son los animales los que transmiten la infección al humano. La infección entre seres humanos es muy rara.

En Chile esta infección ingresó probablemente a través de la importación de animales desde España, a mediados de los años '90. Sin embargo, C. *burnetii* solo fue detectada el año 1998 después de un brote que afectó a personas del Laboratorio Pecuario y Estación Cuarentenaria del SAG, en Lo Aguirre. En la actualidad se sabe la existencia de animales infectados, pero no se ha diagnosticado la enfermedad.

Enfermedad en los animales

La infección en los animales domésticos es inaparente. En rumiantes la C. *burnetii* se ubica preferentemente en la glándula mamaria y placenta, por lo cual la infección persiste en descargas genitales y la leche durante varias preñeces. Sin embargo, ni la producción de leche ni el desarrollo fetal son afectados, aunque se describen abortos en cabras y ovejas sin complicaciones, y abortos en bovinos con retención de placenta, endometritis, infertilidad y nacimiento de crías débiles. Generalmente se presentan casos esporádicos, aunque excepcionalmente se ha descrito una tasa de abortos de hasta un 80%, especialmente en planteles caprinos.

Enfermedad en el ser humano

Los más susceptibles son veterinarios y trabajadores agrícolas, inmunodeprimidos, enfermos cardíacos y mujeres embarazadas.

C. *burnetii* causa manifestaciones clínicas muy variables, que van desde infecciones agudas a estados crónicos fatales. Sin embargo, un 60% de las infecciones son asintomáticas. La forma aguda desarrolla signos de neumonía, hepatitis o bien un síndrome gripal que incluye fiebre, dolores musculares, mialgias, sudoración profusa y náusea. Los síntomas se extienden por un período de 1 a 3 semanas aproximadamente, aunque en algunos pacientes la fiebre puede persistir por más tiempo. En un 5% de los casos la enfermedad se hace crónica, conduciendo a endocarditis (generalmente fatal), síndrome de fatiga crónica y abortos sucesivos.

La mayoría de los casos se recuperan satisfactoriamente y se establece una inmunidad sólida.

Diagnóstico

Detección de anticuerpos: IF indirecta, FC, ELISA.

Detección del agente: por aislamiento desde placenta o leche y debido a su condición de intracelular obligado requiere de cultivos celulares, huevos embrionados o animales de laboratorio. Sin embargo, debido a su simpleza y alta eficiencia, la técnica más recomendada para el diagnóstico de la infección es el PCR.

Tratamiento

Se aplica en seres humanos, y comprende una combinación de doxiciclina e hidroxiclo-roquina. No siempre se erradica la infección.

Prevención

- Importación de animales desde zonas libres de la enfermedad.
- Vigilancia epidemiológica.
- Aunque no existen vacunas para prevenir la infección en los animales, ya se han probado algunas en personas con riesgo ocupacional (de resultados regulares) (2).

Control

- Diagnóstico y eliminación de animales infectados.
- Vacunación de susceptibles, incluyendo a personas con riesgo de exposición.
- Existencia de maternidades, con desinfección del ambiente y utensilios ocupados en el parto. Incineración de placentas y fluidos anexos.
- Medidas de bioseguridad, especialmente en época de pariciones.

Referencias

1. Arricau-Bouvery, N., and Rodolakis, A. 2005. "Is Q fever an emerging or re-emerging zoonosis?" *The Veterinary Research* 36: pp. 327-49.

2. Cutler, S. J., Bouzid, M., and Cutler, R. R. 2007. "Q fever". *The Journal of Infectology.* 54: pp. 313-318.

3. Raoult, D., Marrie, T., and Mege, J. 2005. "Natural history and pathophysiology of Q fever". *The Lancet of Infectious Diseases.* 5: pp. 219-26.

2.8. Hidatidosis y equinococosis

Dr. Fernando Fredes

Etiología: *Echinococcus* spp.

La hidatidosis y la equinococosis, es producida por parásitos pertenecientes al *phylum Platyhelminthes*, a la clase *Cestoda* y al orden *Cyclophyllidea* (1, 2).

El término hidatidosis se utiliza para denominar a aquellos animales que por albergar el estado larvario de *Echinococcus* spp., sufren dicha enfermedad. En tanto que la equinococosis solo la padecen los caninos, casi sin sintomatología evidente, al llevar consigo en su intestino delgado al estado adulto de esta tenia, es decir al *Echinococcus* spp. (1, 2).

Este género parasitario tiene gran importancia en salud humana y animal, sobre todo sus especies *Echinococcus granulosus* y *E. multilocularis*, siendo menos relevantes, por tener una distribución geográfica restringida: *E. oligarhrus* y *E. vogeli*. A continuación se hará referencia fundamentalmente a *E. granulosus*, ya que es la única de importancia en nuestro país e incluso en toda Sudamérica (1, 2, 3).

Echinococcus granulosus es un helminto plano y muy pequeño que mide sólo 3 a 6 mm de largo (Figura 2.6). Consiste básicamente en un escolex y tres a cuatro proglótidas. La última está cargada de huevos, es la más grande y llega a constituir la mitad de todo el parásito. Los huevos son semejantes a las de otras tenias, por lo que el diagnóstico mediante su observación y diferenciación microscópica con otras especies de tenias presentes en los perros, es imposible (1, 2).

Epidemiología

La mantención y difusión de la hidatidosis en la naturaleza se realiza con la participación de los animales domésticos y/o silvestres, así como de factores de métodos de crianza, como cuando se practica el pastoreo transhumante, donde existe un estrecho contacto perro/oveja. Otros factores como las medidas de control, condiciones intrínsecas del parásito (como el alto potencial biótico, la supervivencia de los estados adultos o la alta resistencia de los huevos en el medio ambiente), la presencia y número de otros hospedadores y factores externos que mantienen la infección (1, 2, 3).

E. granulosus se extiende desde el Ártico hasta Tierra del Fuego e isla Stewart en Nueva Zelanda. Se le encuentra especialmente en América Latina (cono sur), Oceanía, Ártico y países mediterráneos. Se destacan: Grecia, Cerdeña, Chipre, Nueva Zelanda; Tasmania (Australia), Rusia, partes de África, Uruguay, Brasil, Argentina, Chile y Perú (3, 4).

Existe una clara asociación entre concentración de población ovina y prevalencia de esta zoonosis. En América cerca del 50% de la población ovina se ubica en mayor grado a nivel del extremo sur en países como Argentina, Brasil (Sur), Uruguay, Perú y Chile. En los países tropicales en general la densidad ovina tiende a ser menor (2, 3, 4, 7).

En Chile en la hidatidosis humana existe una subnotificación de los casos a los servicios nacionales de salud por el hecho de que existe una gran cantidad de infecciones subclínicas, por lo que la incidencia anual de nuevos casos quirúrgicos es sólo una parte de la verdadera prevalencia. Existen numerosos antecedentes acerca de la morbilidad y mortalidad por hidatidosis, estimándose una tasa anual de prevalencia de 7 a 8 casos y de incidencia de 2,38 por 100.000 habitantes. En nuestro país la hidatidosis se extiende desde la I hasta la XII Región demostrándose mayor frecuencia en la VII, XI y XII Región (3, 4).

Los estudios de prevalencia acerca de las afecciones de las especies de abasto se realizan principalmente a través de los registros sobre decomisos que realizan los mataderos (8, 14), organismos que cumplen una triple función: económica; sanitaria y de investigación epidemiológica. Periódicamente el SAG y el SNS informan acerca del grado de infección hidatídica en las especies de abasto, siendo sus frentes de información aquellas emanadas de los mataderos existentes en el país. La regularidad del envío de esta información a estos organismos no ha sido muy expedita y actualmente es incompleta, lo cual causa una gran desinformación, situación de gran gravedad especialmente cuando se deben tomar decisiones trascendentales que van de la mano con la necesidad de destinar los siempre escasos recursos nacionales. Así también el sistema de registros a nivel de mataderos es en muchas oportunidades incompleto o bien deficiente. En relación a hidatidosis es bastante difícil obtener cifras exactas de animales afectados ya que generalmente en las estadísticas de mataderos se anotan las vísceras infectadas, y, al existir casos con localizaciones mixtas, lo que es bastante frecuente, se torna imposible determinar con exactitud el número exacto de animales infectados. Ello determina que muchas veces sólo se puedan obtener porcentajes de infección de órganos y no tasas de prevalencia de hidatidosis por animal, situación que se repite en todas las especies. Generalmente se anota en los registros de decomisos aquella causa que más destaca. Todos estos factores determinan que las estadísticas de matadero con relación a hidatidosis, no sean muy confiables.

Ciclo biológico

Es semejante al de otras tenias. En donde la última proglótida madura, sale con las heces al exterior y al destruirse deja en libertad los huevos inmediatamente infectantes. Estos huevos son más resistentes que las de otras tenias, ya que pueden en el terreno soportar el congelamiento y la sequedad del clima por cerca de un año (1, 2).

Los huevos que sean ingeridos por los hospederos intermediarios (herbívoros u omnívoros, pero principalmente la especie ovina), al pasar por el tubo digestivo dejan en libertad el embrión hexacanto u oncósfera, el que a través de la vía sanguínea llega al hígado donde muchos quedan retenidos. Otros logran atravesar este filtro y pasan al corazón, de ahí al pulmón donde otros embriones pueden quedar retenidos. Los que atraviesan esta barrera capilar pueden finalmente distribuirse por circulación sistémica en diversos órganos (1, 2).

Algunos embriones pueden ser destruidos, otros puede que mueran espontáneamente y algunos inician un lento desarrollo hasta formar una vesícula, llamada hidátide (que es el estado larvario propiamente tal), estructura que el hospedero envuelve casi inmediatamente con una membrana fibrosa, llamada adventicia, con la que finalmente se transforma en un quiste hidatídico. Este demora alrededor de 5 meses en comenzar a producir vesículas prolígeras y protoescólices en su interior. Así, al mes de desarrollo puede medir de 0,2 a 0,3 mm, a los 2 meses 1 a 1,25 mm; a los 6 meses 15 a 20 mm (1, 2).

El ciclo continúa cuando el hospedador definitivo, un canino (principalmente el perro), consume estos quistes incluidos en las vísceras. De esta manera, una vez digerido el quiste dejan en libertad a los protoescólices que se evaginan entre 6 horas a 8 días. Posteriormente los protoescólices se fijan al epitelio intestinal, mediante las ventosas y los ganchos que poseen, para desarrollarse en el intestino delgado al estado adulto al cabo de 6 a 7 semanas (45 días, período de prepatencia) (1, 2).

El quiste hidatídico es una vesícula generalmente esférica (Figura 2.6), pero que puede variar en su forma según la presión que opongan los órganos. En el campo se conoce con el nombre vulgar de "bolsas de agua" y su tamaño puede variar, en los animales, desde unos 5 a 10 cm de diámetro; en tanto que en el hombre puede alcanzar tamaños superiores, de hasta 50 cm de diámetro conteniendo en su interior hasta unos 8 litros de líquido. Esto se debe a que el crecimiento del hidátide al ser lento requiere de muchos años para tomar tamaños tan apreciables, situación que no ocurre en los animales porque su vida es más corta (2, 3).

Síntomas clínicos y patológicos

La infección por el estado adulto se denomina echinococcosis y ocurre solo en los cánidos, en tanto que la provocada por el estado larvario, es propia de los hospederos intermediarios y recibe el nombre de hidatidosis. La primera de estas es relativamente inofensiva para el perro, salvo que existan grandes cantidades de parásito y puedan originar enteritis.

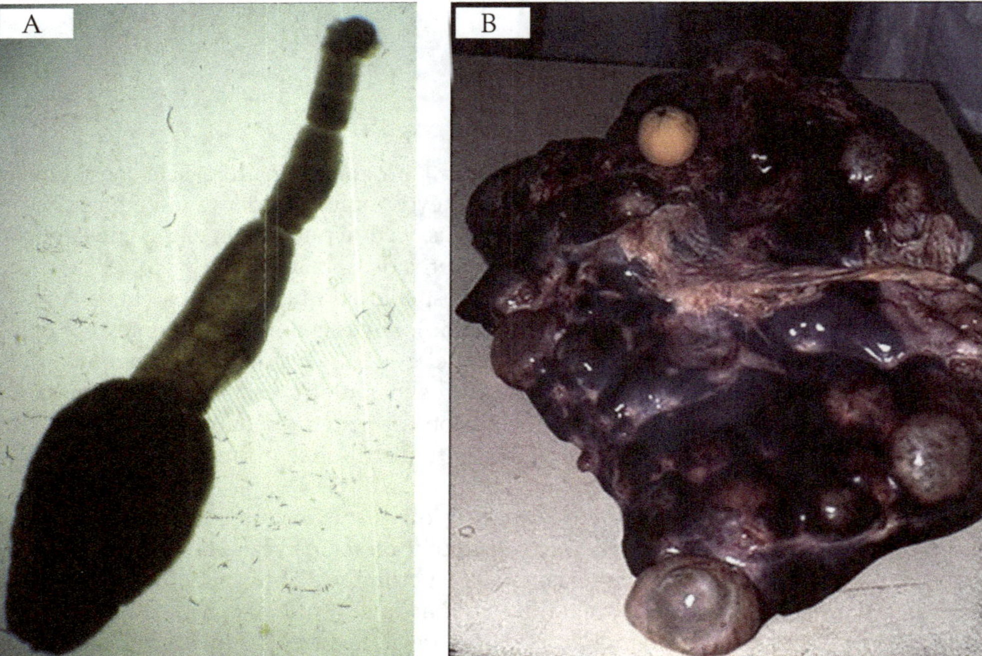

Figura 2.6. *Echinococcus granulosus*. (A) Ejemplar adulto. (B) Examen *pos-mortem* de un hígado bovino con varios quistes hidatídicos del tamaño de una naranja (que se aprecia como referencia).

Sin embargo, al igual que las infecciones por otras tenias, por lo general se describen signos leves, con cuadros de diarrea asociadas a períodos de constipación. Mientras que en la hidatidosis, el daño que se produzca va depender del órgano donde se aloje el o los quistes. Lo anterior se debe, que a medida que aumenta el tamaño del quiste, este puede obstaculizar la función del órgano y causar disnea y trastornos respiratorios si están en pulmones o trastornos digestivos, ascitis, ictericia, etc., si están en el hígado (1, 2). En el ser humano es una infección muy grave y puede llegar a comprometer la vida del paciente. Sin embargo, en los animales domésticos, la hidatidosis raramente causa síntomas (3, 4, 5).

Entre las complicaciones clínicas, puede existir la ruptura de un quiste hidatídico hacia las serosas ocasionando una respuesta inmediata manifestada por shock anafiláctico, o una tardía, originándose lo que se denomina una hidatidosis secundaria, es decir que los protoescólices liberados den origen a nuevos quistes hidatídicos, ya sea en pleura o cavidad abdominal. También es posible que un quiste se abscede y con el paso del tiempo se calcifique y se atrofie (3, 4, 5).

Algunos quistes hidatídicos pueden no contener escólices (acefaloquistes) y son infértiles. En relación a esto, en promedio, en la especie ovina el 90% de los quistes son fértiles, en el cerdo el 80% y en el vacuno el 10%, observándose además que a mayor diámetro del quiste hay mayor fertilidad de ellos (1, 2, 3, 4).

Por esto el ovino es el mejor hospedero intermediario, además también se suma el hecho de que es la especie que frecuentemente se beneficia en forma domiciliaria, no así el bovino cuyo beneficio se realiza en mataderos. Por estos antecedentes es que la especie ovina contribuye mayormente a la diseminación de la hidatidosis.

Diagnóstico

La hidatidosis humana se diagnostica mediante el examen directo por visualización del quiste durante el acto quirúrgico o mediante imágenes (radiografías, ultrasonografía, tomografía computarizada y resonancia magnética nuclear y laparoscopía). Los métodos indirectos utilizados, que detectan la presencia de anticuerpos, son la doble difusión 5 (que detecta el arco 5), inmunoelectroforesis, HAI, hemaglutinación en látex, ELISA, etc. (3, 4, 5, 6).

El diagnóstico en los hospederos intermediarios animales se hace al *pos-mortem* (Figura 2.6). Ya sea durante la inspección sanitaria en mataderos, visualizando los quistes, o mediante su palpación cuando se ubican más profundamente en los órganos. En algunas oportunidades es difícil el diagnóstico diferencial entre quistes hidatídicos y *Cysticercus tenuicollis*, como en aquellos casos en que éstos están ubicados en parénquimas o bien quistes hidatídicos en serosas (1, 2).

Estudios recientes permiten detectar incluso marcadores proteicos de desarrollo y fertilidad de quistes hidatídicos (9).

La echinococcosis no es posible diagnosticarla mediante exámenes coprológicos tradicionales, pero puede hacerse a través de necropsia o mediante la expulsión de los cestodos, por la administración oral de un tenífugo como es el bromhidrato de arecolina. Este último hace que el perro defeque, por lo que se deben tomar estrictas medidas de seguridad, ya que al manipular este material se debe tener en cuenta que los huevos de estos cestodos son inmediatamente infectantes. La última emisión de excrementos se debe colectar y hervir a baño María, para ser examinada a simple vista o aún mejor con aumento de lupa. El bromhidrato de arecolina no logra eliminar a todos los cestodos con una dosis (1, 2, 3, 4).

Control, prevención y tratamiento

Las medidas básicas para el control de la hidatidosis contemplan fundamentalmente la educación sanitaria, el control a nivel de mataderos con adecuada inspección y decomiso de vísceras infectadas, la dosificación periódica de los perros con praziquantel y el alimentarlos adecuadamente, es decir sin darles vísceras (1, 2, 3, 4, 7, 10).

Islandia es el único país que ha logrado erradicar esta zoonosis gracias a la educación de su población, a la implementación de una serie de medidas enérgicas entre las que se incluyeron cambios en las prácticas de manejo como el beneficio de corderos a temprana edad (4 a 5 meses), con lo que se evita que los quistes lleguen a ser fértiles y se disminuyan las posibilidades de transmisión. Así también se prohibió la matanza casera, y la época de matanza se acortó sólo a dos meses en el año, manteniéndose el stock en congelación. Hubo una eliminación de perros innecesarios.

La hidatidosis también está siendo controlada en Nueva Zelanda y Tasmania en Australia. En ambos países se puso énfasis en la educación del público y en el tratamiento periódico de los perros.

En América destacan las campañas de Uruguay, Argentina y también en nuestro país, en las regiones de Aisén, de Magallanes (SAG) o en otras campañas regionales (Valdivia, Temuco, etc.).

En Chile en el año 1979 se comenzó con el programa de control en la Región de Magallanes, de 10 años de duración, siendo su costo absorbido a través de SERPLAC regional, SAG y el sector privado. En él se contemplaba disminuir la prevalencia de hidatidosis en las especies de abasto y disminuir el riesgo de infección al hombre. Los principales aspectos fueron el tratamiento periódico de los perros con praziquantel (Perros rurales cada 45 días los primeros 3 años; cada 90 días los siguientes 4 años y cada 180 días los últimos 3 años; en tanto que en el sector urbano se contempló 2 veces al año los primeros 5 años y luego 1 vez al año el resto del tiempo); la educación sanitaria tendiente a cambiar hábitos; y el control sanitario y vigilancia epidemiológica.

En relación al desarrollo de vacunas para el control y prevención de esta enfermedad parasitaria, hasta la fecha el único esfuerzo que ha logrado efectividad, es el realizado con una proteína de la oncósfera del parásito llamada EG95, que es producida en forma recombinante en *E. coli*. Con ella se ha logrado una protección de 86% de los ovinos vacunados, sin embargo falta aún demostrar su efecto sobre otras especies (11, 12, 13).

La echinococcosis se trata con drogas que contengan como principio activo praziquantel, que es 100% efectivo contra *E. granulosus*, siendo empleada en los programas de control de hidatidosis dosificando a los perros cada 3 meses con una dosis de 5 mg/kg de peso. Debido a que la droga es tenicida y no ovicida, el animal tratado debe permanecer atado durante 48 horas, ya que existe el peligro de que los huevos eliminados por destrucción de las tenias contaminen al medio y las personas cercanas al animal. Esto se debe considerar especialmente en zonas endémicas (10).

Referencias

1. Soulsby, E. 1987. "Parasitología y Enfermedades Parasitarias en los Animales Domésticos". 7ª Ed. Nueva Ed. Interamericana, México, D. F. 823 págs.

2. Cordero Del Campillo, M., Rojo, F. A., Martínez, A., Sánchez, C., Hernández, S., Navarrete, J., Díez, P., Quiroz, H., Carvalho, M. 1999. *Parasitología Veterinaria*. Ed. Mc Graw-Hill, Interamericana. pp. 213-221.

3. Atías, A. 1998. *Parasitología Médica*. Ed. Mediterráneo. pp. 146-151.

4. Apt W., Pérez C., Galdamez E., Campano S., Vega F., Vargas D., Rodríguez J., Retamal C., Cortés P., Zulantay I., de Rycke PH. 2000. "Echinococcosis/hydatidosis in the VII Region of Chile: diagnosis and educational intervention". *Revista Panamericana de Salud Pública*. 7: pp. 8-16.

5. Eckert, J., Conraths, FJ., Tackmann, K. 2000. "Echinococcosis: an emerging or re-emerging zoonosis?". *International Journal of Parasitology*. 30: pp. 1.283-1.294.

6. Eckert, J., Deplazes, P. 2004. "Biological, epidemiological, and clinical aspects of echinococcosis, a zoonosis of increasing concern". *Clinical Microbiology Reviews* 17:107-135.

7. Moro, P., Schantz, PM. 2006. "Cystic echinococcosis in the Americas". *Parasitology International*. 55 Suppl: S181-S186.

8. Morales, M., Luengo, J., Vásquez, J. 1998. "Evolución de las tasas de morbilidad por hidatidosis en Chile desde 1989 a 1995". *Avances en Ciencias Veterinarias*, Vol. 13(2).

9. Paredes, R., Jiménez, V., Cabrera, G., Iraguen, D., Galanti, N. 2007. "Apoptosis as a possible mechanism of infertility in Echinococcus granulosus hydatid cysts". *Journal of Cellular Biochemistry* 100: pp. 1.200-1.209.

10. Wei, J., Cheng, F., Qun, Nurbek, Q., Xu, SD., Sun, LF., Han, XK., Muhan, Han, LL., Irixiati, Jie P., Zhang KJ., Islayin, Chai JJ. 2005. "Epidemiological evaluations of the efficacy of slowreleased praziquantel-medicated bars for dogs in the prevention and control of cystic echinococcosis in man and animals". *Parasitology International*. 54: pp. 231-236.

11. Lightowlers, MW., Lawrence, SB., Gauci, CG., Young, J., Ralston, MJ., Maas, D., Health, DD. 1996. "Vaccination against hydatidosis using a defined recombinant antigen". *Parasite Immunology*. 18: pp. 457-462.

12. Lightowlers, MW., Jensen, O., Fernandez, E., Iriarte, JA., Woollard, DJ., Gauci, CG., Jenkins, DJ., Heath, DD. 1999. "Vaccination trials in Australia and Argentina confirm the effectiveness of the EG95 hydatid vaccine in sheep". *International Journal of Parasitology*. 29: pp. 531-534.

13. Lightowlers, MW. 2006. "Cestode vaccines: origins, current status and future prospects". *Parasitology* 133 Suppl: S27-S42.

14. Díaz, I., Fredes, F., Arriagada, G., Hamilton-West, C., Padilla, D., Van der Meer, L. 2007. "Descripción de la situación sanitaria animal en Chile, actualización período 1984-2004". SAG. Ministerio de Agricultura, Gobierno de Chile, Facultad de Ciencias Veterinarias y Pecuarias, Universidad de Chile. Chile, 415 págs.

2.9. Infecciones clostridiales

Dr. Pedro Abalos

Los animales de interés productivo se desenvuelven en estrecho contacto con sus deposiciones y por ende, con microorganismos del suelo, siendo los del género *Clostridium* los más importantes. Los representantes de este género se caracterizan por tener formas de resistencia conocidas como esporas, producir toxinas y multiplicarse sólo en ausencia de oxígeno. Varias especies de clostridios participan en infecciones, ya sea como contaminantes de heridas o causando enfermedades específicas. Todas ellas son de tipo agudo y por lo general el veterinario se enfrenta a casos de animales muertos y que debido a la rápida invasión clostridial *pos-mortem* en los tejidos, se dificulta la identificación de la causa de muerte (4).

Se debe tener presente que los resultados de la investigación diagnóstica no siempre son oportunos y el motivo fundamental de ella es establecer una causa fehaciente de muerte para realizar una adecuada profilaxis para casos futuros. El diagnóstico está enfocado a la detección de las toxinas específicas de cada especie de clostridio o a la identificación de bacterias mediante anticuerpos fluorescentes en muestras patológicas. Este tipo de diagnóstico es complejo y caro y no está disponible corrientemente (1, 2).

Clostridios invasores de tejidos

Son conocidos por producir cuadros necróticos, de gangrena, de lesiones hepáticas localizadas y nerviosos (Cuadro 2.4). Desde los tejidos alterados, se desarrollan en un ambiente de anaerobiosis y se difunden sus toxinas a órganos y tejidos. Estas toxinas dependiendo de su tipo, tienen efectos letales, necróticos, hemolíticos o neurológicos.

El diagnóstico de las enfermedades clostridiales es difícil pues aparte de que se necesitan técnicas bacteriológicas especiales, el aislamiento de *Cl. septicum* o *Cl. perfringens* no indica necesariamente la causa del problema. Por ello la detección *in situ* de microorganismos mediante anticuerpos fluorescentes se considera la mejor alternativa diagnóstica para clostridios invasores de tejidos.

Clostridium chauvei

Es la especie que con mayor frecuencia se encuentra en la gangrena enfisematosa o gaseosa, o *carbunclo sintomático* del bovino y ovino. Aunque la enfermedad es esporádica, existen áreas que están sujetas a brotes recurrentes.

En el bovino la enfermedad se desarrolla preferentemente en forma endógena, cuando grandes masas musculares de animales jóvenes se lesionan o presentan condiciones favorables de anaerobiosis, permiten la germinación de las esporas, la multiplicación de la bacteria y la eliminación de las toxinas a todo el organismo. Las esporas alcanzan el tejido muscular luego de circular por vía sanguínea provenientes del hígado o del tracto intestinal. Este tránsito de esporas a veces promueve el desarrollo de bacterias en

Cuadro 2.4. Enfermedades causadas por clostridios invasores de tejidos.

Especie	Enfermedad	Lesión	Hospedero
Cl. chauvei	carbunclo sintomático	necromiositis	bovino, ovino
		infección de heridas	ovino
Cl. septicum	edema maligno	miositis	bovino, ovino, equino, cerdo,
	"braxy (bradsot)"	gastritis hemorrágica	ovino
Cl. novyi	enfermedad negra	hepatitis necrótica	ovino, bovino
Cl. haemolyticum	hemoglobinuria bacilar	infarto hepático	bovino
Cl. tetani	tétanos	foco necrótico oculto y pequeño	varias especies
Cl. botulinum	botulismo	intoxicación	varias especies

condiciones desfavorables para el progreso de la enfermedad, pero genera un estímulo inmunitario que protegerá al animal ante eventos futuros. Es por ello que la enfermedad es poco corriente en animales de mayor edad. En el ovino la mayoría de los casos es de origen exógeno, como consecuencia de la infección de heridas, producto de manejos a los que es sometida esta especie (castraciones, corte de cola, etc.). Se describen cuadros de carbunclo sintomático en ovinos, bovinos e incluso equinos, luego de inyecciones intramusculares con instrumental contaminado (4).

Los animales afectados que se alcanzan a observar con vida, presentan una intensa toxemia y en ocasiones cojera. El lugar de la lesión, que corresponde a una mionecrosis, se presenta aumentado de volumen, dolorido y con una notoria crepitación debido a la presencia de gas entre las fibras musculares. El desarrollo del proceso es rápido y no dura más de 24 a 48 horas. El aspecto *pos-mortem* se caracteriza por presencia de zonas musculares en estado necrótico, de color oscuro y aspecto seco y esponjoso. Rodeando esta lesión y en una amplia zona se aprecia un edema amarillo sanguinolento (2).

El aislamiento de *Cl. chauvei* o su identificación en trozos de tejidos mediante anticuerpos fluorescentes es una prueba suficiente de la infección específica. Debido a la dificultad para aislar *Cl. chauvei*, otros clostridios, especialmente *Cl. septicum*, suelen ser considerados erróneamente como causa de la infección (4).

Clostridium septicum

Esta bacteria también está involucrada en la infección de heridas con consecuencias fatales. La condición patológica que produce es conocida como *edema maligno*, en las especies domésticas y es uno de los componentes del grupo gangrena que causa infecciones en humanos.

Está muy íntimamente relacionado con *Cl. chauvei*, siendo semejante en morfología y en el aspecto de las lesiones. Sin embargo se le reconoce un mayor poder invasor, mayor potencia de sus toxinas y capacidad de generar edemas.

73

Esta bacteria está involucrada en una afección que afecta a ovinos jóvenes en regiones del norte de Europa denominada "braxy" o "bradsot". En ella el microorganismo invade la mucosa abomasal, previamente lesionada por el consumo de forrajes congelados. También se describen infecciones pos-parto debidas a *Cl. septicum*, especialmente en casos de distocias o intervenciones obstétricas descuidadas. En estos casos, especialmente en ovejas, la región perineal aparece muy inflamada, edematosa y con decoloración de la mucosa (1, 4).

Con frecuencia *Cl. septicum* es identificado como agente causal, aunque llega a ser un invasor *pos-mortem* y por ello su aislamiento desde cadáveres no es una conclusión diagnóstica definitiva (2).

Clostridium novyi

El tipo de mayor importancia veterinaria es *Cl. novyi* tipo B, siendo el tipo A el agente causal más frecuente de gangrena gaseosa en el hombre y causa de infecciones en carneros debidas a peleas, en los que se describe un gran aumento de volumen de la cabeza. El tipo B puede eventualmente encontrarse en heridas infectadas, donde existe menor producción de gas, el color de la lesión es más claro y el olor putrefacto es diferente al rancio predominante en las miositis producidas por otras infecciones clostridiales (2, 4).

La enfermedad clásica producida por *Cl. novyi* tipo B es la *hepatitis necrótica infecciosa* conocida también como "bradsot alemán", que no debe confundirse con el "braxy". La especie más afectada es el ovino, aunque también han sido descritos casos en bovinos. La bacteria puede alcanzar, vía portal el hígado de animales sanos sin producir problemas, hasta que eventos que lesionan el parénquima hepático generan las condiciones óptimas de anaerobiosis. Estas micro-lesiones producidas especialmente por migración de parásitos, son el punto inicial de multiplicación del clostridio, produciéndose focos necróticos en el hígado desde los cuales difunden las toxinas hacia todo el organismo. La toxemia causa también lesiones hemorrágicas subcutáneas que dan un aspecto oscuro y sanguinolento que describe el cuadro como "enfermedad negra". La enfermedad es fácil de reconocer, en casos recientes, por las lesiones hepáticas, pálidas y amarillentas (4).

Debido a que el agente es bastante difícil de aislar, su identificación *in situ* mediante anticuerpos fluorescentes es de gran utilidad diagnóstica. La detección de la toxina letal alfa en exudados pericárdico y pleural tiene gran valor, como también la detección de lecitinasa beta, característica de *Cl. novyi* tipo B (4).

Clostridium haemolyticum

Es conocido también como *Cl. novyi* tipo D y produce una enfermedad conocida como *hemoglobinuria infecciosa* o bacilar del bovino. En el campo chileno se le denomina "meada de sangre" por el color rojo oscuro de la orina en los animales afectados.

La patogenia es muy similar a la de la hepatitis necrótica, aunque las lesiones hepáticas, conocidas como infartos, a veces son únicas, de un mayor tamaño y rodeadas de una zona enrojecida. La característica de la enfermedad es la hemólisis, producida por la gran cantidad de lecitinasa beta, que se manifiesta con problemas respiratorios, disminución del hematocrito, hemoglobinuria marcada (Figura 2.7), edemas, especial-

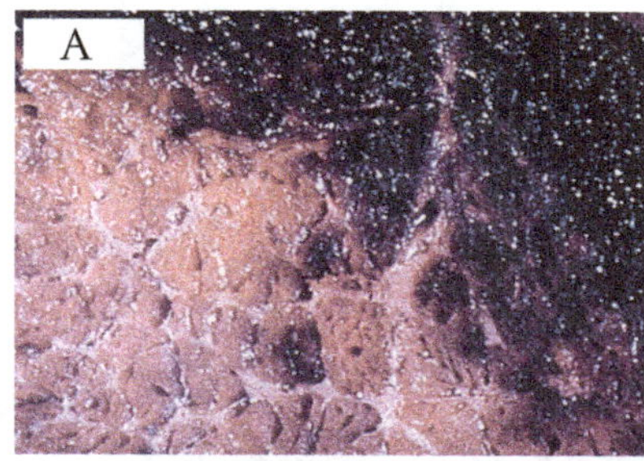
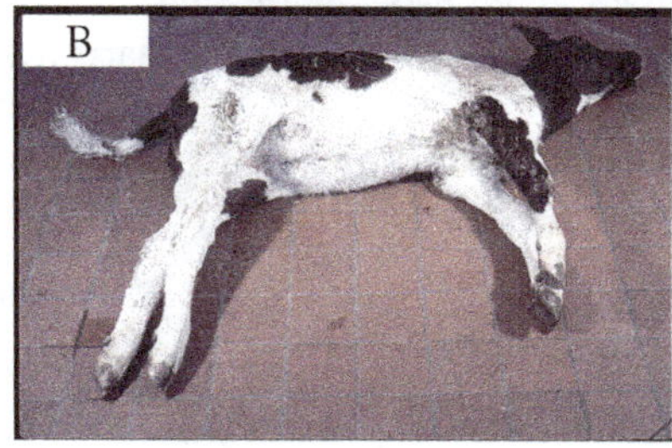
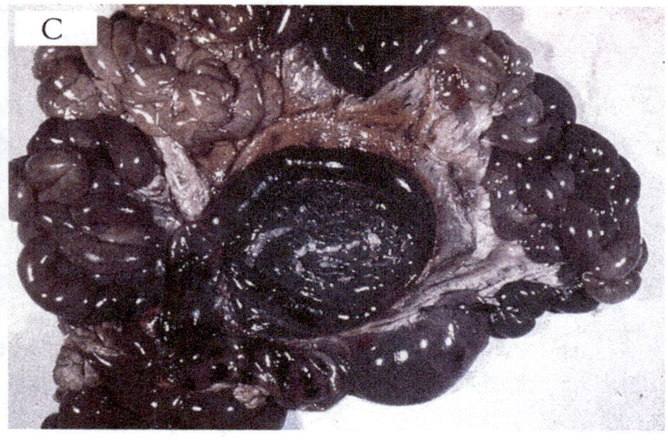

Figura 2.7. Infecciones clostridiales. (A) Músculo de bovino afectado por una infección con *Clostridium chauvei*. Se aprecia la mionecrosis y presencia de burbujas de gas entre las fibras musculares (L. Pinochet). (B) Ternero con tétanos (P. Abalos). (C) Intestino de ternero con hemorragias producidas por enterotoxemia clostridial (L. Pinochet).

mente a nivel de párpado, y en ocasiones cuando el caso no es muy agudo, con ictericia. La toxemia además produce lesiones hemorrágicas en diversos órganos parecidas a las de otras clostridiosis (4).

El diagnóstico es fácil debido a las características del cuadro clínico y puede ser confirmado igualmente por anticuerpos fluorescentes y diferenciado de la hepatitis necrótica por la ausencia de toxina letal alfa.

Clostridium tetani

Produce el tétanos, enfermedad que afecta a animales y seres humanos mediante la acción de una neurotoxina denominada tetanospasmina. Las esporas de esta bacteria pueden ser encontradas en terrenos cultivados y fertilizados con materia orgánica de origen fecal. Es una enfermedad más frecuente en climas tropicales y se considera de ocurrencia esporádica. En el último tiempo se ha reportado un caso de tétanos que ha afectado a gran número de animales en Brasil, producido por el uso de un antiparasitario inyectable que estaba contaminado con esporas de la bacteria (3).

Es una infección que se produce por contaminación de heridas siendo el caballo una de las especies más sensibles a la toxina. La tetanospasmina bloquea la transmisión de los impulsos inhibidores de las neuronas internunciales, produciendo espasmos musculares prolongados en músculos extensores y flexores al mismo momento. El cuadro clínico se caracteriza por contracciones tónico-clónicas que afecta a la musculatura estriada de todo el cuerpo, comenzando generalmente por cabeza y cuello para luego afectar extremidades y músculos intercostales. El individuo enfermo está hiperreflejo a los estímulos externos de ruido y luz. La muerte se produce generalmente por un colapso cardio-respiratorio al comprometerse los músculos que intervienen en la respiración (3).

El control se realiza por vacunación utilizando un toxoide y el tratamiento utiliza suero anti-tóxico además de terapia sintomática y de mantención.

Clostridios productores de enterotoxemias

Las enterotoxemias se caracterizan por el desarrollo de clostridios a nivel intestinal y producción de gran cantidad de toxinas que pasan a circulación produciendo toxemia y lesiones en diversos órganos. Los cambios de alimentación, en especial desde un nivel pobre a uno excesivo y de alto nivel nutritivo, es un factor que desencadena el desarrollo de *Cl. perfringens* (1, 2).

Existen varios tipos de *Cl. perfringens* los que pueden ser diferenciados por las toxinas y enfermedades que producen (Cuadros 2.5 y 2.6).

Cuadro 2.5. Toxinas y características de los diferentes tipos de *Cl. perfringens*

Toxina	Tipo de Clostridio						Características
	A	B	C	D	E	F	
Alfa	++	+	+	+	+	+	L. N. H. Lec.
Beta	-	++	++	-	-	+	L. N.
Gamma	-	+	+	-	-	+	L.
Delta	-	+	+	-	-	-	L.
Épsilon	-	+	-	++	-	-	L. proneurotox.
Eta	v	-	-	-	-	-	rara
Teta	v	+	+	+	+	-	L. H.
Iota	-	-	-	-	++	-	L.
Kappa	+	-	+	v	+	-	L. colagenasa
Lamda	-	++	-	v	+	-	proteinasa
Mu	v	+	-	+	-	-	hialuronidasa
Nu	+	+	+	+	+	+	desoxi-ribonucleasa

L., letal. N., necrótica. H., hemolítica. Lec., lecitinasa.

Cl. perfringens tipo A

Se la ha asociado en enterotoxemias en ovejas y terneros con características hemoglobinúricas, aunque por su frecuencia y facilidad de aislamiento se cree enmascara la presencia de otros microorganismos participantes. Otras especies en que se describen afecciones entéricas de carácter hemorrágico y necrótico son equinos y cerdos jóvenes, camélidos sudamericanos y el ser humano, que sufre un cuadro relativamente benigno.

Cuadro 2.6. Enfermedades producidas por *Clostridium perfringens* según tipo.

ESPECIE ANIMAL SUSCEPTIBLE	A	B	C	D
SER HUMANO	gangrena gaseosa intoxicación alimentaria		enteritis necrótica	intoxicación alimentaria
BOVINOS	enterotoxemia hemoglobinúrica en terneros	enteritis ulcerativa del ternero	enterotoxemia hemorrágica del ternero	enterotoxemia
OVINOS	hemoglobinuria	disentería de los corderos	enterotoxemia hemorrágica en corderos "struck"	enterotoxemia
EQUINOS	enterotoxemia enteritis ulcerativa potrillo	enteritis ulcerativa en potrillos	enterotoxemia hemorrágica en potrillos	
PORCINOS			enterotoxemia hemorrágica en cerditos	

Cl. *perfringens* tipo B

Es la causa tradicional de la *disentería hemorrágica* del cordero, que se presenta antes de las dos semanas de vida, cuando existe una lactancia abundante debido a una excelente calidad de la alimentación de las madres. A pesar de que pueden existir pocos síntomas, se describen hemorragias sub-epicárdicas y presencia de úlceras intestinales, que sirven para diferenciarla de cuadros hemorrágicos producidos por *Escherichia coli*. *Cl. perfringens* tipo B también ha sido descrito en enteritis ulcerativas en terneros y potrillos.

La detección en un frotis mediante IF de gran cantidad de *Cl. perfringens* del tipo B, como asimismo de toxinas beta y épsilon en el contenido intestinal, son pruebas suficientes para confirmar el diagnóstico.

Cl. *perfringens* tipo D

Esta bacteria produce la más conocida de las enterotoxemias en ovinos y bovinos jóvenes, sometidos a alimentación excesiva con fines productivos. También se la describe como una de las enfermedades infecciosas bacterianas más importantes en camélidos sudamericanos. En el ser humano produce una intoxicación alimentaria por producción de toxina épsilon en el tubo digestivo, generalmente sin mayores complicaciones.

En las especies domésticas, la enfermedad se presenta generalmente en forma de brotes pues, aunque la enfermedad no es contagiosa, todos los animales están sometidos a las mismas condiciones que favorecen su presentación, que es súbita, de curso corto y mortal. Las toxinas alfa y épsilon que poseen efecto letal y necrotizante, generan gran daño vascular. La toxina épsilon además aumenta la permeabilidad de la mucosa intestinal, permitiendo un rápido paso de toxinas a circulación y una diarrea inicial difusa. Esta toxina tiene también inicialmente un efecto estimulante del sistema nervioso central, que luego se deprime considerablemente.

Los cambios patológicos no son muy evidentes aunque una constante son las hemorragias sub-endocárdicas y epicárdicas y presencia de fluidos en la cavidad pericárdica. La putrefacción del cadáver es acelerada, acumulándose gran cantidad de gas en cavidades e intestino. Los riñones también se descomponen en forma rápida perdiendo su forma y adquiriendo una consistencia blanda y friable, lo que le da el nombre de "enfermedad del riñón pulposo" (pulpy kidney disease).

Clostridium botulinum

Los efectos de la neurotoxina producida por *Clostridium botulinum* pueden ser la consecuencia de una intoxicación cuando esta es consumida pre-formada en algunos alimentos (conservas mal producidas, botulismo de aves silvestres, etc.), de una enterotoxemia cuando es producida directamente en el intestino y luego absorbida (muerte súbita del lactante) o bien de una lesión necrótica donde se desarrolla la bacteria y se difunde la toxina (botulismo por infección de heridas en drogadictos endovenosos).

La toxina es una de las más potentes que se conocen. Se describen cuatro grupos de *Cl. botulinum* que comprenden a 7 tipos antigénicos, que tienen distribuciones geográficas definidas a nivel mundial, teniendo sin embargo todas sus toxinas los mismos efectos.

La toxina bloquea la sinapsis neuromuscular al impedir la liberación de acetilcolina, lo que provoca una parálisis fláccida la que finalmente lleva a la muerte por falla de los músculos respiratorios (3).

En los animales la enfermedad ha sido descrita como consecuencia del consumo de partes de cadáveres en bovinos afectados de "pica" o malasia por deficiencias de fósforo en la cual se produce una perversión del gusto. También se ha descrito en equinos por contaminación del forraje con deposiciones de cuervos que habían consumido cadáveres de equinos. Existen varios reportes de mortalidad en poblaciones de aves acuáticas que consumen peces o larvas de insectos que han absorbido la toxina producida en condiciones ideales de temperatura, anaerobiosis y gran cantidad de material vegetal en descomposición en lagos y lagunas. Los casos humanos están asociados al consumo de productos conservados. Se asocia a la toxina botulínica como uno de los responsables del síndrome de muerte súbita del lactante, por colonización del intestino infantil y producción de toxina *in situ* de heridas contaminadas. En el último tiempo a la toxina botulínica se le asocia con el "Mal Seco" del equino (grass-sickness) y con cuadros de intoxicación crónica en vacas lecheras (botulismo visceral) que podría tener efectos en la salud pública por la transferencia de la toxina a través de la leche.

Para el diagnóstico se investiga la presencia de la toxina en contenido intestinal, deposiciones o sangre de los afectados utilizando una prueba de seroprotección de ratones.

Diagnóstico y control

Aparte de todos los antecedentes epidemiológicos, clínicos y patológicos que deben acompañar las muestras, se debe especificar bien cuáles son los exámenes requeridos y enviar las muestras correctas. Un rápido despacho y a baja temperatura es el proceso ideal para envío de las muestras, en que los trozos de tejido intestinal deben ser inmersos en solución salina-glicerinada 50%. Para la detección de toxinas debe enviarse el trozo de intestino con su contenido, ligado en sus extremos y a una temperatura baja. Las muestras para estudios histopatológicos deben contener tejido sano y afectado y estar suspendidas en solución de formalina 10% para su conservación (1,2).

La detección de toxinas y su identificación mediante estudios de seroprotección en ratones es el camino adecuado para hacer el diagnóstico específico del tipo de *Cl. perfringens* causante de una enterotoxemia. Sin embargo este diagnóstico es caro y complejo y sólo está disponible en laboratorios muy especializados a nivel mundial.

Debido a que son las toxinas las que producen los efectos patológicos, la inmunidad contra enfermedades clostridiales está dirigida a la estimulación de anticuerpos neutralizantes. Para la profilaxis de las clostridiosis existen muy buenas vacunas preparadas a partir de toxinas inactivadas y en algunos casos cuerpos bacterianos muertos, especialmente cuando se busca fortalecer la inmunidad frente a algunos clostridios invasores de tejidos como *Cl. chauvei* y *Cl. haemolyticum*.

Referencias

1. Lewis, C. 1998. "Aspects of clostridial disease in sheep". *In Practice*. October, 1998. pp. 494-499.

2. Oliver, A.J. 2005. "Clostridial Diseases". Resource Centre, Directorate Agricultural Information Service. Department of Agriculture, Republic of South Africa. 8 p. www.nda.agric.za/docs/Infopaks/Clostridial.

3. Schiavo, G., Rossetto, O., Montecucco, C. 1996. "Bases moleculares del tétanos y el botulismo. Investigación y Ciencia", 3: pp. 46-55.

4. Sterne, M., Batty, I. 1978. "Clostridios patógenos". Ed. Acribia, Zaragoza, España. 168 págs.

2.10. Influenza

Dr. Patricio Retamal

Etiología: Virus Influenza

Ortomixovirus, RNA de hebra simple, segmentado.

3 tipos: A, B y C, aunque en los animales sólo es de importancia el tipo A.

Entre sus antígenos más importantes destacan la hemoaglutinina (HA) con 16 subtipos, y la neuraminidasa (NA) con 9 subtipos (1, 2, 4, 7, 11).

El virus posee una alta tasa de mutación debido a dos factores principales: la ausencia de capacidad correctora de la RNA polimerasa y el intercambio de segmentos genéticos entre cepas que infectan simultáneamente una misma célula. Por esta causa, el virus posee una rápida evolución de sus antígenos, especialmente de HA y NA, que se describe con 2 tipos de cambios:

- *Drift* antigénico: cambios leves en la estructura de estas proteínas, que generalmente determina la aparición de epidemias en la población animal y/o humana. Este fenómeno ocurre en forma habitual, generando nuevas variantes virales todos los años.

- *Shift* antigénico: cambios significativos en la estructura de los antígenos, que se traduce en la aparición de cepas virulentas capaces de constituir pandemias, con una morbilidad y letalidad alta. Analizando la historia de la influenza, este fenómeno se observa cada 20 a 30 años.

En el ámbito de la influenza aviar, existen cepas denominadas de baja patogenicidad (LPAI, del inglés "Low Pathogenicity Avian Influenza") y cepas de alta patogenicidad (HPAI, del inglés "High Pathogenicity Avian Influenza"). La diferencia radica en la capacidad que tenga el virus de invadir distintos tipos celulares al interior de su hospedero. Aunque se reconocen varios factores de patogenicidad virales que pueden participar en el proceso de infección, la hemoaglutinina juega un papel fundamental, ya que esta molécula interacciona con el receptor celular y permite la internalización del virus a la célula. Sin embargo, la hemoaglutinina se expresa inicialmente en la superficie del virus en forma inmadura (HA_0), no funcional, y requiere que una enzima proteolítica corte la molécula en un sitio específico para transformarla en su estado maduro funcional (HA). La enzima que realiza ese clivaje es producida en ciertas células del hospedero, y ello determinará los tejidos que serán susceptibles a la infección con el virus influenza. Las cepas LPAI sólo infectan el tracto digestivo en las aves, por lo que normalmente la infección es asintomática. Sin embargo, cuando en el sitio de corte de HA_0 se insertan varios aminoácidos de carácter básico (lisina o arginina), prácticamente cualquier proteasa celular adquiere la capacidad de activar la molécula viral, transformando el virus en HPAI y generando una infección sistémica grave (9).

Epidemiología

El virus influenza tipo A es de distribución mundial e infecta una gran variedad de especies animales, incluyendo humanos, cerdos, equinos, mamíferos marinos y aves, existiendo un alto potencial para la transmisión inter-especies. Se considera zoonosis, y una vez que se reporta en un país no es erradicable.

Se ha determinado que las aves acuáticas son los principales reservorios y constituyen el origen de los virus que afectan a otras especies. Los cerdos tienen un importante rol epidemiológico en esta infección, estando directamente involucrados en la transmisión inter-especies. Al infectarse simultáneamente con virus humanos y aviares, son el hospedero ideal para procesos de recombinación genética que determinan la aparición de cepas altamente patógenas para sí mismos y para las otras especies.

El continente asiático es la región de mayor riesgo para la aparición de cepas virales epidémicas (o pandémicas en los casos más graves), debido a las condiciones de crianza conjunta de cerdos y aves que caracterizan a su población rural y a la existencia masiva de ferias de animales vivos en que co-existen diversas especies en estos puntos focalizados de comercialización.

Frente a una nueva cepa viral, la población en riesgo es toda la población de animales, con una morbilidad cercana al 100%. Cuando las cepas se mantienen en forma endémica pueden persistir durante varios años en una región particular, afectando principalmente a individuos de edades más extremas.

Respecto de la influenza porcina, no existen prevalencias conocidas en nuestro país, pero en USA se estima que un 30% de los cerdos se encuentran infectados, y de estos, un 60% puede llegar a manifestar sintomatología clínica. Tal como en humanos, una nueva cepa viral aparece cada algunos años, provocando nuevos brotes inicialmente y una rápida diseminación a través de la región o país. Los brotes pueden perpetuarse en las unidades de producción por sobre los 7 meses.

Los daños económicos son la consecuencia más importante de esta patología, afectando la ECA (Eficiencia de conversión alimenticia) y retardando el tiempo para llegar al peso de sacrificio. También se describen abortos, pero comparativamente el efecto económico es menor.

A nivel mundial, las cepas que actualmente representan una mayor preocupación para las autoridades sanitarias son H5N1 y H1N1.

a) H5N1

Debido a la rápida evolución genética de los virus influenza, cualquier subtipo se puede convertir potencialmente en un agente pandémico. Sin embargo, el subtipo aviar H5N1 representa un gran riesgo para la aparición de una nueva pandemia de influenza de alta letalidad debido a los crecientes reportes de infección directa entre las aves y los seres humanos. Aunque no es el único subtipo capaz de transmitirse entre estas especies, es el único que genera una infección grave y la muerte en personas, alcanzando una alta letalidad que varía entre un 30 y 50%. Cuando el virus logre transmitirse eficientemente entre humanos, estaremos en presencia de una nueva pandemia, la cual se espera que pueda matar entre 2 y 7 millones de personas en el mundo (5).

Existen 3 características epidemiológicas importantes que ha experimentado la cepa H5N1 de alta patogenicidad con el transcurso de los años, y que la transforman en un virus de alto riesgo para la salud humana y animal en todo el mundo (11):

– Ha demostrado la capacidad de ampliar su rango de hospederos y generar infecciones letales en las nuevas especies animales susceptibles, como se ha descrito en felinos, caninos, civetas, hurones, entre otros.

– Existen aves silvestres migratorias que no manifiestan signos clínicos de la infección, y por tanto se convierten en eficientes portadores y diseminadores del virus. En este aspecto los patos han tenido un papel principal.

– A diferencia de otras cepas de influenza, H5N1 se ha diseminado en forma excepcionalmente rápida, lo que estaría explicado por el movimiento de aves migratorias.

Por este motivo la OMS ha desplegado bastantes recursos para prevenir y controlar un eventual brote de influenza en humanos generado por H5N1, y mantiene un registro actualizado de los eventos epidemiológicos relacionados a los subtipos virales, con el objetivo de brindar información útil para quienes deberán establecer los programas de control y prevención en todo el mundo (6).

b) H1N1

El 24 de abril de 2009 la OMS alertó a los países por la aparición de casos de influenza en México y en el sur de Estados Unidos, relacionados con un nuevo virus de influenza AH1N1 en humanos.

El día 28 de abril la OMS, elevó el nivel de alerta de pandemia de gripe de fase 3 a fase 4, el 29 de abril se anunció el cambio a fase 5 y el 6 de junio se decretó la fase 6, que implica el reconocimiento oficial de la pandemia por H1N1. La clasificación se determinó por la comprobación de la propagación viral entre personas de países ubicados en diferentes regiones de la OMS. Esto además transforma al ser humano en un hospedero de mantención de H1N1.

Este virus es diferente a los que han circulado previamente en cerdos y en humanos, existiendo evidencias moleculares que sugieren una hipotética recombinación genética entre cepas aviares, porcinas y humanas. En un principio se denominó el brote como de influenza porcina, aunque luego se derivó a influenza humana AH1N1 debido a que en México, zona en que se originó la pandemia, los cerdos no presentaron anticuerpos ni sintomatología compatible con la nueva cepa viral. Esto hace suponer que el evento de recombinación pudo ocurrir en una persona que se infectó simultáneamente con una cepa porcina y una cepa de influenza humana.

Hasta la fecha se ha demostrado que el nuevo virus es susceptible a los antivirales oseltamivir y zanamivir y resistente a amantadina y rimantadina.

Este evento clasificado como de importancia internacional en salud pública, radica en que los casos humanos están asociados con un nuevo virus y que ha habido amplia diseminación geográfica de los brotes.

El virus se ha manifestado con una baja letalidad (0,5% en promedio) pero con una infectividad muy alta, propagándose rápidamente en aquellos países con personas infectadas.

Aunque se ha descrito infección de los cerdos y pavos con AH1N1 a partir de humanos infectados, estos animales cursan con sintomatología leve y no tendrían importancia en la epidemiología de la pandemia. También se ha descrito infección y sintomatología respiratoria en mascotas como hurones y gatos, los que han adquirido la infección desde sus dueños.

Enfermedad aguda asociada con un incremento de temperatura, resultando en signos respiratorios, tales como tos y descarga nasal, anorexia y depresión. La fiebre y la inapetencia duran por 4-5 días. De no existir infecciones secundarias, el cuadro es autolimitante y la mortalidad es mínima.

La co-infección con otros agentes inductores de trastornos respiratorios, produce cuadros más severos.

CONTROL

- Evitar condiciones de estrés, ya que es un importante factor predisponente de la enfermedad.
- Buenas condiciones de manejo, higiene y crianza.
- Vacunas.

PREVENCIÓN

- Evitar crianzas conjuntas de aves y cerdos.
- Evitar contacto entre aves domésticas y silvestres.
- Cuarentenas, aislamientos, rifle sanitario.
- Evitar la importación de animales infectados.
- Vigilancia epidemiológica.

TRATAMIENTO

Para evitar contaminación bacteriana secundaria.

SITUACIÓN NACIONAL

En la actualidad, los brotes de mortalidad en aves se consideran un evento de denuncia obligatoria[2] y los muestreos de aves silvestres han determinado la presencia de serotipos virales de baja patogenicidad. En planteles comerciales se han registrado 2 brotes de influenza durante los últimos años, que se describen a continuación.

Emergencia 2002: durante mayo de 2002 se identificó un brote de influenza aviar en planteles comerciales de la Región de Valparaíso (8). La cepa fue posteriormente caracterizada como H7N3 de alta patogenicidad por los laboratorios de referencia de la OIE, siendo la primera descrita en Sudamérica. En un estudio molecular que contempló la secuenciación del genoma de este virus (10), se determinó que la causa del cambio de LPAI a la condición de HPAI fue la inserción de un segmento de 10 aminoácidos en el sitio de corte de HA_0, por recombinación con la secuencia codificante de la nucleoproteína de la misma cepa viral.

Con dos focos declarados de la enfermedad, el SAG estableció medidas de contención tanto en las áreas afectadas como en varios kilómetros a la redonda (Figura 2.8), y se zonificó el territorio nacional en áreas de infección, de vigilancia y zona

---

[2] Servicio Agrícola y Ganadero: http:// www.sag.gob.cl

libre. La rapidez y efectividad de la respuesta, asumida tanto por el sector público como privado, determinó el cortrol de la situación y evitó la propagación del brote a otras zonas del país. La experiencia del año 2002 obliga actualmente a un plan activo de vigilancia epidemiológica para prevenir la transmisión de la infección y el impacto económico subyacente. Esta vigilancia considera el muestreo periódico de aves en planteles comerciales, aves de traspatio, aves silvestres y la atención temprana de denuncias por sospechas.

Emergencia 2009: durante agosto de 2009 en una empresa de la Región de Valparaíso se diagnosticó la infección de pavos reproductores con la cepa pandémica AH1N1 2009, debido a una probable transmisión desde humanos a las aves. El evento afectó a dos sectores productivos distintos y sólo se manifestó con una caída en producción de huevos, afectando tanto la cantidad como la calidad de los mismos. Estos síntomas, muy similares a los que se producen por infecciones con cepas de baja patogenicidad, remitieron en un lapso de 3 semanas y los animales recuperaron casi en su totalidad el nivel esperado de producción (3).

Debido a las medidas de bioseguridad y seguimiento que se implementaron para el control del brote, no hubo diseminación a otros planteles cercanos y no fue necesario el sacrificio de los animales, quienes fueron enviados a matadero al terminar su ciclo productivo y una vez que se confirmó la ausencia del virus en ellos.

Este evento constituye la primera evidencia mundial de transmisión humano-ave con la cepa AH1N1.

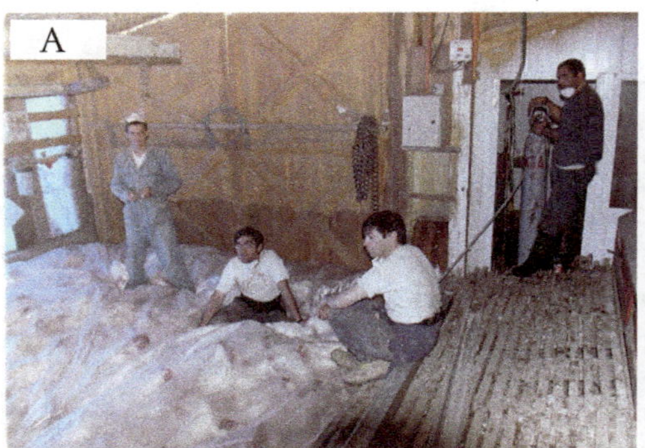
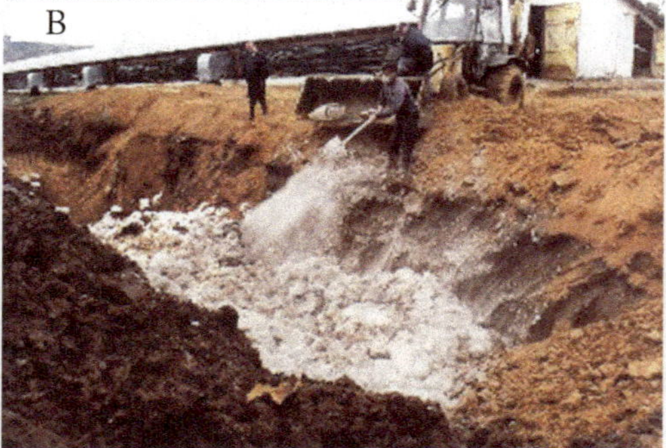

Figura 2.8. Brote de influenza aviar en Chile, año 2002. (A) Eutanasia de gallinas en galpón de plantel afectado mediante administración de CO_2. (B) Depósito, incineración y aplicación de $CaCO_2$ en carcasas de animales en el foco de infección. Fuente: SAG.

Referencias

1. FOUCHIER, R., KUIKEN, T., RIMMELZWAAN, G., and OSTERHAUS, A. 2005. "Global task force for influenza". *Nature* 435: pp. 419-20.

2. MELVILLE, D. S., and SHORTRIDGE, K. F. 2004. "Influenza: time to come to grips with the avian dimension". *The Lancet of Infectious Diseases.* 4: pp. 261-262.

3. MATHIEU, C., MORENO, V., RETAMAL, P., GONZALEZ, A., RIVERA, A. *et al.* 2010. "Pandemic (H1N1) 2009 in breeding turkeys, Valparaiso, Chile". *Emerging Infectious Diseases.* 16: pp. 709-711.

4. NORMILE, D. 2005. "Avian influenza. Potentially more lethal variant hits migratory birds in China". *Science* 309: p. 231.

5. OMS. 2006. "Avian Influenza: assessing the pandemic threat". OMS.

6. OMS. 2006. "Influenza pandemic threat: current situation". OMS.

7. PALESE, P. 2004. "Influenza: old and new threats". *Nature Medicine.* 10: S82-7.

8. ROJAS, H., and NARANJO, J. 2006. "Influenza aviar en Chile 2002: una sinopsis". SAG.

9. STEINHAUER, D. A. 1999. "Role of hemagglutinin cleavage for the pathogenicity of influenza virus". *Virology* 258: pp. 1-20.

10. SUAREZ, D. L., SENNE, D. A., BANKS, J., BROWN, I. H., ESSEN, S. C., LEE, C. W., MANVELL, R. J., MATHIEU-BENSON, C., MORENO, V., PEDERSEN, J. C., PANIGRAHY, B., ROJAS, H., SPACKMAN, E., AND ALEXANDER, D. J. 2004. "Recombination resulting in virulence shift in avian influenza outbreak, Chile". *Emerging Infectious Diseases.* 10: pp. 693-699.

11. WEBSTER, R. G., HULSE-POST, D. J., STURM-RAMIREZ, K. M., GUAN, Y., PEIRIS, M., SMITH, G., AND CHEN, H. 2007. "Changing epidemiology and ecology of highly pathogenic avian H5N1 influenza viruses". *Avian Diseases.* 51: pp. 269-272.

2.11. Leptospirosis

Dr. Pedro Abalos

La leptospirosis, es reconocida hoy como una enfermedad re-emergente en poblaciones humanas, debido a los cambios climáticos que han producido inundaciones, ya no restringidas a zonas tropicales y donde los animales domésticos están indudablemente sometidos a riesgos semejantes. Se considera la zoonosis de más amplia distribución mundial, es causada por especies de *Leptospira*, que alcanzan un amplio espectro patogénico, desde las numerosas infecciones subclínicas a un severo síndrome de infección multiorgánica de alta letalidad. Desde muy antiguo la leptospirosis fue reconocida en China como una enfermedad de riesgo ocupacional ligada a la cosecha del arroz y se le relaciona con las deficiencias sanitarias y presencia de ratas. El perro y el ganado infectado también representan riesgo de infección para las personas (1, 2).

Etiología

El género *Leptospira* tradicionalmente fue dividido fenotípicamente en dos especies, *L. interrogans* y *L. biflexa*, una patogénica y otra saprofítica respectivamente. Cada una de ellas puede diferenciarse en un gran número de cepas con diferentes características antigénicas o serovars, que se agrupan en serogrupos. Se han descrito sobre 200 serovars de *L. interrogans*. Los serogrupos no tienen utilidad taxonómica pero sí relación epidemiológica.

La biología molecular ha cambiado la clasificación fenotípica por la genotípica, donde varias "genomoespecies" incluyen tanto leptospiras patógenas como saprófitas. Los estudios de hibridación de DNA han confirmado el estatus monoespecie del género y en este conviven serovares patógenos y saprófitos. Como la clasificación molecular es incompatible con el sistema de serogrupos, los microbiólogos clínicos y los epidemiólogos mantienen la nomenclatura tradicional en sus estudios e informes (1).

Algunos serovars tienen preferencia por un determinado reservorio animal o son más frecuentemente asociados con formas clínicas particulares. Una vez que determinado serovar se hace habitual de una especie, se adapta y causa una enfermedad leve o subclínica. Cuando este serovar infecta a un hospedero no habitual la enfermedad producida es más grave.

Epidemiología

La fuente de infección es generalmente la orina de un animal infectado, ya sea en la fase clínica o portador sano. La bacteria sobrevive mejor en ambientes húmedos y temperaturas cálidas. En condiciones de laboratorio, en agua a temperatura ambiente y a pH 7,2 a 8,0, las leptospiras pueden permanecer viables por varias semanas. Sin embargo en aguas de un río la supervivencia se acorta sobre todo a bajas temperaturas. La presencia de desechos domésticos limita el tiempo de supervivencia a algunas horas, aunque en tanques de oxidación de purines de vacas de lechería, se han detectado leptospiras viables por varias semanas (1).

Los animales, incluyendo al ser humano, pueden ser divididos en hospederos de mantención y accidentales. Los hospederos de mantención contaminan el medio ambiente a través de la orina ya que la bacteria se mantiene por tiempos largos en los túbulos renales. En estas poblaciones generalmente la infección es adquirida a temprana edad y la excreción crónica por la orina aumenta con los años. Los animales pueden ser hospederos de mantención de determinados serovars, pero hospederos accidentales de otros, lo que puede generar una enfermedad clínica e incluso la muerte.

Los hospederos de mantención más importantes son mamíferos pequeños, especialmente roedores, que transmiten la infección a animales domésticos y personas. La magnitud de la transmisión de la infección depende de varios factores, entre los cuales están: condiciones climáticas, densidad poblacional y grado de contacto entre diferentes hospederos. Generalmente las ratas mantienen serovars del serogrupo Icterohaemorrhagiae y Ballum, mientras que el ratón es hospedero del serogrupo Ballum. Entre los animales domésticos también hay hospederos de mantención y así es como al ganado lechero se asocian los serovars: harjo, pomona y grippotyphosa; el cerdo a pomona, tarassovi y bratislava; el ovino a los serovars harjo y pomona y el perro al canícola, siendo esta especie un reservorio significativo para el ser humano. A través del mundo pueden establecerse diferentes asociaciones entre serovars y hospederos de mantención. El conocimiento de los serovars prevalentes y sus hospederos de mantención es esencial para comprender la epidemiología de la enfermedad en cada región (1, 2).

Para las personas, el riesgo ocupacional de contacto con animales es alto y se han descrito casos de leptospirosis en granjeros, veterinarios, trabajadores de mataderos, inspectores de carnes, trabajadores en control de roedores y otras. Otras ocupaciones como los trabajos relacionados con limpieza de alcantarillas, estanques sépticos o canales, minería subterránea, soldados, piscicultores, guardafaunas, cultivadores de arroz, bananas y caña de azúcar. Además en los últimos años la infección por leptospira se ha asociado fuertemente a las actividades y deportes acuáticos, como también debido a caminar descalzo en suelos húmedos o jardinear sin guantes (2).

En Chile, la enfermedad se ha detectado desde el norte altiplánico hasta la Región de Magallanes. El serovar más prevalente en bovinos es harjo, distribuyéndose desde la Región de Valparaíso hasta la Región de Magallanes, mientras que en los porcinos los serovars más prevalentes corresponden a bratislava y pomona, detectados entre las regiones de O'Higgins y de la Araucanía. En camélidos se han registrado brotes con muertes debidos al serovar pomona.

Patogenia, clínica y patología

Luego de ingresada, la bacteria se multiplica en el sitio de entrada para posteriormente distribuirse por vía sanguínea hasta los órganos blanco (riñón, útero grávido, hígado, etc.). La presentación clínica dependerá de el serovar involucrado, la respuesta individual del animal infectado y en general esta es bifásica, con un inicio febril agudo y con características septicémicas, que puede durar hasta una semana, seguida por una fase de respuesta inmune humoral y excreción de la bacteria en la orina. La mayoría de las complicaciones de la enfermedad dicen relación con la localización de la leptospira en tejidos durante la segunda fase a partir de la segunda semana (Figura 2.9).

Las hemolisinas de algunos serotipos provocan cuadros de hemoglobinuria e ictericia, especialmente en animales jóvenes. En hembras preñadas es corriente que sobrevenga el aborto. Aunque en cerdos son comunes los cuadros sub-agudos una vez que la infección se ha consolidado en un plantel, se producen alteraciones reproductivas que cursan con aborto, fetos momificados y nacimiento de crías débiles. En bovinos se producen cuadros septicémicos agudos en animales jóvenes y en vacas que abortan se describe un cuadro en que la glándula mamaria aparece flácida y sin producción de leche. En el equino se describe una iridociclitis recurrente periódica que se debería a una reacción de hipersensibilidad a las toxinas.

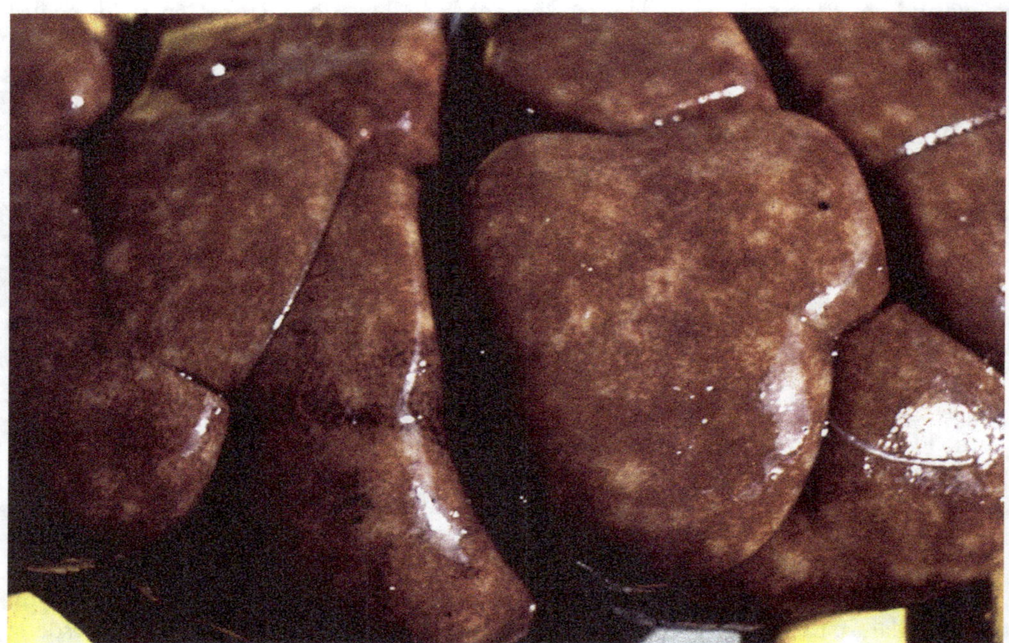

Figura 2.9. Lesiones crónicas de leptospirosis en un riñón bovino. (L. Pinochet/P. Abalos).

Diagnóstico

A pesar que se puede hacer aislamiento a partir de muestras de abortos, orina u órganos de animales muertos de cuadros septicémicos, el diagnóstico convencional recae en la detección de anticuerpos. El diagnóstico serológico debe ser reafirmado por una seroconversión frente a un mismo serovar. La prueba más utilizada es la prueba de microaglutinación. Sin embargo, debido a que este método falla en detectar los casos crónicos o en fases tempranas se hace necesario demostrar en forma directa la presencia de leptospiras en muestras biológicas. Para ello se están desarrollando pruebas de biología molecular y también se siguen usando técnicas microscópicas e histopatológicas con tinciones especiales e IF. Existe un ELISA comercial para detección de anticuerpos pero limitado al serovar harjo (1).

Control

Existen vacunas del tipo de bacterinas que deben usarse una vez aclarado el serovar actuante, pues no existe inmunidad cruzada completa entre diferentes serovars. Medidas recomendables son el control de roedores, drenaje de zonas pantanosas y no criar cerdos y bovinos juntos. El estado portador se puede eliminar con el uso apropiado de antibióticos.

Referencias

1. LEVETT, P.N. 2001. "Leptospirosis". *Clinical Microbiology Review*. 14 (2): pp. 296-326.

2. WORLD HEALTH ORGANIZATION. 2003. "Human Leptospirosis: guidance for diagnosis, surveillance and control". WHO, Malta, 109 págs.

2.12. RABIA

DR. PEDRO ABALOS

La rabia es una zoonosis viral que causa una encefalomielitis aguda de curso letal. La epidemiología de la enfermedad, en las últimas décadas, ha variado como consecuencia de su control, encontrándose cada vez más frecuentemente el virus rábico y otros lyssavirus en diferentes mamíferos silvestres. Este patrón se repite en Chile, donde la rabia de origen canino está controlada y los casos animales y humanos de los años recientes son de origen quiróptero. El virus de la rabia se multiplica preferentemente en tejido nervioso y las características de la enfermedad dicen relación con cambios de carácter o comportamiento, aumento de la excitabilidad refleja y alteraciones funcionales respiratorias, de la deglución y motoras, seguidas de parálisis y muerte (1, 2, 5).

Etiología

El virus rábico pertenece a la familia Rhabdoviridae, género Lyssavirus, cuyos representantes se han adaptado a multiplicarse en el sistema nervioso. Posee un RNA de una sola hebra asociado a una nucleocápside proteica, cubierto por una envoltura de fosfolípidos y glicoproteínas, conformándose en una forma típica de bala.

La glicoproteína G de la envoltura es el antígeno que estimula la producción de anticuerpos neutralizantes, induce actividad de linfocitos T-citotóxicos y además es responsable de la adhesión del virus a las células estando estrechamente ligada a la infectividad y virulencia. La proteína N o nucleoproteína que encapsula al RNA, es la que define al grupo-específico de los virus rábicos o similares y también tiene importancia en la inmunidad conferida por vacunas, pues aumenta la actividad de linfocitos T-helper. Al ser menos variable que los otros antígenos podría aumentar el espectro de protección de las vacunas frente a los virus relacionados a rabia. Otra proteína de importancia es la M, cuyas dos secciones (M1 y M2) tienen relevancia en la patogenia e intervienen en el diagnóstico por IF (2).

Las proteínas de la envoltura permiten definir variedades de virus rábicos, denominados como genotipos, los que teniendo una patogénesis similar, difieren en su distribución geográfica, reservorio principal y si han producido muertes en personas. Al genotipo 1, correspondiente al virus rábico clásico, pertenecen la cepas denominadas: *fijas*, que adaptadas a animales de laboratorio tienen un período de incubación constante, replicación rápida e inducen títulos altos de anticuerpos, siendo patógenos al ser inoculados sólo por vía intracerebral; y *calle*, que son las aisladas de casos clínicos y se caracterizan por poseer una gran variabilidad en el período de incubación (1).

Las vacunas que contienen al genotipo 1 tienen poco o no tienen efecto protector contra los virus relacionados a rabia. La gran mayoría de los 6 genotipos de lyssavirus relacionados a rabia han sido aislados desde murciélagos, aunque también de carnívoros silvestres y de perros o gatos. El último reconocido corresponde al genotipo 7, tiene una gran similitud con el genotipo 1, proviene de murciélagos e infecta cerdos y seres humanos produciendo cuadros de encefalitis. Existen al menos otros cuatro lyssavirus menos estudiados, que se proponen como genotipos, pero que no se conoce su efecto patogénico en hospederos mamíferos o seres humanos (2).

El virus de la rabia es afectado por condiciones medioambientales siendo sensible a la temperatura y especialmente a la luz solar (rayos UV), y además ha demostrado ser muy sensible a cambios de pH, solventes orgánicos, desinfectantes y detergentes.

Epidemiología

En su desarrollo evolutivo el virus rábico se ha asegurado de prevalecer en algunas especies animales definidas para perpetuarse. Es así como el zorro rojo en Europa, el mapache y el zorrillo en Norteamérica, el perro en la mayoría de los países en desarrollo y los quirópteros en varias áreas del mundo, son especies donde la enfermedad se mantiene y se difunde entre ecosistemas, ello ha permitido establecer el concepto de "especie capaz de mantener un ciclo independiente de rabia". El rango de animales susceptibles es amplio, sin embargo la responsabilidad del mantenimiento del virus en la naturaleza es inherente a ciertos carnívoros y quirópteros. Los ciclos se denominan como ciclo urbano y ciclo silvestre. Los factores epidemiológicos más importantes que afectan la presentación de la enfermedad dicen relación con: prevalencia de reservorios y portadores, características y origen de la cepa actuante, diseminación natural del agente y dinámica de la población en riesgo (1, 2).

La diseminación del virus depende de su eliminación por saliva y como la puerta de entrada es transcutánea, la infección se produce por la mordedura de un animal rabioso. El período de comunicabilidad del virus (eliminación por saliva) puede comenzar antes de la presentación de síntomas. La transmisión aerógena y penetración por mucosa respiratoria es corriente entre murciélagos debido que viven en colonias, en estado de mucha concentración. Se han descrito situaciones de sobrevivencia a la infección, especialmente caninos con presencia de anticuerpos en forma natural e incluso casos de aislamiento viral desde saliva en perros sanos. En Chile se ha detectado antígeno viral en tejido nervioso de un 8,6% en zorros capturados en la Región de Magallanes (2, 5).

La rabia está presente en todos los continentes con excepción de algunos países de Oceanía y otros que se han declarado libres. Los organismos internacionales registran cerca de 70.000 muertes por rabia anualmente, concentrados principalmente en Asia y asociados a infecciones de genotipo 1 procedente del perro, siendo los niños de entre 5 y 15 años el estrato más afectado.

En América se presentan en general los dos ciclos epidemiológicos de ocurrencia de rabia. Uno corresponde a un ciclo urbano donde es el perro el principal reservorio del virus y el otro es el ciclo silvestre de la enfermedad, donde el virus circula entre animales silvestres terrestres, mustélidos, carnívoros y prociónidos en Norteamérica. En Latinoamérica el virus circula principalmente en quirópteros insectívoros o hematófagos, *Tadarida brasiliensis* y *Desmodus rotundus* respectivamente, aunque no los únicos. El ciclo silvestre puede hacerse urbano cuando murciélagos infectados colonizan zonas pobladas y transmiten la enfermedad a animales domésticos o personas. La rabia transmitida al ganado bovino por *Desmodus rotundus* causa pérdidas considerables en países latinoamericanos. Esta especie sin embargo, no se constituye en un problema para Chile, pues habita las zonas costeras y se alimenta en las colonias de pinnípedos.

La actual situación epidemiológica de Chile corresponde a la presentación esporádica de casos en murciélagos constatada desde 1985, con transmisión eventual de sus variantes a perros y gatos, como ocurrió en 2007 en Curicó. Un caso de rabia humana por una variante de murciélago se produjo en 1996 en Rancagua. Sin embargo, el último caso de rabia humana de origen canino se constató en 1972 y los estudios epidemiológicos indican que la variante canina estaría ausente del país desde 1990. Las variantes del virus pueden ser identificadas a partir de sus antígenos superficiales o glicoproteínas mediante anticuerpos monoclonales. Hoy en Chile se han descrito cinco variantes genéticas en base al gen de la nucleoproteína, encontradas en tres especies de murciélagos, exceptuando al *Desmodus rotundus* (hematófago) y sin relación con reservorios terrestres. La variante 4, presente en el murciélago *Tadarida brasiliensis* es la más prevalente (3, 5).

Patogenia, clínica y patología

El ingreso del virus rábico es en general por vía percutánea como producto de una mordedura de un animal rabioso. El virus permanece por períodos variables sin multiplicarse en el sitio de inoculación y hay indicios que se generaría una primera replicación viral a nivel de los miocitos. Posteriormente el virus alcanza las terminaciones nerviosas periféricas y por vía centrípeta alcanza el SNC, a través del ganglio espinal posterior. Allí se produce una segunda replicación que si infecta al sistema límbico produce una pérdida del control cortical y manifestaciones de rabia furiosa. Si el neocortex es el principal sitio de replicación viral, se produce una rabia paralítica o muda. Posteriormente ocurre la diseminación centrífuga o salida del virus a través de los axones, alcanzando tejidos extraneurales. Así llega a glándulas salivales, córnea, grasa parda, riñón y retina, principalmente, existiendo replicación viral sólo en los tres primeros sitios.

El período de incubación de la rabia es muy variable dependiendo de las especies. En caninos tiene un promedio de 3 a 8 semanas, con un mínimo excepcional de 15 días y máximos de hasta 8 meses. En el gato es similar pero se han descrito máximos de 2 años. Los bovinos mordidos por vampiros rabiosos presentan un período de incubación largo que se puede extender entre 25 a 150 días. En el ser humano en promedio es de 1 a 3 meses con un mínimo de 10 días y un máximo que puede llegar hasta 3 años. El período de incubación depende de la dosis de virus infectante, de su virulencia, del lugar anatómico donde se produjo la mordedura e incluso de su gravedad o profundidad de la herida. Si la herida está más cercana al sistema nervioso central (cabeza, cuello, hombros, etc.) el período de incubación será más corto.

El curso clínico de rabia también es variable, aunque generalmente va entre 4 a 6 días, con un máximo de dos semanas y culminando siempre con la muerte.

Se describe una *fase prodrómica* que dura 1 a 3 días en que se aprecian cambios de conducta, anorexia, malestar, fiebre y dificultad de deglución. En esta etapa se ha comprobado la eliminación de virus a través de la saliva y el animal es infectante. Esta eliminación generalmente se produce entre uno a tres días previo a la aparición de síntomas en la mayoría de las especies, pero se ha comprobado en perros que podría ser de hasta 10 a 13 días, dependiendo tanto de la dosis infectante como de la cepa viral. En algunos animales silvestres este período también es extendido, aunque indeterminado.

Posteriormente sobreviene una *fase drómica* en que se manifiestan dos formas de rabia: la *forma furiosa*, con agresividad, excitabilidad, pérdida del sentido de orientación, ansiedad, parálisis laringo-faríngea, postración y muerte; la *forma paralítica* o muda cursa, luego de una corta fase de excitabilidad, con una breve incoordinación motora, parálisis postero-anterior, parálisis laringeo-faríngea, postración y muerte.

Diagnóstico

Hay tres métodos principales de diagnóstico para la detección del virus a partir de muestras de tejido nervioso, de personas o animales muertos con sospecha de rabia, que corresponden a pruebas de IF directa, detección viral en cultivos celulares y cultivo del virus en ratones lactantes. La IF directa se puede realizar también sobre muestras obtenidas de personas o animales vivos sospechosos de rabia, como son folículos pilosos, impresiones corneales y raspado de mucosa oral, aunque la sensibilidad de la prueba disminuye. Esta modalidad es útil en animales mordedores con el fin de instaurar un tratamiento preventivo temprano mediante vacunación a las personas expuestas. También se han desarrollado técnicas de detección viral a partir de su genoma mediante RT-PCR e hibridación *in situ* (2, 3).

La detección de anticuerpos se realiza mediante pruebas de IF indirecta, con el fin de evaluar infecciones en pacientes humanos con cuadros de encefalitis y la respuesta a vacunaciones pre-exposición de personas en riesgo (2, 4).

La histopatología destinada a detectar corpúsculos de Negri en tejido nervioso, aún sigue siendo de utilidad por su simpleza, rapidez y economía, pero no presenta una buena sensibilidad y resultando negativa no se puede descartar la infección.

Control

Las medidas están enfocadas básicamente al control de las poblaciones reservorios, ya sea canina o de murciélagos en zonas urbanas, vacunación pre-exposición de animales domésticos o de personas expuestas al riesgo, vacunación pos-exposición de personas mordidas por animales sospechosos y educación de la población (2).

Las vacunas producidas en cultivo celular son seguras y efectivas, produciendo una respuesta inmunológica mejor y más rápida que aquellas producidas en cerebro de ratón lactante (4). En Chile se utilizan vacunas inactivadas preparadas en cultivos celulares, tanto para animales como personas. El tratamiento pre-exposición para personas expuestas al riesgo (personal de laboratorio que manipula el virus, contacto con animales silvestres y domésticos en zonas de riesgo, viajeros a zonas remotas, etc.) es de tres dosis en días 0, 7 y 28, mientras que el de pos-exposición es de 5 dosis aplicadas en los días 0, 3, 7, 14 y 28. Los caninos y felinos, así como mascotas susceptibles (hurones) se vacunan inicialmente a los 4 a 5 meses de edad y luego anualmente. En países donde la rabia silvestre se mantiene en poblaciones de carnívoros, se han realizado con éxito campañas de vacunación mediante cebos con virus Pox recombinante que expresa proteínas antigénicas del virus rábico (2).

El criterio de un tratamiento preventivo pos-exposición dependerá del criterio del médico tratante y debe considerar: las circunstancias en que se produjo la mordedura, si el animal estaba vacunado, si es desconocido o puede ser observado por 10 días, la magnitud y localización de la lesión, etc. Las heridas por mordedoras o abrasiones expuestas a saliva de animales sospechosos deben ser lavadas profusa y prolongadamente con agua y jabón, desinfectadas y mantenidas sin vendajes. Los animales mordidos por otro comprobadamente rabioso, deben ser sacrificados (2).

La vigilancia epidemiológica juega un papel importantísimo para detectar y conocer la ocurrencia de la enfermedad tanto en especies silvestres como en animales domésticos.

Referencias

1. ACHA, P., SZYFRES, B. 2003. "Zoonosis y enfermedades transmisibles comunes al hombre y a los animales". Vol II. *Pub. Cien. Tec.* N° 580. OPS. Washington DC, USA, pp. 351-383.

2. CLIQUET, F., PICARD-MEYER, E. 2004. "Rabies and rabies-related viruses: a modern perspective on an ancient disease". *Scientific and Technical Review of World Organization for Animal Health.* 23: pp. 625-642.

3. FAVI, M., DE MATTOS, C.A., YUNG, V., CHALA, E., LÓPEZ, L., DE MATTOS, C. 2002. "First case of human rabies in Chile caused by an insectivorous bat virus variant". *Emerging Infectious Diseases.* 8: pp. 79- 81.

4. FAVI, M., YUNG, V., ROOS, O., RODRÍGUEZ, L., TRUJILLO, R., ACEVEDO, A. 2004. "Evaluación de la capacidad inmunogénica de la vacuna antirrábica Fuenzalida-Palacios (CRL) y de la vacuna antirrábica de cultivo celular (Verorab®) en personas con tratamiento pre-exposición". *Revista Médica de Chile.* 132: pp. 41-46.

5. DE MATTOS, C.A., FAVI, M., YUNG, V., PAVLETIC, C., DE MATTOS, C.C. 2000. "Bat rabies in urban centers in Chile". *Journal of Wildlife Diseases.* 36: pp. 231-240.

2.13. SALMONELOSIS

DRA. CONSUELO BORIE

Etiología

Salmonella es una enterobacteria aislada por primera vez desde cerdos en 1885, por Daniel Salmon y Theobald Smith. El género *Salmonella* pertenece a la familia Enterobacteriaceae y corresponden a bacilos Gram negativos, que se comportan como patógenos primarios. Desde un punto de vista taxonómico, se le reconocen tres especies, *S. enterica*, *S. bongori* y *S. subterranea*; a su vez *S. enterica* presenta seis subespecies que son, *enterica, arizonae, diarizonae, salamae, houtenae* e *indica* (1).

Según el esquema de Kauffman-White se puede serotipificar cepas de *Salmonella* mediante tres tipos de antígenos: Antígeno O (somático), Antígeno H (flagelar) y Antígeno Vi (capsular). Se describen al menos 2.400 serotipos o serovares de *Salmonella* cuya notación taxonómica se realiza de la siguiente forma: *Salmonella enterica* subespecie *enterica* serotipo Enteritidis (SE). Actualmente se acepta que se mencione al género asociado sólo con el nombre del serotipo, escrito éste con la primera letra mayúscula y no latinizado, ej.: *Salmonella* Enteritidis (1).

Cuadros clínicos asociados

La importancia clínica de *Salmonella* se debe a que es capaz de afectar a un gran número de especies animales, incluyendo al hombre (3). En los seres humanos los cuadros clínicos pueden clasificarse en 2 grupos de acuerdo a la etiología: aquellos en que está involucrada *Salmonella* Typhi y Paratyphi, que son las que producen la fiebre tifoidea, relacionada con el déficit de saneamiento ambiental, en donde el ser humano es el reservorio gracias a la portación biliar. El segundo grupo es el producido por las llamadas *Salmonella* no tíficas (*S.* Typhimurium, *S.* Enteritidis, entre otras), cuya principal manifestación clínica es una enterocolitis que se asocia principalmente con el consumo de alimento contaminado con la bacteria, en donde los animales domésticos juegan un rol importante en la transmisión.

En general, los cuadros infecciosos producidos por este patógeno en diversos animales presentan tres formas clínicas. En primer lugar están los producidos por aquellos serotipos muy adaptados por el huésped, que se manifiestan con cuadros sistémicos, incluso con formas granulomatosas viscerales. Otra forma de presentación es la ocasionada por serotipos, que aun siendo invasivos, tienden a producir infecciones localizadas en determinadas vísceras, meninges, huesos, articulaciones y cavidades serosas. En tercer lugar están los cuadros clínicos producidos por aquellas salmonelas muy ubicuas, que pueden encontrarse en un gran número de animales, donde la principal manifestación es intestinal, generando cuadros de enteritis aguda, no muy graves y con períodos de incubación cortos. Pese a lo anterior, muchos animales realizan una infección asintomática, quedando como portadores por largos períodos de tiempo.

Existen serotipos de *Salmonella* adaptados al huésped que causan principalmente abortos y cuadros severos de gastroenteritis; son considerados menos patógenos para los seres humanos, sin embargo cuando logran infectar a una persona, pueden generar una septicemia aguda. Algunos serotipos son: *S.* Abortus ovis, en ovinos; *S.* Choleraesuis, en cerdos; *S.* Gallinarum, en aves de corral; *S.* Abortus equi y *S.* Dublin, en bovinos.

Mecanismos de patogenicidad

El primer paso en el proceso infeccioso de *Salmonella* es la transmisión a un hospedero susceptible. En la mayoría de las especies animales, la vía de ingreso más común es la vía oral, a través del consumo de alimentos contaminados con la bacteria. Para que la infección vía oral ocurra, se requiere una cantidad mínima de bacterias, la que a su vez depende de factores tales como la virulencia de la cepa, el alimento con el que se consume la bacteria y el estado fisiológico del hospedero. En seres humanos, se ha estimado que la dosis mínima infectante (DMI) varía entre 105 y 1.010 bacterias. Otra vía de transmisión reconocida en medicina veterinaria es la transovárica, logrando colonizar tejidos reproductivos y con ello, el huevo.

Una vez ingresada la bacteria, ocurre la adhesión al epitelio intestinal, con la subsiguiente inflamación de la lámina propia y los linfonodos. *Salmonella* debe atravesar la capa mucosa intestinal y adherirse a las células del epitelio intestinal gracias al reconocimiento de receptores específicos (fibronectina, plasminógeno, laminina, α-D-manosa). Para esto, *Salmonella* expresa varias moléculas que contribuyen a su habilidad de adherirse (adhesinas) apicalmente a las células epiteliales del íleon y a las células M. Las adhesinas que se conocen para *Salmonella* Enteritidis son: su flagelo, las fimbrias SEF14, SEF17, SEF21 (o fimbria tipo 1), LPF ("long polar fimbriae"), y PEF ("plasmid encoded fimbriae") (2).

En este proceso, los neutrófilos son estimulados y la infección se limita en el caso de la enteritis. La respuesta inflamatoria también se relaciona con la liberación de prostaglandinas, estimulación de la producción de AMP cíclico y la secreción activa de líquidos, produciendo diarrea, pero este signo no es el resultado del daño tisular causado directamente por la bacteria, sino que principalmente está dado por la reacción del hospedero a los factores proinflamatorios liberados por la bacteria (Sánchez y Cardona, 2003). Dentro de estos factores se describe la acción de la endotoxina, capaz de inducir la liberación de interleuquina-1 (IL-1), IL-6, IL-8, factor de necrosis tumoral, factor activante plaquetario, macrófagos y pirógenos endógenos, entre otros.

Luego de la adhesión, la invasión de *Salmonella* se lleva a cabo a través del tejido linfoide, incluyendo las placas de peyer y tonsilas cecales en el caso particular de las aves. Se dirige hacia células hospederas que no son normalmente fagocíticas, como la superficie de la capa mucosa de las células epiteliales. El inicio de este mecanismo ocurre cuando la bacteria envía señales (proteínas efectoras) a las células epiteliales, las cuales como respuesta producen un reordenamiento de su citoesqueleto, formándose así un ondulamiento en la superficie, conocido como *ruffling*. Estos ondulamientos de membrana alcanzan y envuelven a la bacteria adherida en grandes vesículas. Al ser internalizada la bacteria, el borde en cepillo epitelial se reconstituye. Se reconocen varias proteínas bacterianas de membrana involucradas en el reordenamiento del citoesqueleto: SipA, SopB, SopE y SopE2, todas ellas codificadas en la Isla de Patogenicidad 1 (SPI-1)(2).

Además de la invasión a través de las células M, se ha descrito otra forma de invasividad mediante la fagocitosis por parte de células CD 18 positivas, quienes permiten el paso de *Salmonella* desde el digestivo hacia circulación, sin interactuar con la superficie del epitelio.

Se ha demostrado la presencia de una enterotoxina similar a la enterotoxina de Vibrio cholerae y toxina termolábil de *E. coli*, la cual produce secreción de agua y electrolitos en los enterocitos, y puede ser neutralizada con antisuero de toxina anti-cólera. Además de la enterotoxina, se ha descrito también la existencia de una citotoxina, que inhibe la síntesis proteica en cultivos celulares y en la mucosa intestinal, y a pesar de que el rol de la citotoxina no está claro en la enfermedad humana, se le considera un factor de virulencia que afecta la severidad de la infección de *Salmonella*.

Salmonella produce efectos citotóxicos que destruyen las células M y permiten la invasión de enterocitos adyacentes, induce apoptosis de macrófagos activados mediante la proteína efectora SipB y fagocitosis inducida en macrófagos no activados, que facilitan su transporte al hígado y bazo. En mamíferos, la bacteria invade la mucosa y la lámina propia de la unión ileocecal. Una vez que *Salmonella* es internalizada en la célula hospedera, reside dentro de la vacuola contenedora de *Salmonella* (SCV), que migra desde el borde luminal de la célula epitelial hacia la membrana basal. Allí, *Salmonella* interactúa con los macrófagos asociados con las Placas de Peyer de la submucosa y entra en ellos (2).

La formación de SCV ocurre paralelamente a los procesos endocíticos normales presentes en las células hospederas. La SCV adquiere marcadores endosomales involucrados en procesos intracelulares, sin embargo, no se fusiona con los compartimentos lisosomales. Gracias a esta separación, *Salmonella* evita ser destruida por los procesos fago-lisosomales celulares. Las SCV son importantes en el transporte y la sobrevivencia de esta bacteria en las células epiteliales, y juegan un rol fundamental en la supervivencia de *Salmonella* dentro de las células fagocíticas, como los macrófagos, permitiéndole comportarse como un *patógeno intracelular facultativo*.

Salmonella se multiplica en los folículos linfoides. Los serotipos de *Salmonella* que causan infección sistémica entran en macrófagos, aparentemente mediante macropinocitosis inducida, y subsecuentemente activan mecanismos que les permiten la evasión de las funciones microbicidas de la fagocitosis, permitiendo la supervivencia y replicación en el ambiente intracelular. La migración de fagocitos infectados hacia otros órganos del sistema retículoendotelial probablemente facilita la diseminación de la bacteria en el hospedero. La invasión sistémica de *Salmonella* está asociada al Sistema de Secreción Tipo 3 (T3SS), codificado en la Isla de Patogenicidad 2 (SPI-2). Los genes de T3SS sólo se expresan dentro de la SCV, bajo condiciones ambientales específicas como: osmolaridad baja, bajos niveles de ciertos nutrientes y acidificación de la SCV. Para facilitar la infección sistémica, las salmonelas intracelulares presentes en las células inmunes (macrófagos y células dendríticas) se transportan desde el tracto intestinal hacia otras áreas del cuerpo. Las células dendríticas son fagocitos migratorios importantes que se distribuyen ampliamente, en tejidos linfoides y no linfoides. Su habilidad de migrar facilita la dispersión sistémica de *Salmonella*.

Las funciones moleculares de SPI-2 no han sido caracterizadas en detalle. Se conoce que codifica genes esenciales para la replicación intracelular y que es necesaria para el establecimiento de la infección sistémica. Acerca de la SPI-1, se ha descrito que codifica genes necesarios para la invasión de células epiteliales intestinales y la inducción de respuestas secretorias e inflamatorias intestinales (2).

Mediante estos sistemas complejos, la bacteria es capaz de infectar a una gran variedad de animales sin importar la edad, sexo o raza.

Epidemiología

Salmonella spp., es una bacteria entérica, ampliamente extendida en el medio ambiente, sobre todo en aquellos lugares que pueden contaminarse con heces, como por ejemplo agua proveniente de granjas o aguas residuales no tratadas. Es capaz de sobrevivir en el medio ambiente por largos períodos, ya que resiste bien la congelación y la desecación, siendo capaz de multiplicarse en un amplio rango de temperaturas, 7 a 48°C, con pH entre 4 a 8 y, con una actividad de agua (aw) por debajo de 0,93. Sin embargo el calor, la luz y los desinfectantes comunes la inactivan y, los medios con pH ácido afectan su supervivencia.

Esta bacteria produce una de las enfermedades transmitidas por alimentos (ETA) más comunes e importantes en el mundo y en Chile, siendo más prevalente en las áreas de producción animal intensiva, causándoles enfermedad clínica y/o, dejándolos como portadores asintomáticos. Esto último, constituye una situación muy relevante en la epidemiología de esta enfermedad, ya que contribuye a la diseminación de la bacteria dentro y entre lotes.

Los brotes humanos de salmonelosis se han asociado a una amplia gama de alimentos contaminados de diferente origen, como son los productos cárneos (bovino, cerdo, aves, cecinas), frutas y verduras, productos lácteos y alimentos elaborados (preparados en el hogar o consumidos en restaurantes, casinos, etc.), incluso chocolates. La contaminación se produce cuando los animales, que adquieren la infección a través de otros animales, alimento o, del medio ambiente, excretan la bacteria a través de sus heces, las que a su vez pueden contaminar las canales en el faenamiento y aguas de riego, entre otros. También se puede adquirir esta bacteria, por el consumo de huevos mal cocidos o, a través de la leche cruda. Los animales silvestres, como los roedores, también pueden actuar como portadores y diseminadores de la infección, incluso en reptiles, como iguanas y tortugas, es posible aislar con elevada frecuencia a esta bacteria. Las dosis infectantes para el ser humano se han estimado entre 10^6 a 10^8 UFC/g sin embargo, ella puede variar de acuerdo a factores tales como estado inmune del paciente, virulencia de la cepa, el tipo de alimento involucrado, entre otros (Cuadro 2.7).

La bacteria puede infectar animales de diferentes edades, sin embargo los cuadros clínicos más graves se observan en las edades extremas y en individuos inmunocomprometidos. La terapia antimicrobiana sólo se recomienda en pacientes críticos con signos de invasión sistémica ya que aumenta el tiempo de portación a nivel intestinal.

Cuadro 2.7. Dosis infectivas estimadas de *Salmonella* para el ser humano*

ALIMENTO	SEROVAR	DOSIS INFECCIOSA (UFC)
Queso	Typhimurium	1-10
Chocolate	Eastbourne	<100
	Napoli	10-100
	Typhimurium	10
Maíz	Agona	2-45
Papas fritas	Saint Paul, Javiana	<45
Mantequilla de maní	Mbandaka	10-100

*Adaptado de Humphrey. 2004. *Nat Rev Microbiol* 2: pp. 504-509. 2004.
UFC: Unidades formadoras de colonia.

Sumado a la presencia de animales portadores asintomáticos, la relevancia actual de esta enfermedad radica en la aparición de cepas multiresistentes a diversos antimicrobianos, tanto en cepas aisladas de animales como de seres humanos. Esta situación disminuye las posibilidades terapéuticas en pacientes de riesgo que deben ser tratados.

Diagnóstico

Un adecuado diagnóstico, sea en animales vivos o muertos, es de vital importancia. Para ello existe el cultivo tradicional, técnica de PCR, y estudio serológico para identificar serotipos específicos (ej., ELISA para *S.* Enteritidis en aves). Debido a la presencia de una gran variedad de serotipos que no siempre presentan reactividad cruzada, las pruebas serológicas no son las más utilizadas. Las muestras para el diagnóstico por aislamiento tradicional pueden ser: deposiciones, trozo de intestino ligado, linfonodos mesentéricos y tejidos lesionados producto de la invasión sistémica.

Control y prevención

Se basa fundamentalmente en el trabajo conjunto entre los productores de animales y la industria de alimento. Así, a nivel de la producción de animales de consumo, las medidas debieran incluir la vacunación con bacterias vivas o muertas, exclusión competitiva/probióticos y prebióticos que disminuyen la colonización entérica, normas de bioseguridad tales como control de roedores, aves migratorias, entrada y salida de vehículos y personal, ingreso de nuevos animales, calidad microbiológica del alimento, entre otras medidas. Existen algunas investigaciones, con resultados prometedores, en la utilización de bacteriófagos (virus que atacan bacterias) como biocontrol de la colonización de *Salmonella* en modelos aviares (4).

En la industria, se debiera realizar un programa de reducción de patógenos y análisis de riesgo y puntos críticos de control (HCCP) que permitan optimizar la calidad del alimento consumido.

La utilización de antimicrobianos como medida profiláctica debiera analizarse en el contexto de la emergencia de la multiresistencia.

La inmunización con vacunas muertas (las únicas permitidas en Chile) no otorgan una buena y duradera inmunidad, por ello se debe asociar a otras medidas sanitarias y de bioseguridad tendientes a disminuir la presencia de la bacteria en el plantel.

Referencias

1. TINDALL, B., GRIMONT, P., GARRITY, G., EUZEBY, J. 2005. "Nomeclature and taxonomy of the genus *Salmonella*". *International Journal of Systematic and Evolutionary Microbiology*. 55: pp. 521- 524.

2. FIGUEROA, M., RODRÍGUEZ, A. 2005. "Mecanismos moleculares de patogenicidad de *Salmonella* spp". *Revista Latinoamericana de Microbiología*. 47: pp. 25-42.

3. SANTOS,R.L., ZHANG, S., TSOLIS, R.M., KINGSLEY, R.A., ADAMS, L.G., BAUMLER, A.J. 2001. "Animal models of *Salmonella* infections: enteritis versus typhoid fever". *Microbes and Infection*. 3: pp. 1.335-1.344.

4. BORIE, C., ALBALA, I., SÁNCHEZ, P., SÁNCHEZ, M.L., NAVARRO,C., MORALES, M.A., RETAMALES, J., ROBESON, J. 2008. "Bacteriophage treatment reduces *Salmonella* colonization of infected chickens". *Avian Diseases*. 52: pp. 64-67.

2.14. Trichinellosis

Dr. Fernando Fredes

Etiología: *Trichinella spiralis*.

Es una zoonosis que está ampliamente difundida en casi todo el mundo, su nombre vulgar más común es el de triquinosis, aunque la denominación correcta es trichinellosis. Esta confusión en la denominación proviene del vocablo genérico *Trichina*, con el que Richard Owen (1835), designó originalmente a los agentes productores de esta afección. En la actualidad, el nombre de *Trichina* no se utiliza más ya que éste estaba utilizado desde 1830 para designar a un género de dípteros. Ralliet en 1895 propuso el nombre de *Trichinella* para clasificarlo (1, 2).

Esta infección parasitaria es producida por nematodos del género *Trichinella*, transmitida por carnivorismo. Este endoparásito posee una amplia gama de hospederos además del hombre, compuesta por animales domésticos (ciclo sinantrópico) y silvestres (ciclo silvestre) (1, 2). Es un pequeño nematodo blanquecino y filiforme, con su extremidad anterior más adelgazada que la posterior, cuya hembra mide 3-4 mm y el macho es de menor tamaño (1, 2).

Hasta hace algunos años, se conocía como única especie a la *T. spiralis*. Sin embargo, aunque morfológicamente similares, el uso de pruebas de DNA y tecnología de PCR, han permitido distinguir diversas especies de Trichinella. Desde 1972 se mantiene el nombre de *T. spiralis* para designar la forma doméstica y zoonótica (sinantrópica) de la parasitosis que se registra en cerdos, ratas, perros, gatos así como en el hombre; mientras que los nombres de *T. pseudospiralis*, *T. nativa*, *T. britovi*, *T. nelsoni*, *T. papuae*, *T. murelli* son utilizados para las especies halladas en los ciclos silvestres en que participan animales salvajes (1, 2, 3, 4, 6).

Epidemiología

Sólo en algunos países latinoamericanos la infección tiene importancia clínica y epidemiológica. En los países del cono sur como Argentina, Chile y Uruguay, la trichinellosis es endémica y evoluciona con brotes epidémicos esporádicos (3, 5).

En las ratas la infección se mantiene por sus hábitos de canibalismo. Es normal que la infección de las ratas que habitan en el interior o en los alrededores de los mataderos o basurales, sea varias veces superior al de aquellas que lo hacen en otras áreas de la ciudad (1, 2, 3, 5).

Los perros y gatos también pueden ser hospederos de *T. spiralis* y al igual que en las ratas, se observa una mayor infección en aquellos animales examinados en las cercanías de los mataderos y basurales, en relación con los de otras zonas de la ciudad (1, 2, 5).

La infección en carnívoros silvestres no alcanza cifras de importancia, sin embargo, puede ser una fuente potencial de infección para las ratas domésticas. En Latinoamérica no se han descrito casos de trichinellosis humana de un origen distinto al del cerdo doméstico (1, 2, 3, 5).

La trichinellosis humana en Chile es una enfermedad endémica que se presenta con un aumento de los casos en el segundo semestre del año, época en que se incrementa el consumo de carne de cerdo y son frecuentes los brotes epidémicos. Algunas de las formas de evaluar la frecuencia con que ocurre la infección triquinoscópica humana en nuestro medio son el estudio *pos-mortem* y el estudio serológico, debido a que esta patología frecuentemente se presenta en forma asintomática o atípica. La frecuencia de la trichinellosis humana en Chile sigue manteniendo su baja presencia y sólo se registran casos aislados y algunos brotes epidémicos. La tasa de prevalencia en nuestro país ha experimentado una constante disminución. Esta disminución de la prevalencia se debe a la interacción de dos factores como son, una mejor y mayor implementación de las medidas de control así como de los significativos avances en la porcinotecnia, lo que se traduce en el ingreso al consumo de la población urbana de carne de cerdos jóvenes prácticamente libres de la infección (3, 5, 7).

En la trichinellosis porcina en Chile, la tasa de infección ha sido menor al 0,5% por muchos años, pero se han encontrado tasas del 50,1 al 43,6% en cerdos asociados a epidemias o epizootias. Sin embargo, es necesario considerar que el número de cerdos criados y faenados clandestinamente sin el adecuado control médico veterinario es desconocido y que son la probable fuente de infección para muchos casos humanos de trichinellosis, especialmente en las regiones de mayor morbilidad como son la VII, IX y X (3, 5, 6, 7, 8, 9, 10).

Cuando se detectan cerdos infectados en mataderos se desarrolla un plan de vigilancia epidemiológica a cargo del Ministerio de Salud (SEREMI), para iniciar acciones profilácticas destinadas a eliminar las eventuales fuentes de infección y garantizar una producción libre de trichinellosis (3, 5, 8).

Ciclo biológico

T. spiralis vive como larva de primer estadio o L_1 en el tejido muscular estriado. Cuando un animal infectado es ingerido por otro, las larvas se liberan en el intestino de este nuevo hospedero. El cerdo se infecta por medio del consumo de carroña, al depredar un hospedador asequible, al comer el rabo o las orejas de otros cerdos o incluso, las heces de un carnívoro con carne mal digerida que contenga quistes y larvas viables (1, 2).

Los quistes ingeridos, se digieren por acción del jugo gástrico y las larvas liberadas son trasportadas por el peristaltismo al intestino delgado (duodeno distal y yeyuno). Cada una de las larvas se introduce en una columna de enterocitos, estos fusionan sus citoplasmas y forman un sincicio. En este momento se producen mudas de las larvas cada 6 horas aproximadamente, generándose un total de 4 mudas, llega así al estado de macho en alrededor de 30 horas y al de hembra en 36 horas. Hacia el tercer día, las hembras ya son adultas y copulan con los machos de los sincicios contiguos (1, 2).

Los machos pueden inseminar a varias hembras y éstas pueden copular dos o más veces. La postura de las larvas se produce a partir del 5° día pos-infección y se prolonga durante 5 a 10 días. Después de la cópula los machos mueren y son eliminados con las deposiciones del hospedero. En total una hembra puede llegar a poner entre 1.000 a 1.500 larvas. Tanto en los cerdos como en el hombre, no está determinado claramente el período de postura de las larvas prolongándose la presencia de los adultos de ambos sexos durante 4 a 6 semanas (1, 2).

Los embriones atraviesan la lámina basal alcanzando así a los capilares portales y linfáticos de la microvellosidad. El 60 - 70% llega a la circulación venosa por el conducto torácico, alcanzan el corazón, los pulmones y luego a través de la circulación arterial llegan a todo el organismo, pero sólo se enquistan en la musculatura estriada. Aunque pueden penetrar a otras células, las que son lesionadas gravemente son las del músculo cardíaco, cerebro y retina, su objetivo final son las fibras del músculo estriado. La invasión de la musculatura esquelética comienza alrededor del séptimo día de ocurrida la infección y continúa mientras existan hembras grávidas en el intestino del hospedero (1, 2).

La larva perfora el sarcolema de la fibra penetrando en el sarcoplasma. La célula muscular parasitada se convierte en un sincicio protector, la célula nodriza. Esta se aísla del resto de las fibras musculares mediante una gruesa pared quística, cada quiste es una entidad aislada, nutrida por una arteriola y drenada por una vénula, con una abundante red capilar (Figura 2.10). Es un medio eficaz de evasión de la respuesta inmunitaria (1, 2).

Los quistes musculares de *T. spiralis* son infectantes a partir del día 17 pos-infección y los sitios predilectos para la larva son los músculos bien abastecidos de sangre, es decir, los músculos mayormente oxigenados. Al cabo de un mes, las larvas completan su encapsulamiento y a los 6 meses se inicia el depósito de calcio en las paredes del quiste. La calcificación total se alcanza en un plazo aproximado de un año (1, 2, 3).

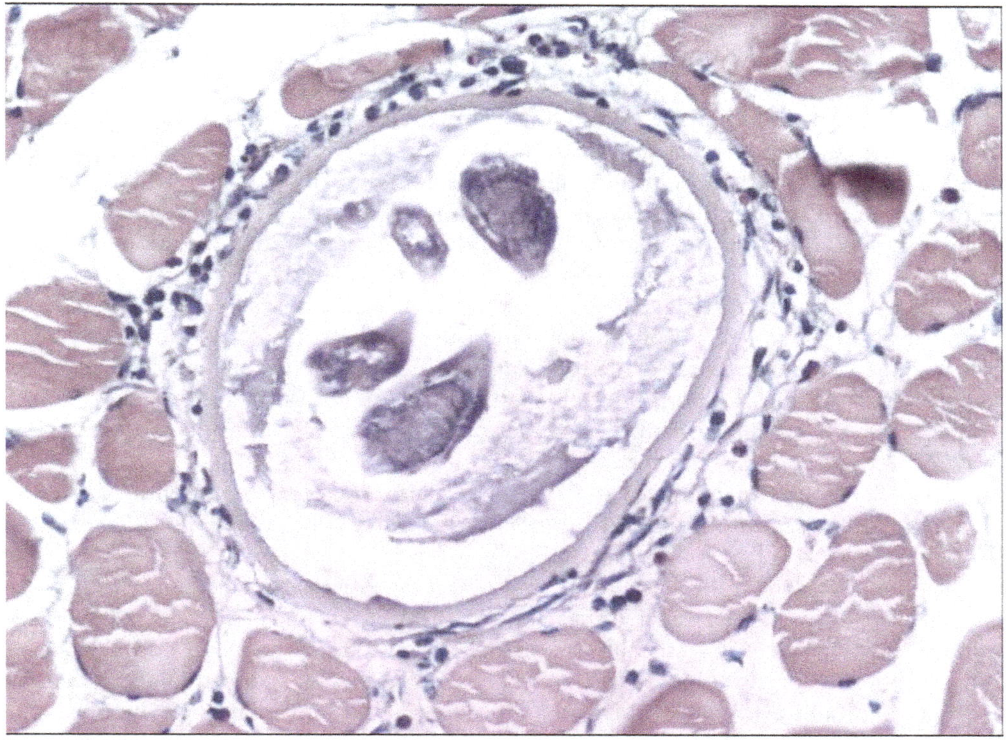

Figura 2.10. Corte histológico de un quiste muscular de *Trichinella spiralis* obtenido de muestras de un cerdo infectado.

A partir de los 10 meses y en adelante, si la larva muere se produce una respuesta inmune celular que transforma el quiste en un granuloma parasitario, el que posteriormente se calcifica (3).

En consecuencia, un mismo individuo es sucesivamente, hospedero definitivo e intermediario del parásito. Es hospedero definitivo cuando alberga en su intestino a las formas adultas y es intermediario cuando las larvas se localizan en su musculatura. Sin embargo, para completar todo su desarrollo, el parásito siempre requiere de dos hospederos.

La triquinosis es una infección parasitaria que se transmite por carnivorismo entre animales domésticos (ciclo de transmisión doméstico o sinantrópico) y en algunas regiones del mundo, entre animales silvestres (ciclo de transmisión silvestre). El humano se infecta casi exclusivamente al comer carne cruda o mal cocida de cerdo, con quistes larvales de *Trichinella*. En raras ocasiones, suele infectarse por la ingestión de carnes infectadas de otros animales, como el jabalí, el oso, la foca, la morsa, etc. (1, 2, 3).

En el ciclo doméstico se considera que el cerdo adquiere la infección, principalmente, por la ingestión de ratas infectadas, lo que es posible cuando es criado en malas condiciones higiénicas o, simplemente, cuando debe buscar su propia fuente de alimentación en sitios eriazos o basurales; además, el cerdo se infecta con carnes de otros animales que encuentra en los criaderos o en los basurales. Las ratas, debido principalmente a sus hábitos de canibalismo, mantienen y propagan la infección en la naturaleza (1, 2, 3).

Es normal que la infección de las ratas que habitan en el interior o en los alrededores de los mataderos o de los basurales, sea varias veces superior al de aquellas que lo hacen en otras áreas de una ciudad. Los perros y los gatos también pueden ser hospederos de *T. spiralis*. Los cadáveres de perros y de gatos infectados y abandonados en los basurales son otra fuente de infección para las ratas y los cerdos (1, 2).

La infección de los carnívoros silvestres, de diversos roedores, de zorros, etc., no alcanza cifras de importancia, aunque esa puede ser una fuente potencial para la infección de las ratas sinantrópicas. En Latinoamérica no se han descrito casos de triquinosis humana de otro origen que el del cerdo doméstico. Una situación aparentemente paradojal se produjo a raíz de la comunicación de dos brotes epidémicos de triquinosis ocurridos en Francia e Italia en 1975 y en París en 1985, cuyo origen fue debido al consumo de carne importada de caballo, el cual, como se sabe, es herbívoro. A raíz del primer brote epidémico, se comprobó experimentalmente, que este animal se puede infectar cuando a su forraje se adiciona carne infectada con quistes de *T. spiralis*. En la naturaleza, es posible incriminar al caballo como otro hospedero de la triquinosis, pero como un hecho excepcional. Los casos más graves de triquinosis se observan, con mayor frecuencia, en las zonas rurales (5).

En el ciclo silvestre la infección ocurre entre carnívoros que se alimentan de presas vivas o de cadáveres de animales, cuyas carnes están infectadas con larvas de *Trichinella*. En este ciclo, el hombre aparece involucrado como un hospedero accidental y se la ha descrito en zonas geográficas tórridas o muy frías. En África tropical se ha pesquisado la *T. nelsoni* en los grandes carnívoros. Especial importancia tiene la hiena, la cual disemina la infección debido a sus hábitos carroñeros. El hombre se infecta con *T. nelsoni* principalmente por ingestión de cerdos salvajes. En Kenya se han producido epidemias que han afectado a muchos individuos, la mayoría con sintomatología benigna. En el Ártico se ha encontrado la *T. nativa* en lobos, osos, morsas y focas. Es una especie adaptada a esos lugares gracias a su resistencia a la congelación. También se han descrito epidemias en poblaciones humanas que viven en esas latitudes, las cuales se infectan por comer carnes de osos o morsas, y cuyo cuadro clínico se caracteriza por diarreas prolongadas y rebeldes (4, 6).

Síntomas clínicos y patológicos

El transcurso clínico de la trichinellosis porcina sigue la secuencia de su ciclo parasitario endógeno. La presencia de hembras grávidas de *T. spiralis* en el espesor de la mucosa intestinal, la invasión del torrente sanguíneo por las larvas (muchas de las cuales son allí destruidas), su diseminación por todos los órganos, la destrucción de las fibras musculares esqueléticas y la destrucción parcial de estas fibras invadidas, desencadenan un proceso toxialergénico responsable del cuadro clínico de la trichinellosis (2, 3, 11).

El principal rol patógeno de esta parasitosis se produce cuando las larvas alcanzan las fibras musculares estriadas a las que penetran activamente, donde crecen, maduran e inducen un sorprendente fenómeno de adaptación con sus células hospederas. Las larvas de *T. spiralis* son los parásitos intracelulares más grandes de la naturaleza y hasta hace poco se consideraba que al igual que lo que ocurre con los quistes de *Toxoplasma*, permanecían "dormidas" por años, en espera de continuar su ciclo evolutivo. Sin embargo, mediante estudios experimentales *in vivo*, se ha determinado que el parásito induce una serie de modificaciones dentro de las células musculares. Este genera una "célula nodriza" rodeada de una cápsula de colágeno que le protege de la respuesta inmune del hospedador y dentro de ella reside una larva, siendo una unidad morfofisiológicamente independiente y altamente especializada. En el interior de esta cápsula el parásito no permanece inmóvil, sino que realiza lentos movimientos oscilantes de su extremidad anterior como explorando el microambiente que lo rodea (3, 11).

Los fenómenos toxialergénicos son los causantes del síndrome infeccioso y de los signos oculoparpebrales. Las mialgias se explican por los fenómenos de miositis producidos alrededor de los quistes larvales. La inflamación periquística se produce a partir de linfocitos, monocitos y eosinófilos, y evoluciona hacia la fibrosis. Las larvas pueden permanecer vivas durante años en el interior de los quistes siempre que no estén completamente calcificados (3, 11).

Comúnmente, el fenómeno toxialergénico dura alrededor de un mes y luego se restablece el equilibrio entre el hospedero y el parásito, declinando en forma paulatina la sintomatología (3, 11). Así también los gusanos adultos influyen en la patogenicidad del parásito ya que invaden el intestino, produciendo un proceso inflamatorio de intensidad variable y el traumatismo de la pared intestinal. Esta enteritis superficial es la productora de los síntomas gastrointestinales de la trichinellosis (3, 11).

Experimentalmente los animales pueden infectarse con dosis masivas del parásito que causa enfermedad e incluso la muerte, pero a las concentraciones de parásitos que ocurren en las infecciones naturales no hay manifestaciones clínicas. El humano sí puede evidenciar enfermedad en infecciones naturales y la severidad de los síntomas también depende de la dosis de parásitos ingerida. En el hombre los síntomas habitualmente empiezan a aparecer con concentraciones de 10 a 100 larvas por gramo de músculo (3, 11).

Diagnóstico

En los animales domésticos vivos habitualmente no se lleva a cabo. Durante la inspección de las canales pueden observarse ocasionalmente, minúsculas manchas blanco-grisáceas macroscópicas en caso de infecciones masivas (1, 2, 12, 13, 14). El diagnóstico depende principalmente de la inspección *pos-mortem* (1, 2, 14, 16).

En los animales el diagnóstico tiene fines puramente epidemiológicos, ya sea en el estudio de epidemias o para eliminar del consumo a los cerdos detectados en el matadero. Este diagnóstico generalmente se hace por observación de las larvas en secciones de músculo estriado (métodos directos) (2, 13, 14, 16).

Métodos directos: estos métodos han sido diseñados para proveer de una máxima especificidad, pero tienen limitaciones de sensibilidad. Los métodos considerados de rutina, como la triquinoscopía y la digestión artificial (Figura 2.11) fueron creados primariamente para prevenir la trichinellosis clínica humana y no tienen la capacidad de prevenir completamente la infección. La eficiencia de los métodos directos depende de

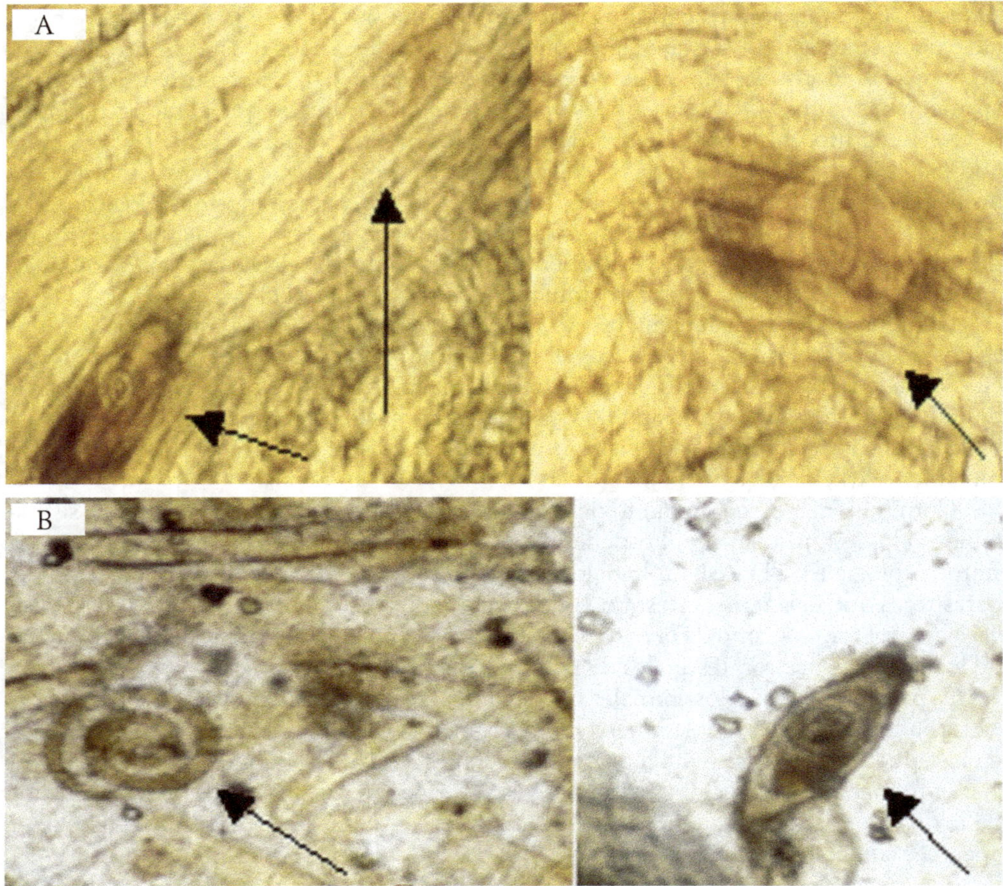

Figura 2.11. Diagnóstico de *Trichinella spiralis*. Resultados positivos de los métodos de triquinoscopía (A) y digestión artificial (B) realizados en la musculatura de un cerdo experimentalmente infectado con *T. spiralis* (aumentos 40x).

la sensibilidad de la prueba empleada, del tamaño de la muestra y del sitio de donde ésta fue obtenida. Idealmente todas las muestras deberían ser examinadas en conjunto con una digestión artificial, ya que la triquinoscopía no asegura la detección de *T. spiralis* (1, 2, 13, 14,16).

Métodos indirectos: estos métodos sugieren la presencia del parásito en un hospedero en particular basado en la respuesta inmunológica a los antígenos parasitarios. Dentro de los métodos que exploran la respuesta del sistema inmune a este parásito se tienen: la hipersensibilidad inmediata mediada por IgE, exploración de anticuerpos circulantes, técnicas de aglutinación de partículas, aglutinación en bentonita, aglutinación en látex, hemoaglutinación indirecta (HAI), técnicas de precipitación, intradermorreacción de Bachmann (IDR), IF indirecta y técnicas inmunoenzimáticas como ELISA (12, 15, 16).

Control y prevención

En las ciudades, el riesgo de infección y su intensidad disminuyen debido al control médico-veterinario en los mataderos, al alto grado de industrialización de la carne y al hecho de que en la fabricación de cecinas se produce una mezcla de carnes sanas y contaminadas, lo que trae como consecuencia una dilución del material infectante. Las condiciones son, en cambio, diametralmente opuestas en el campo. Allí, con frecuencia, la matanza de un cerdo sirve para la alimentación de la familia y, por ello, la infección adquiere caracteres de pequeñas epidemias que afectan a todo un grupo familiar y a sus relaciones. En ocasiones, el envío de carnes o cecinas de cerdo, desde el campo a las ciudades, origina brotes epidémicos (1, 2, 3, 16).

La viabilidad de las larvas de *T. spiralis* no es afectada por el ahumado o la salazón de las carnes. En cambio, se destruyen por la congelación a -15°C, durante 20 días, o a -30°C, durante veinticuatro horas (1, 2, 3, 16).

Se desprende de lo anterior que las medidas de control están encaminadas a prevenir la infección de los cerdos con adecuados e higiénicos métodos de crianza, prohibición de crianza de cerdos en basurales, evitar alimentarlos con restos de alimentos que contengan residuos de carnes y realizar control de roedores. Además se debe controlar el beneficio de los cerdos mediante una rigurosa inspección sanitaria en mataderos donde se examinan microscópicamente cortes de diafragma para verificar la presencia o ausencia de quistes parasitarios.

Existen otros métodos de control basados en el empleo de temperaturas de congelación, bastando sólo 2 minutos para destruir el parásito con una temperatura de -37°C. La temperatura de cocción (58°C) también destruye las larvas de *T. spiralis* en los tejidos, debiéndose recomendar esta práctica cuando se desconoce el origen de la carne de cerdo o sus subproductos que eventualmente tuvieran que consumirse. La irradiación de las carnes es un método muy efectivo para destruir el parásito, sin embargo, representa un alto costo y es de difícil implementación. En cambio los tradicionales procesos de salazón o ahumado tienen escaso o nulo efecto sobre el parásito (1, 2, 3, 5, 16).

En resumen, la infección humana se previene mediante la educación de la población en el sentido de evitar la ingesta de carne insuficientemente cocida y consumir sólo carne de cerdo autorizada sanitariamente para el consumo (3, 5, 16).

Referencias

1. Soulsby, E. 1987. "Parasitología y Enfermedades Parasitarias en los Animales Domésticos". 7ª Ed. Nueva Ed. Interamericana, México, D. F. 823 págs.

2. Cordero Del Campillo, M., Rojo, F. A., Martínez, A., Sánchez, C., Hernández, S., Navarrete, J., Díez, P., Quiroz, H., Carvalho, M. 1999. *Parasitología Veterinaria*. Ed. Mc Graw-Hill, Interamericana. pp. 213-221.

3. Atías, A. 1998. *Parasitología Médica*. Ed. Mediterráneo. pp. 146-151.

4. Pozio, E. 2007. "World distribution of Trichinella spp. infections in animals and humans". *Veterinary Parasitology*, 149(1-2): pp. 3-21.

5. Ortega-Pierres, M.G., Arriaga, C., Yépez-Mulia, L. 2000. "Epidemiology of trichinellosis in México, Central and South America". *Veterinary Parasitology*. 93: pp. 201-225.

6. Pozio, E. 2005. "The broad spectrum cf Trichinells host: From cold –to warm– blooded animals". 132: pp. 3-11.

7. Schenone, H., López, R., Barilari, E., Contreras, M. C., Castillo, D. 1997. "Tendencia actual de la epidemiología de la triquinosis humana en Chile". *Boletín Chileno de Parasitología*. 52: pp. 22-25.

8. Schenone, H., Burgos, M., Ulloa, M., Acuña, P., Ojeda, J., Silva, J. R., Ibáñez, O. 1999. "Brotes epizoóticos de triquinosis en dos criadores de cerdos de la región Metropolitana, Chile". *Boletín Chileno de Parasitología*. 54(3-4): pp. 113-115.

9. Díaz, I., Fredes, F., Arriagada, G., Hamilton-West, C., Padilla, D., Van der Meer, L. "Descripción de la situación sanitaria animal en chile, actualización período 1984-2004". SAG. Ministerio de Agricultura, Gobierno de Chile, Facultad de Ciencias Veterinarias y Pecuarias, Universidad de Chile. Chile, 2007. 415 págs.

10. Morales, M. A., Vásquez, J., Luengc, J. 1999. "Distribución y tendencia de la trichinellosis humana y porcina en Chile (1989-1995)". *Parasitología al Día*. 23: pp. 62-65.

11. Murrell, K. D., Bruschi, F. 1994. "Clinical trichinellosis". *Programs in Clinical Parasitology*. 4: pp. 117-150.

12. Beck, R., Gašpar, A., Mihaljević, Z., Marinculić, A., Stojčević, D., Brstilo, M. 2005. "Evaluation of ELISA for detection of Trichinella antibodiesin muscle juice samples of naturally infected pigs". *Veterinary Parasitology*. 132: pp. 91-95.

13. Beck, R., Mihaljević, Z., Marinculić, A. 2005. "Comparison of trichinelloscopy with a digestion method for the detection of Trichinella larvae in muscle tissue from naturally infected pigs with low level infections". *Veterinary Parasitology*. 132: pp. 97-100.

14. Nöckler, K., Pozio, E., Voigt, W. P., Heidrich, J. 2000. "Detection of trichinella infection in food animals". *Veterinary Parasitology*. 93: pp. 335-350.

15. oie. "Manual of Standards for Diagnostic Test and Vaccines". 1996. Chapter 3.5.3 Trichinellosis. 3rd Edition. 693 págs.

16. Gajadhar, A.A., Pozio, E., Gamble, H.R., Nockler, K., Maddox-Hyttel, C., Forbes, L.B, Vallée, I., Rossi, P., Marinculic, A., Boireau, P. 2009. "Trichinella diagnostics and control: Mandatory and best practices for ensuring food safety". *Veterinary Parasitology*. 159: pp. 197-205.

2.15. Tripanosomiasis americana

Dr. Fernando Fredes

Etiología: *Trypanosoma cruzi*

El protozoo hemoflagelado *Trypanosoma cruzi*, del orden Kinetoplastida, y de la familia Trypanosomatidae corresponde al agente etiológico de una parasitosis transmitida al ser humano, al igual que a otros mamíferos, por insectos hematófagos conocidos popularmente en Chile como "vinchucas" (1, 2, 3).

Trypanosoma cruzi se divide básicamente en dos grupos genéticos divergentes o linajes, denominados *T. cruzi* I y II, que se presentarían en dos ambientes diferentes. *T. cruzi* I está presente principalmente en el ciclo silvestre, infectando a marsupiales americanos, en tanto *T. cruzi* II se asocia con la patología humana y el ciclo doméstico (4).

La infección se denomina enfermedad de Chagas o Tripanosomiasis americana y constituye un complejo problema de salud pública en la mayoría de los países americanos, siendo endémica desde el sur de Estados Unidos hasta Argentina y Chile (2). En los últimos años, la migración masiva de personas de América a otras partes del mundo ha hecho que la enfermedad se convierta en un problema mundial a través de los bancos de sangre que no realizan las pruebas necesarias para detectar a los donantes infectados. Se calcula que en total la enfermedad afecta a unos nueve millones de personas, en su mayoría niños, siendo la transmisión congénita parcialmente responsable y de importancia epidemiológica en la globalización de la enfermedad (5).

Epidemiología

En Chile, el área de endemia se extiende desde el paralelo 18° 30' LS por el norte, hasta el paralelo 34° 16' LS por el sur correspondientes a zonas áridas y semi áridas (1, 2, 3, 5).

Desde el punto de vista médico veterinario y de la salud pública, la enfermedad afecta a animales de hábitos intra y peridomiciliarios, los cuales son el principal factor de mantenimiento de la transmisión vectorial (6).

En nuestro país, se estima que existen alrededor de 150.000 individuos con enfermedad de Chagas en fase indeterminada o crónica (7). Por ello, desde 1982 se desarrolla un trabajo coordinado y sistemático entre varias entidades públicas, a fin de conseguir un adecuado control de esta afección (8). Actualmente, el Ministerio de Salud aplica el Programa de Control del *Triatoma infestans*, vector intradomiciliario del parásito de mayor importancia epidemiológica en Chile, siendo detectado reiteradamente en viviendas de comunas rurales de la Región Metropolitana: Calera de Tango y Til-Til (9).

El principal vector del parásito en Chile, involucrado en el ciclo domiciliario, es el insecto *T. infestans*. En tanto que en las zonas rurales del norte del país y de la Región Metropolitana, *Mepraia spinolai* es el responsable de la mantención de un ciclo primordialmente silvestre de infección. Además, en la zona desértica costera del país, se ha descrito *M. gajardoi* también de hábitos silvestres, cuya importancia epidemiológica en la enfermedad es desconocida (10).

El mecanismo de transmisión de la enfermedad de Chagas puede ser:

A) Vectorial: a través de las heces de triatominos que contengan formas infectantes del parásito, que al depositarse en la piel o mucosas de un mamífero pueden penetrar e iniciar la infección.

B) No vectorial: vía en la cual no es necesaria la presencia del vector. Puede ocurrir a través de transfusión sanguínea, vía transplacentaria, trasplante de órganos, ingestión o accidentes de laboratorio.

La transmisión no vectorial explica por qué existen casos de infección chagásica en personas que no residen en áreas endémicas, o no han sido picadas por triatominos; sin embargo, han recibido transfusión sanguínea o sus madres provienen de zonas endémicas (5).

La enfermedad es una zoonosis capaz de perpetuarse en focos enzoóticos y puede persistir manteniendo ciclos peridomiciliarios o selváticos, sin que exista infección en el ser humano. La cercanía de los animales a las viviendas favorece la infección intradomiciliaria (11). Estudios efectuados en Argentina han demostrado la importancia del perro como reservorio intradomiciliario en la trasmisión del parásito. Se considera que excluir de las habitaciones a los animales domésticos, principalmente perros, puede reducir de manera importante la transmisión a los humanos (12). En nuestro país, estudios destinados a pesquisar infección por *T. cruzi* han detectado las siguientes especies animales positivas a dicha infección: perro *Canis familiaris*, gato *Felis catus domesticus*, conejo Oryctolagus cuniculus domesticus, caballo *Equus caballus*, bovino *Bos taurus*, oveja *Ovis aries*, cabra *Capra hircus*, llama *Lama glama* y alpaca *Lama pacos* (13).

El panorama epidemiológico nacional de la enfermedad de Chagas se conoce a través de diversos estudios, en los cuales se ha demostrado un descenso de la prevalencia de la infección e interrupción de la transmisión vectorial que Chile alcanzó en 1999, en base al control realizado sobre *T. infestans* (14).

El área chagásica se ubica en la zona más poblada del país. Las viviendas positivas se encuentran principalmente en áreas rurales, determinando que la población expuesta sea alrededor de 500.000 habitantes (8).

Ciclo biológico

El ciclo biológico incluye a un hospedero vertebrado y uno invertebrado, en este último el protozoo se limita al tracto digestivo. El *T. cruzi* no se inocula en la picadura sino que a través de las heces del insecto, penetra el cuerpo activamente por las mucosas o por la herida de la picadura. Las diversas formas ninfales y las vinchucas adultas ingieren sangre, siendo la picadura indolora (1, 2, 4, 6).

Existen en general tres formas celulares de *T. cruzi*, el tripomastigote, forma no multiplicativa y diseminador de la infección presente en la sangre de mamíferos y en el intestino posterior de los triatominos; el epimastigote, forma multiplicativa en el insecto y el amastigote la forma de multiplicación en las células del mamífero (1, 6).

En el hospedero invertebrado, los parásitos se multiplican por fisión binaria como epimastigotes y al cabo de 1 a 30 días, se desarrollan los tripomastigotes. En el hospedero vertebrado el *T. cruzi* penetra las células del sistema retículo endotelial del hígado, bazo, células de la glia y músculos miocárdico y esquelético. Luego se forma el amastigote que se multiplica por fisión binaria en estas células hasta producir la ruptura de ellas, liberándose numerosos tripomastigotes a la sangre (1, 6).

La transmisión en los animales puede ser por heridas y también se describe por el lamido de las heces de las vinchucas o por la ingestión de éstas (15). La transmisión en el humano se produce principalmente a través de las deposiciones del triatoma, sin embargo también puede ser por transfusiones de sangre, congénita, lactogénica, trasplantes, accidentes de laboratorio o por otros insectos infectados (1, 6). Recientemente fue documentada la vía digestiva en los humanos (16).

Síntomas clínicos y patológicos

En el hombre la gran mayoría de los infectados por *T. cruzi* son asintomáticos, estimándose que alrededor del 20 al 25% de ellos llega a presentar manifestaciones de la enfermedad (2). La lesión primaria ya sea por el sitio de la picadura (chagoma de inoculación), o por la conjuntiva ocular (signo de Romaña), se manifiesta a veces como la puerta de entrada del parásito. La etapa invasiva o aguda de la infección se caracteriza por una reacción inflamatoria alrededor de las células parasitadas en los diversos tejidos con fiebre, hepatoesplecnomegalia, poliadenopatía, edema de piel, miocarditis y alteraciones neurológicas. El cuadro subagudo generalmente es asintomático, en tanto que el cuadro crónico se caracteriza por hipertrofia cardiaca, arritmias, alteración en la conducción, insuficiencias, alteraciones digestivas con megacolon y megaesófago, alteraciones del SNC, autónomo y periférico, siendo este último sistema y sus alteraciones los menos estudiados (1, 6).

Los cambios histológicos en el chagoma se caracterizan por una proliferación fibroblástica y células reticulares. Las primeras células invadidas por los parásitos son las del sistema reticular. Luego, sin embargo, la invasión avanza hacia otras estructuras como son tejidos blandos y musculatura estriada, incluyendo músculo cardiaco, la glia, células nerviosas y células adiposas. El parásito generalmente es encontrado en la mayoría de los órganos acompañado de una infiltración mononuclear, congestión, edema y ocasionalmente de áreas granulomatosas. En el corazón se pueden observar focos hemorrágicos, comprometiendo tanto al endocardio como al epicardio. Microscópicamente existe un severo y difuso edema intersticial, congestión y nidos leishmaniodes sobre todo en las fibras cardiacas (1, 6).

Otro cambio observado a nivel de fibras cardiacas, es una degeneración hialina y fibras con barras negras transversales. Estos daños se observan mejor en cortes teñidos con hematoxilina-hierro o en impregnaciones con plata, alteración que ha recibido el nombre de lesión "Magarinos Torres", considerado un signo específico de la miocarditis aguda de la enfermedad de Chagas (1,6).

La infección animal es poco conocida, pues se han hecho pocos estudios sobre la sintomatología clínica y las lesiones provocadas en los animales, sin embargo se describe en perros: debilidad, anemia, esplecnomegalia y problemas cardiacos, así como convulsiones y parálisis posterior en gatos (15). Así también y desde el punto de vista médico veterinario, en perros la enfermedad cardiaca causada por la tripanosomiasis americana, se demuestra por disturbios en la conducción y arritmias ventriculares y supraventriculares, así como por signos secundarios propios a esta condición tales como ascitis, efusión torácica y cianosis (17).

Es escaso el conocimiento de esta enfermedad en los animales domésticos y silvestres. Esto implica la necesidad por el desarrollo de estudios en la materia, para determinar la importancia de los animales en los ciclos primarios o secundarios y para saber si realmente ellos sufren esta enfermedad.

Diagnóstico

Para realizar el diagnóstico de laboratorio, existen distintos procedimientos técnicos. Los directos o parasitológicos se basan en la demostración del parásito en sangre circulante (Figura 2.12), entre estos destacan: gota gruesa en frotis, concentración de Strout, hemocultivo, xenodiagnóstico, PCR y excepcionalmente biopsias. En tanto, los procedimientos indirectos o inmunológicos, detectan la presencia de anticuerpos anti-*T. cruzi*; los principales son: IF indirecta, técnicas inmunoenzimáticas: ELISA, Western Blot y HAI (1, 2, 6).

Las pruebas serológicas han cobrado mayor importancia en bancos de sangre para el tamizaje de donantes y así prevenir la transmisión no vectorial de *T. cruzi* (1, 2, 5, 6).

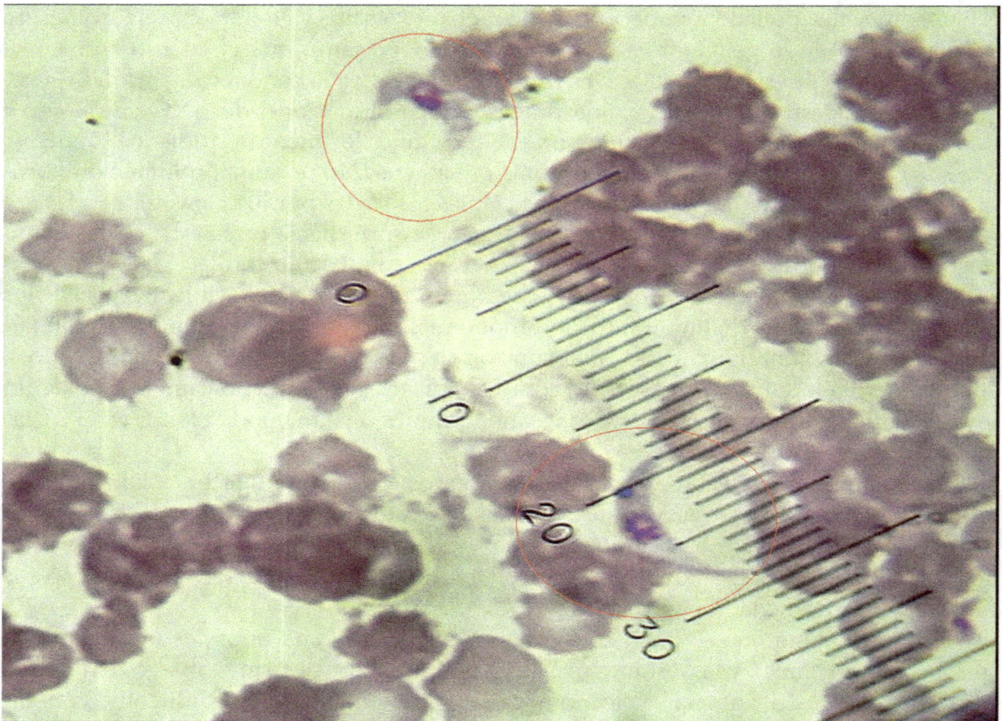

Figura 2.12. Tripomastigotes de *Trypanosoma cruzi* en frotis sanguíneo (aumento 100x).

Control, prevención y tratamiento

En la actualidad la zona endémica se encuentra en fase de vigilancia epidemiológica, estableciéndose una vigilancia activa por parte de los distintos departamentos de salud y municipales de programas sobre el ambiente, y una vigilancia pasiva basada en la información que se recibe de la comunidad, la cual ha sido sensibilizada a través de actividades de educación permanente (8).

Según el Reglamento sobre Notificación de Enfermedades Transmisibles de Declaración Obligatoria, se vigilan todos los casos de la enfermedad de Chagas. Esta información es necesaria para conocer la magnitud, cortar la transmisión, realizar un tratamiento adecuado a los infectados y estudiar la existencia de casos en la familia del caso índice. Si bien debe notificarse tanto los casos crónicos como agudos, son éstos últimos los que dan cuenta de la efectiva interrupción de la transmisión vectorial de la enfermedad. Por ello, se informan los casos de Chagas agudo notificados incluidos los connótales, datos que también se envian periódicamente a los países de MERCOSUR (14).

Por último, la enfermedad de Chagas se trata en el humano con dos fármacos nitroderivados, Nifurtimox y Benznidazol, siendo ambas drogas tripanocidas y útiles contra todas las formas del parásito. Generalmente estas tienen una mayor eficacia en la fase aguda de la enfermedad y pueden presentar toxicidad sistémica y efectos colaterales (1, 2, 3, 6).

Referencias

1. ATÍAS, A. 1998. *Parasitología Médica*. Ed. Mediterráneo. 615 págs.

2. APT, W., REYES H. 1990. "Algunos aspectos de la enfermedad de Chagas en Latinoamérica". *Parasitología al Día*. 14: pp. 23-40.

3. SCHENONE. H., CONTRERAS. M. DEL C., BORGOÑO, J., ROJAS, A., VILLARROEL, F., VALDÉS, J. 1985. "Enfermedad de Chagas en Chile, sectores rurales y periurbanos del área de endemoenzootia. Relaciones entre condiciones de la vivienda, infestación triatomídea domiciliaria e infección por *Trypanosoma cruzi* del vector, del humano y de mamíferos domésticos 1982-1985". *Boletín Chileno de Parasitología*. 40: pp. 58-67.

4. MANOEL-CAETANO, F.S., SILVA, A.E. 2007. "Is of genetic variability of *Trypanosoma cruzi* for the pathogenesis of Chagas disease". *Cadernos de Saúde Publica*. 23 (10): pp. 2.263-2.274.

5. ORGANIZACIÓN MUNDIAL DE LA SALUD. 2007. Proyecto "World Health Organization on behalf of the Special Programme for Research and Training in Tropical Diseases: Reporte del grupo de trabajo científico sobre la enfermedad de Chagas". Buenos Aires, Argentina. World health Organization. 104 págs.

6. BOTERO, D., RESTREPO, M. 2003. *Parasitosis Humanas*. 4ª ed. Corporación para investigaciones biológicas. Medellín, Colombia. 543 págs.

7. SALAZAR, J., OLGUÍN, F., OLIVERA, E., 2006. "Enfermedad de Chagas crónica en Chile. Experiencia de intervención educativa". *Parasitología Latinoamericana*. 61: pp. 1-2, 94-97.

8. PARRA, A. 2005. "Situación del Programa de Eliminación de la infestación domiciliaria de Triatoma infestans en Chile". En: Encuentro Regional Proyecto CDIA-EC Chagas Disease Intervention Activities. Santiago de Chile. 6, 7 y 8 octubre. Gobierno de Chile Ministerio de Salud, Universidad de Chile, Organización Panamericana de la Salud.

9. Canals, M., Ehrenfeld, M., Cattan, P. 2000. "Situación de *Mepraia spinolai*, Vector silvestre de la enfermedad de Chagas en Chile, en relación con otros vectores desde la perspectiva de sus fuentes de alimentación". *Revista Médica de Chile*. 128 (10): pp. 1.108-1.112.

10. Bacigalupo, A., Segura, J.A., García, A., Hidalgo, J., Galuppo, S., Cattan, P.E. 2006. "Primer hallazgo de vectores de la enfermedad de Chagas asociados a matorrales silvestres en la Región Metropolitana, Chile". *Revista Médica de Chile*. 134: pp. 1.230-1.236.

11. Schmunis, G. 1994. "La Tripanosomiasis Americana como problema de salud pública". En: Organización Panamericana de la Salud, publicación científica N° 547. Washington, D.C. pp. 3-31.

12. Reyes, L., Silesky, E., Cerdas, C., Chinchilla, M., Guerrero, O. 2002. "Presencia de anti-cuerpos contra *Trypanosoma cruzi* en perros de Costa Rica". *Parasitología Latinoamericana*. 57: pp. 66-68.

13. Alcaíno, H., Gorman T. 1999. "Parásitos de los animales domésticos en Chile". *Parasitología al Día*. 23 (1-2): pp. 33-41.

14. Ministerio de Salud de Chile. 2007. Departamento de epidemiología. Boletín electrónico mensual de vigilancia epidemiológica, boletín N° 54. [en línea]. <http://epi.minsal.cl/evigant/Numero54/BEM%2054.pdf>. Santiago, Chile.

15. Soulsby, E. 1987. *Parasitología y Enfermedades Parasitarias en los Animales Domésticos*. 7ª Ed. Nueva Ed. Interamericana, México D. F. 823 págs.

16. Yoshida, N. 2008. "*Trypanosoma cruzi* infection by oral route How the interplay between parasite and host components modulates infectivity". *Parasitology International*. 57: pp. 105-109.

17. Barr S., Schmidt S., Simpson R., Bunge M. 1989. "Chronic dilatative myocarditis caused by *Trypanosoma cruzi* in two dogs". *Journal American Veterinary Medical Association*. 1: pp. 1.237-1.241.

2.16. TOXOCAROSIS CANINA

DR. FERNANDO FREDES

Etiología: *Toxocara canis*.

La toxocarosis es una enfermedad cuyo agente biológico es un parásito del perro llamado *Toxocara canis*. Este pertenece al phylum Nemathelminthes, clase Nematoda, super familia Ascaridoidea. Su hospedador más frecuente es el perro, siendo en ellos el parásito más común (1, 2, 3).

Los adultos son relativamente grandes, de color blanquecino cuya cutícula posee finas estriaciones transversales. Tienen tres labios, dos alas cervicales laterales que miden 2,5 x 0,2 mm. El extremo posterior es romo en las hembras y digitiforme en los machos con dos espículas bien desarrolladas. Los machos de *T. canis* miden 4-10 cm x 2-3 mm de diámetro y las hembras de 5-18 cm. Los huevos son esféricos de 75-90 µm y poseen una cubierta gruesa y rugosa con varias capas concéntricas. Son de color oscuro, no segmentados y su contenido ocupa prácticamente todo el espacio interior (1).

Este verme al estado adulto se localiza solo en el intestino delgado de cánidos, sin embargo sus estados larvales son capaces de infectar, migrar e invadir a una amplia variedad de hospedadores paraténicos. Entre ellos el ser humano, lo que convierte a *T. canis* en una seria amenaza para la salud pública (1, 2, 3, 4, 5).

Epidemiología

Toxocara canis es uno de los parásitos caninos más importantes debido a su amplia distribución, a la existencia de la transmisión prenatal y neonatal en los cachorros y a su importancia zoonótica (1, 2, 4, 5).

El mecanismo principal de infección de perros por *T. canis* es el transplacentario (prenatal) y en segundo término, el transmamario (neonatal). Entre el 95,5% y el 98,5% de los ascáridos intestinales los adquieren los cachorros por vía prenatal (1, 2, 3, 4, 5).

Diversos estudios señalan que la infección en la población canina oscila entre 2 y 93% en diferentes regiones del mundo (1, 2, 4, 5). En nuestro país la infección en perros menores de un año va desde un 23% a un 40% (6, 7, 8).

En relación a la contaminación ambiental, estudios nacionales hechos con muestras fecales de perros recolectados en plazas y parques de comunas de Chile, al ser sometidas a examen microscópico para detectar huevos de *T. canis*, reveló la presencia de dicho gusano en varias regiones. De esta manera se ha determinado la presencia de huevos de *T. canis* desde un 1,9 a 13,5% de las muestras (9, 10, 11). Uno de estos estudios demostró que un 5,1% de las muestras presentó huevos larvados de *T. canis* (10), lo que demuestra que la materia fecal estuvo varias semanas en estas plazas o parques públicos. Estudios similares realizados en otros países señalan la presencia de huevos de *T. canis* en el 25% de los parques públicos de Gran Bretaña, en el 10% al 30% de lugares de juegos de USA, en el 92% de las áreas rurales en Salamanca (España), y entre el 63% y 87,5% de los arenales de juegos de Japón (12, 13,14).

Por lo tanto, *T. canis* representa una importante amenaza para la salud pública, especialmente de los niños en edad preescolar, ya que a esta edad carecen de los hábitos de higiene necesarios para disminuir el riesgo de infección. Sobre todo si sumado a esto, agregamos el estrecho contacto de estos niños con sus mascotas, al hábito de muchos de ellos de comer tierra y a que precisamente los lugares de juego son los más contaminados. En el suelo de los parques públicos, de los patios de recreo, de las perreras, de los jardines urbanos y de otros lugares donde los perros defecan con regularidad, se acumulan altas concentraciones de huevos infectantes de este parásito. Incluso pequeñas cantidades de tierra de suelos muy contaminados, vehiculizan muchos huevos de *T. canis* y estos pasarían fácilmente de las manos sucias al interior del organismo. Por todo lo anterior, y considerando el número de perros domésticos y la prevalencia de la infección por ascáridos, parece poco probable que existan personas que estén completamente libres de larvas de *T. canis* (1, 2, 3, 5, 11, 12).

Estudios serológicos de población humana presuntamente sana de diversos países del mundo, demuestran una positividad de 25% en California, de 54% en Pensilvania y de un 2% en Inglaterra. En Italia se han reportado cifras del orden del 4,4% en población general, de 9,2% en pacientes epilépticos, y de 10,6% a 87,5% en personas con retardo mental (12). Otros estudios han revelado una prevalencia de toxocariosis humana de 6,7% en USA, 4,7% en Canadá, 3,8% en Reino Unido, 7,1% en Holanda, 7% en Australia, 4% en Japón, 16,4% en Zimbabwe y un 29,1% en Latino América (18). Así también se han descrito altas seroprevalencias en dos islas tropicales: Santa Lucía y La Reunión, del 86% y 92,8% respectivamente. Los estudios realizados en estas islas señalan que la toxocariosis es la más común de las helmintiasis, a pesar que están separadas por 20.000 km de distancia (3).

En Chile, la prevalencia descrita en población adulta presuntamente sana es de un 8,8%, en tanto que en niños asintomáticos es de 20% y en la población general con eosinofilia es de 25% (12).

Ciclo biológico

El ciclo de *T. canis* es complejo, con cuatro posibilidades de infección: (a) directa, mediante la ingestión de huevos larvados; (b) placentaria o prenatal, por el paso de larvas desde la madre al feto a través de la placenta; (c) galactogénica o transmamaria, por el traspaso de estados larvarios por la leche materna (neonatal) y (d) a través del consumo de hospedadores paraténicos (1, 4, 12).

El ciclo biológico del parásito se inicia cuando las hembras de *T. canis*, una vez fecundadas, depositan sus huevos en el intestino delgado del perro que luego salen con las heces. Estos huevos están constituidos por una sola célula, son extraordinariamente resistentes a las inclemencias ambientales y pueden mantenerse viables en el suelo durante varios años. Las condiciones medioambientales, especialmente la humedad, temperatura y tensión de oxígeno, influyen en el desarrollo de larvas infectantes que puede demorar 2-5 semanas. A 26-30°C e inmersos en el agua, el desarrollo del huevo tiene lugar en 9-18 días. La fase infectante es larva III (L-III), que permanece dentro del huevo, después de dos mudas, hasta su ingestión por un hospedador (1, 4).

La liberación de las L-III se produce en el perro, pero los estímulos adecuados para la eclosión se encuentran en una amplia gama de hospedadores, incluido el hombre. Esta aparente falta de precisión en el reconocimiento del hospedador se convierte en una sorprendente estrategia para los parásitos, ya que las larvas penetran en los tejidos de un hospedero paraténico, se encapsulan y son capaces de permanecer infectantes allí quizás durante toda la vida del hospedador, lo cual les permite perpetuar su especie (Figura 2.13) (1, 4).

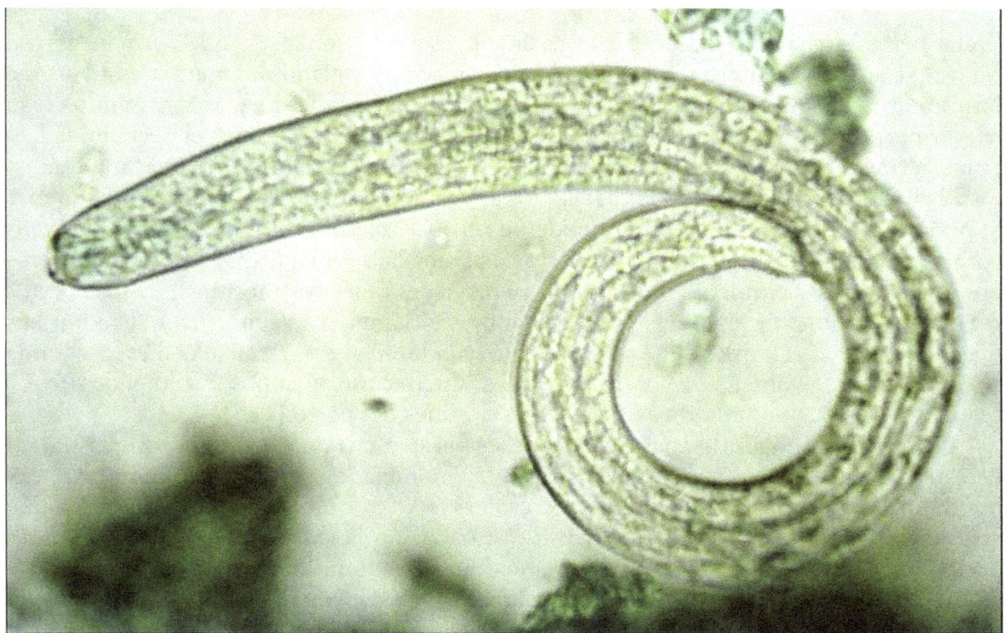

Figura 2.13. Larva de *Toxocara canis* encontrada en tejidos de ratones hembras BALB/c experimentalmente infectados (aumento de 40x).

Cuando una larva infectante de *T. canis* eclosiona de un huevo, penetra en la mucosa del intestino delgado. Las larvas llegan en primer lugar al hígado, a través del sistema porta en uno o dos días. Algunas permanecen en el hígado, rodeadas por reacciones tisulares indefinidamente, y otras migran rápidamente hasta los pulmones a través de la cava posterior, al lado derecho del corazón y a la arteria pulmonar. Una vez en los pulmones, las larvas tienen dos caminos posibles (1,4):

— *Migración tráqueo-digestiva*: la que ocurre generalmente en cachorros menores de 5 a 6 semanas, y se inicia cuando la mayoría de las larvas atraviesan los alvéolos y avanzan por el árbol bronquial para ser deglutidas con las secreciones tráqueo-bronquiales. Pasan por el esófago hasta el intestino donde mudan a larva V (L-V), alcanzando el estado adulto a las 3-5 semanas pos-infección, con la consiguiente eliminación por las heces. Una pequeña proporción de las larvas permanecen en la circulación hasta ser filtradas por otro lecho capilar y encapsuladas por una reacción tisular, donde permanecerán infectantes por meses o años.

— *Migración somática*: sucede en los perros de 6 semanas en adelante, en donde la mayor parte de las L-III que llegan a los pulmones ya no pasan a la luz alveolar, sino que continúan en circulación y son distribuidas sistémicamente por el organismo. Las larvas invaden los pulmones, hígado, riñones, útero, glándulas mamarias, músculos esqueléticos, etc., permaneciendo acantonadas en ellos durante meses y años, sin proseguir su desarrollo. Esta migración somática, que cobra más importancia con la edad del perro, también tiene lugar cuando el hombre y otros hospedadores no habituales se infectan con huevos larvados de *T. canis*.

En las perras a partir del día 40-42 de gestación, las larvas somáticas que permanecen en reposo, se activan en útero y movilizan hacia la placenta y glándulas mamarias. El estado inmunitario y hormonal determina la reactivación de las larvas tisulares, pasando en su mayor parte a través de la placenta hacia el hígado del feto, y durante el período de lactancia a través de las glándulas mamarias. Después del nacimiento, las larvas maduran a los 21 días pos-parto, pasando los cachorros a contaminar el medio con huevos. Durante el período de lactancia la hembra puede desarrollar una infección patente por *T. canis* como resultado de la ingestión de cuartos estadios larvarios incapaces de establecerse en los cachorros y eliminados con las primeras heces de éstos (meconio). Estos cuartos estadios larvarios son ingeridos por las hembras al lamer sus cachorros y al retirar sus heces de la cama. Al menos una parte de estos maduran al encontrarse con esta segunda oportunidad de evolución. En perras de experimentación se ha observado el desarrollo regular de infecciones patentes 25 a 46 días después del parto (1, 4).

Las perras son consideradas hospedadores paraténicos de *T. canis*, porque las larvas de este parásito residen en sus tejidos durante prolongados períodos de tiempo sin experimentar desarrollo alguno, hasta ser transferidas a los cachorros. Otros animales que actúan como hospedadores paraténicos de *T. canis* son las lombrices de tierra, los roedores, las aves, el ganado ovino y el porcino; los cuales también representan una fuente de infección para los perros que los consumen. Preparaciones de tejidos triturados de ratones de campo y otros pequeños animales capturados por los perros y gatos rurales frecuentemente contienen larvas de *Toxocara* (1, 4).

Síntomas clínicos y patológicos

Las alteraciones clínicas y clínico-patológicas asociadas con la infección prenatal por *T. canis* pueden ser, ante cargas masivas, mortales a causa de hemorragias y/o peritonitis, debido a la perforación de la pared intestinal por parte de los estadios larvarios y/o adultos de *T. canis* que iniciaban o terminaban su migración respectivamente (ciclo de Loos). La mucosa gástrica de cachorros infectados masivamente se puede encontrar engrosada. Ante infecciones más moderadas, se pueden presentar discrasias sanguíneas y un menor peso de 1 a 2 kg (4).

La disparidad en la intensidad de la infestación entre camadas de hembras sometidas a idéntica exposición, es particularmente interesante y concuerda con la observación que la toxocarosis tiende a afectar a determinadas camadas, mientras que otras permanecen relativamente sanas. Esto lleva a concluir que la intensidad de la infección y el grado de enfermedad experimentada depende más del nivel de resistencia individual a la infección, que del número de larvas infectantes a los que se expone el hospedador. Esta mayor o menor capacidad de resistencia individual va más allá de los mecanismos de inmunidad humoral y celular, ya que las diferencias fenotípicas de constitución, fisiología y comportamiento seguramente desempeñan un papel importante. Así también determinadas deficiencias nutricionales pueden influir directamente sobre la evolución de la infección parasitaria, así como indirectamente a través del desgaste general de los recursos necesarios para el funcionamiento normal del organismo (4).

Las larvas en migración de *T. canis* producen alteraciones inflamatorias en sus hospedadores definitivos naturales así como en el hombre y en otros hospedadores paraténicos. Por ejemplo, los granulomas focales que rodean a las larvas son evidentes en los riñones de perros expuestos a gran número de huevos infectantes (4).

Los pocos estudios epidemiológicos realizados para cuantificar daños causados por *T. canis* en su hospedador natural muestran, que el 39% de los perros pastores rurales de Nueva Zelanda presentaron larva migrans ocular, posiblemente causada por *T. canis* y manifestada por una retinitis multifocal. Esta cifra es de un 9% cuando se realiza en perros urbanos de ese país. La exposición a un gran número de huevos de *T. canis* en suelos muy contaminados es considerado causa de la mayor prevalencia entre los perros rurales (4).

En el ser humano la toxocarosis se produce cuando ingiere una determinada cantidad de huevos larvados desde el ambiente. Estos al llegar al sistema digestivo liberan una larva infectante que es capaz de atravesar la mucosa y migrar sistémicamente por el organismo alcanzando distintos órganos, en los cuales genera una respuesta inflamatoria que termina por dañar el propio tejido del hospedero. De esta forma, se producen diferentes cuadros clínicos cuya sintomatología central estará determinada por el lugar donde se alojaron las larvas. Así, en pacientes humanos se observa la toxocarosis ocular, cerebral, hepática, pulmonar o cardiaca. A estos distintos cuadros clínicos causados por el parásito se les denominan en general, síndrome larva migrans visceral (5, 12).

Este parásito ocasiona daño por diferentes mecanismos, siendo el más importante una reacción inflamatoria caracterizada al inicio, por la formación de granulomas eosinofílicos alrededor de la larva que tratan de encapsularla e inmovilizarla, a los que luego se agregan linfocitos y células epiteliales gigantes. Esta larva puede permanecer viable en los tejidos por meses o años. Posteriormente se produce la liberación de antígenos excretorios secretorios generados por el parásito, la elevación de IgE, IgG tipo 4 e interleucinas 4 y 5, completándose así la reacción inflamatoria (12).

Diagnóstico

En los hospederos naturales el diagnóstico de rutina de los estadios adultos se efectúa o se podría realizar por la observación de los huevos en las heces, mediante exámenes coprológicos. En tanto que para los estadios larvarios, en los animales, que pueden hacer un larva migrans similar al humano, pero sin causar patología, no existen metodologías de rutina desarrolladas, salvo a nivel experimental, pero siempre enfocadas como modelos de toxocarosis humana (1, 4, 15).

Al respecto, en seres humanos el diagnóstico se basa en la sospecha clínica, en los antecedentes de geofagia y de contacto con cachorros, un cuadro clínico compatible, con leucocitosis y eosinofilia (esta última no siempre existe), y la confirmación diagnóstica mediante la reacción de ELISA, usando antígeno excretado-secretado de *T. canis*, que tiene una sensibilidad entre un 70% y un 91% y una especificidad que oscila entre el

76,9% y el 100%. Para Chile se consideran positivos títulos de 1/64. Recientemente se han ensayado otras técnicas para el diagnóstico, las cuales aún están en evaluación como son el Dot-ELISA, IF y la inmunoelectroforesis (5, 12, 15).

En casos sistémicos, especialmente con compromiso hepático, se han utilizado biopsias con lo cual se puede observar el parásito; sin embargo, por tratarse de un procedimiento a ciegas, tiene un bajo rendimiento, aunque en la mayoría de los casos permite observar el granuloma sin visualizar el agente. En los cuadros oculares, la prueba de ELISA puede ser negativa o positiva a títulos bajos, siendo de utilidad el examen de fondo de ojos, y el examen de ELISA en humor vítreo o acuoso. En este caso, estos líquidos pueden tener títulos más elevados que los encontrados en suero. En esta localización también es de utilidad el diagnóstico por imágenes (ecotomografía ocular o tomografía axial computarizada) (5, 12, 15).

En relación al diagnóstico de huevos de *T. canis* en el ambiente, existen diversos protocolos de toma de muestras de tierra, así como de recuperación de huevos de este agente parasitario basados en métodos de flotación (16, 17, 18).

Control y prevención

La principal medida de control y prevención consiste en la desparasitación de los perros, sobre todo aquellos recién nacidos, debido a la alta proporción de ellos que están infectados. Para lo anterior y conocida la prepatencia del parásito en los cachorros, se recomienda tratar antes de las 3 semanas de vida con cualquier antihelmíntico contra ascáridos y repetirlo cada 15 días hasta las 8 semanas de edad. De igual modo, las madres de estos deberían ser tratadas al mismo momento, para prevenir la infección transmamaria de los cachorros, así como la vía del meconio de la madre. De esta forma se puede disminuir la contaminación ambiental con huevos, así como la carga parasitaria en los animales (1, 4, 12, 15).

Por último, el conocimiento de las vías de transmisión, del ciclo biológico de este agente parasitario, de la resistencia de los huevos en el ambiente e incluso en el pelaje de los hospedadores, hace necesario recomendar algunas medidas complementarias de control y prevención, tales como: (a) eliminar adecuadamente y a diario los excrementos de los animales, incluyendo el recoger en bolsas plásticas las heces emitidas por las mascotas en sus paseos por lugares públicos o privados; (b) dosificar con antihelmínticos a las hembras antes de la cruza; (c) cepillar a diario el pelaje de los animales; (d) disminuir la población de perros vagabundos; (e) y educar a la población, en particular a los dueños de mascotas, a ser responsables en el cuidado de estas, resaltando los aspectos sanitarios del lavado cuidadoso de las manos después de tener contacto con ellas y sobre todo lavando los alimentos crudos antes de comer.

Referencias

1. Cordero Del Campillo, M., Rojo, F. A., Martínez, A., Sánchez, C., Hernández, S., Navarrete, J., Díez, P., Quiroz, H., Carvalho, M. 1999. *Parasitología Veterinaria*. Ed. Mc Graw-Hill, Interamericana. pp. 213-221.

2. Despommier, D. 2003. "Toxocariosis: Clinical Aspects, Epidemiology, Medical Ecology, and Molecular Aspects". *Clinical Microbiology Reviews.* 16 (2): pp. 265-272.

3. Magnaval, J.F., Michault, N.I., Calone, N., Charlet, I.P. 1994. "Epidemiology of human toxocariasis in La Reunion". *Royal Society of Tropical Medicine and Hygiene.* 88: 531-533.

4. Georgi, J.R., Georgi, M.E. 1994. *Parasitología Veterinaria.* Interamericana-Mc Graw-Hill. México. 231 págs.

5. Chiodo, P., Basualdo, J.A. 2008. "Toxocariosis". En: *Temas de Zoonosis* IV. Editado por Asociación Argentina de Zoonosis, Buenos Aires, Argentina. FAO - Red de Helmintología para América Latina y el Caribe. 5 págs. http://cnia.inta.gov.ar/helminto/Zoonosis/toxocariosis.htm

6. Alcaíno H., Tagle I. 1970. "Estudios de enteroparasitosis del perro en Santiago". *Boletín Chileno de Parasitología.* 25: pp. 5-8.

7. Gorman, T., Soto, A., Alcaíno, H. 2006. "Parasitismo gastrointestinal en perros de comunas de Santiago de diferente nivel socioeconómico". *Parasitología Latinoamericana.* 61: pp. 126-132.

8. López, J., Abarca, K., Paredes, P., Inzunza, E. 2006. "Parásitos intestinales en caninos y felinos con cuadros digestivos en Santiago, Chile". Consideraciones en Salud Pública. *Revista Médica de Chile.* 134: pp. 193-200.

9. Salinas, P., Reyes, L., Sotomayor, L.T., Letonja, T. 1987. "Prevalencia de huevos de *Toxocara* sp. en algunas plazas públicas de la Región Metropolitana de Santiago". *Boletín Chileno de Parasitología.* 42: pp. 33-36.

10. Castillo, D., Paredes, C., Zañartu, C., Castillo, G. 2000. "Environmental contamination with *Toxocara* sp. eggs in publics squares and parks from Santiago, Chile". *Boletín Chileno de Parasitología.* 55: pp. 86-91.

11. Mercado, R., Ueta, M.T., Castillo, D. Muñoz, V., Schenone, H. 2004. "Exposure to larva migrans syndromes in squares and public parks of cities in Chile". *Revista de Saúde Pública.* 38 (5): pp. 729-731.

12. Noemí, I., Rugiero, E. 1998. "Larvas migrantes". En: *Parasitología Clínica*, Ed. Antonio Atias, Ediciones Mediterráneo. pp. 332-337.

13. Dublin, S., Seagal, S., Martindale, J. 1975. "Contamination of soil in two city parks with canine nematode ova including *T. canis*". *American Journal of Public Health.* 65: p. 1.242.

14. Worley, G., Green, J.A., Trothingham, J.E., Sturner, R., Walls, K., Pakanis, V.A., Ellisy, G.E. 1984. "*Toxocara canis* infection: clinical and epidemiological associations with seropositivity in kindergarten children". *Journal of Infectious Diseases.* 149: pp. 591-597.

15. Acha, P., Szyfres, B. 2003. "Larva Migrans Visceral y Toxocariasis". En: *Zoonosis y enfermedades transmisibles comunes al hombre y a los animales.* Tercera edición. Ed. OPS. Washington, DC. EUA. pp. 305-311.

16. Sievers, G., Concha, C., Gädicke, P. 2007. "Prueba de una técnica para recuperar huevos de *Toxocara canis* de muestras de tierra". *Parasitología Latinoamericana.* 62: pp. 61-66.

17. Sievers, G., Amenábar, A., Gädicke, P. 2007. "Comparación de cuatro sistemas de muestreo de tierra para determinar contaminación de áreas con huevos de *Toxocara canis*". *Parasitología Latinoamericana.* 62: pp. 67-71.

18. Oge, H., Oge, S. 2000. "Quantitative comparison of various methods for detecting eggs of *Toxocara canis* in samples of sand". *Veterinary Parasitology* 92: pp. 75-79.

2.17. Toxoplasmosis

Dr. Fernando Fredes

Etiología: *Toxoplasma gondii*

T. gondii es un parásito protozoario, que taxonómicamente se ubica en el phylum Apicomplexa, clase Sporozoea, subclase Coccidia, orden Eucoccidiidae, suborden Eimeriina, familia Sarcocystidae. Se le ha encontrado parasitando en una numerosa cantidad de especies de mamíferos y aves. Entre los primeros se incluyen roedores, lagomorfos, insectívoros, carnívoros, marsupiales, primates, incluso el hombre; en tanto que en aves se ha descrito en numerosas especies, tales como gallinas, palomas y canarios. Cabe mencionar que en la literatura internacional existe además la descripción, en reptiles, tortugas, lagartos y peces, de organismos semejantes al *Toxoplasma* (1, 2, 3).

Este protozoario es un endoparásito intracelular, de ubicación intracitoplasmática, de numerosos tipos de celulares y es capaz de producir alteraciones de grado variable, según el tejido invadido. En las infecciones agudas se le puede encontrar libre en la sangre y en el exudado peritoneal (1, 2, 3).

La toxoplasmosis es una importante zoonosis histoparasitaria de distribución cosmopolita, que puede producir una enfermedad de gravísimas consecuencias principalmente en los humanos y animales en gestación (1, 2, 3).

Los félidos son los únicos animales en los cuales el parásito se multiplica sexuadamente en el intestino (ciclo entérico). De allí que se los distingue como el hospedero definitivo, en cambio los demás mamíferos, cerca de 200 especies de vertebrados, incluidos los felinos, el hombre y las aves, se consideran hospederos intermediarios ya que en ellos se lleva a cabo el ciclo de multiplicación tisular o asexuada (ciclo extraentérico) (1, 2, 3, 4).

Este protozoo fue descubierto simultáneamente en 1908 por Nicolle y Manceau en Túnez y por Splendore en Brasil, en un ratón de África del norte (*Ctenodactylus gondii*). Su nombre deriva de la palabra *toxo*, cuyo significado es arco, en virtud de la forma que posee el parásito y *gondii* derivado del nombre científico del roedor en que fue descubierto (1, 2, 3).

De acuerdo a la estructura y biología del *T. gondii*, se distinguen morfológicamente los estadios de taquizoitos y quiste tisular que contiene bradizoitos, presentes en los hospederos intermediarios y el estado de resistencia al medio, el ooquiste el que sólo es producido por los hospederos definitivos (1, 2, 3, 4, 5).

El término taquizoito, proviene del griego *tachos*: rápido. El taquizoito es descrito como el estado de división rápida que ocurre en muchas de las células del hospedero intermediario y en las células epiteliales no intestinales del hospedero definitivo. Al grupo de taquizoitos se le denomina clones, colonias terminales o simplemente grupos (7). Este estadio se encuentra en la infección aguda de los hospederos intermediarios, tienen forma de banana o medialuna, con el extremo anterior puntiagudo y el posterior redondeado. Miden alrededor de 2 x 6 µm y generalmente se encuentran unos pocos parásitos dentro de macrófagos u otras células nucleadas (4). Los taquizoitos se dividen asexuadamente por medio del proceso de endodiogenia, una especializada forma de reproducción en la cual resultan dos células a partir de una (7).

El término bradizoito proviene de la palabra griega *brady* que significa lento. El bradizoito es la forma lenta de multiplicación y es el que genera el quiste tisular. Otro nombre que recibe es el de cystozoito (7). Estos estadios son las formas que se encuentran en la infección crónica de los hospederos intermediarios, miden alrededor de 7 x 1,5 μm, resisten mejor a la acidez y a la acción de las enzimas proteolíticas y generalmente se encuentran en grandes números formando quistes tisulares, preferentemente dentro de las células nerviosas o musculares (1, 7). Los bradizoitos al igual que los taquizoitos se dividen por endodiogenia al interior de los quistes, que pueden ser de variados tamaños, así es como los más jóvenes pueden medir 5 μm y contener sólo dos bradizoitos, mientras que los más antiguos podrían llegar a contener cientos de miles de cystozoitos. Los quistes tisulares se pueden desarrollar en los órganos viscerales incluyendo pulmones, hígado y riñones; sin embargo, son más prevalentes en el tejido nervioso y muscular incluyendo cerebro, ojos, músculo esquelético y músculo cardiaco. Estos quistes probablemente no ocasionan ningún tipo de molestia y persisten de por vida en el hospedero sin provocar una respuesta inflamatoria (7).

Solo los gatos con primoinfección eliminan los ooquistes inmaduros, de 10 a 14 μm por las heces después de haber sido infectados con *T. gondii* en cualquiera de sus estadios (8, 9).

Epidemiología

En este agente patógeno, existen tres mecanismos principales de transmisión que son el fecalismo, el carnivorismo y la vía congénita.

El fecalismo ocurre por la ingestión de ooquistes en alimentos contaminados con ellos. El período prepatente en el gato es de 20 a 24 días y la patencia es de 7 a 21 días. Experimentalmente se ha determinado que el 47% de los gatos logra ser infectado a través de esta vía. Esta forma de ingestión se produce en el humano a través del contacto con tierra contaminada con excrementos de gatos o bien por la ingestión de verduras mal lavadas. Es común en países en vías de desarrollo y especialmente en niños (3).

El carnivorismo puede ocurrir en cualquier carnívoro, como por ejemplo en los gatos al ingerir presas infectadas y en el ser humano al consumir carne cruda o insuficientemente cocida que contiene quistes con bradizoitos en su interior. Esta sería la forma de infección más común para el hombre en países desarrollados y en la población adulta (3, 4).

Entre las especies de abasto, se ha demostrado que las especies ovina y porcina son responsables de la mayor cantidad de infecciones por esta vía, ya que sus quistes son numerosos y viables. El consumo de carne de bovinos y equinos tiene menor importancia epidemiológica, debido a la baja infección ya que los quistes no persisten por mucho tiempo en los tejidos de estas especies (3).

La vía transplacentaria o congénita es muy importante en la especie humana, pero también se observa en numerosas especies animales como en ovinos, cerdos, perros, ratas, ratones, hamsters, cobayos y raramente en los gatos. Esta ocurre cuando un hospedero no infectado previamente, se infecta durante la gestación. En cambio cuando las hembras gestantes poseen anticuerpos contra *T. gondii*, las probabilidades de contagio de la descendencia son casi nulas. El protozoo se multiplica en la placenta e invade los tejidos fetales, siendo más graves los efectos en las primeras etapas de la gestación, aún cuando la infección puede ocurrir en cualquier etapa de ella (3, 4).

Existen otras vías potenciales de infección como son la transfusión sanguínea o de leucocitos donde se pueden vehiculizar taquizoitos. Se ha demostrado que éstos permanecen viables hasta por 56 días en sangre destinada a transfusión. Así también existe la posibilidad de infección ya sea por transplante de órganos que presentan quistes viables, o por accidentes de laboratorio por vía respiratoria, conjuntival y/o soluciones de continuidad en la piel. Por último también se ha demostrado la presencia de este parásito en leche de cabra infectada experimentalmente y se ha asociado la presentación de 10 casos agudos de toxoplasmosis en una familia en que la leche de cabra habría sido la fuente de infección. Ello demuestra que la leche de cabra debe ser sometida a pasteurización (3, 4).

Los gatos se infectan con las tres formas del *T. gondii*, pero el mecanismo más eficiente es a través del consumo de presas con quistes tisulares que contienen los bradizoitos.

La toxoplasmosis es la zoonosis más difundida en la naturaleza (6, 9). Encuestas serológicas efectuadas en diversos países, indican una prevalencia mundial del 40 al 60% en los adultos sanos entre los 20 y 50 años de edad. La mayor o menor importancia de una u otra vía de infección depende principalmente de los hábitos culinarios y del nivel de desarrollo de cada región y de otros factores como los geográficos, los climáticos, el tipo de trabajo, la higiene ambiental y la presencia de gatos infectados. Se ha visto que en Europa o Estados Unidos es más frecuente la infección por ingesta de quistes tisulares en carne cruda. En cambio, en Latinoamérica es más frecuente la infección por ingestión de ooquistes. La forma de infección transplacentaria es de menor presentación, pero de una gran importancia clínica. Aproximadamente 1 a 10 niños de cada 10.000 gestaciones nacen con toxoplasmosis (8, 9).

En las distintas especies animales de nuestro país, se ha descrito la existencia de la infección toxoplásmica, con frecuencias variables, pero en general con porcentajes semejantes a los descritos en la literatura internacional. Así por ejemplo, en porcinos se ha reportado una prevalencia de un 51,1%, en perros de un 43 %, en mamíferos exóticos del zoológico de Santiago, se ha descrito una prevalencia promedio de 27,5%, sin embargo en los carnívoros de ese mismo lugar el valor es de 46,6%. En conejos silvestres, se ha informado un 13,3%, en gatos un 40%, en caprinos de 49%, en alpacas de un 7,16%, en bovinos y equinos alrededor de un 8% y en ovinos una prevalencia de 27,94%. Estas cifras señalan la posibilidad de la presentación de casos asintomáticos, no diagnosticados que estuviesen mermando la salud y la productividad de las explotaciones animales nacionales (enfermedad, abortos) (3).

Ciclo biológico

Se describen que existen dos tipos de ciclos, según el hospedero involucrado. Existe un ciclo entérico, que ocurre en los hospederos definitivos con primoinfección, es decir, todos los félidos, pero el que posee mayor importancia debido a su cercanía con el hombre y a su potencial zoonótico, es el gato. La ingestión de bradizoitos maduros por parte de un gato es el mecanismo más importante y efectivo de infección y da lugar a la eliminación de un mayor número de ooquistes que cuando la infección se adquiere a partir de otros estadios (5). La infección induce una fuerte inmunidad por lo que los gatos con primoinfección eliminan ooquistes por sólo 1 a 2 semanas, haciéndose resistentes a la reinfección. Algunos parásitos, sin embargo, permanecen en los tejidos intestinales del gato y por tratamientos inmunosupresores pueden provocar una nueva patencia de horas o días (4, 5).

El otro tipo de ciclo que puede existir es el ciclo extraentérico, que ocurre en todos los hospederos intermediarios. Estos son alrededor de 200 especies de animales vertebrados, desde primates hasta insectívoros, marsupiales y aves, incluyendo al gato que tuvo primoinfección y al humano. Cuando un animal vertebrado consume ooquistes o tejidos infectados con el protozoo, éste penetra activamente a las células tanto intestinales como a nódulos linfáticos adyacentes, multiplicándose asexuadamente y dando origen a los taquizoitos, responsables de la fase aguda de la toxoplasmosis. Luego, éstos se distribuyen por el organismo por vía linfática y sanguínea, y continúan multiplicándose en diferentes células hasta destruirlas, quedando así en libertad los nuevos taquizoitos que infectan a nuevas células. Gracias a la respuesta inmune, que es capaz de destruir a los parásitos extracelulares, se frena la multiplicación intracelular y los parásitos desaparecen de la sangre y de los órganos viscerales, quedando sólo algunos intracelulares, los cuales evolucionan lentamente a bradizoitos, constituyendo posteriormente los quistes tisulares llegando así a la fase crónica de la enfermedad. Si la inmunidad adquirida del hospedador desciende, los quistes pueden romperse dejando salir los bradizoitos, los cuales son activos y continúan la invasión característica de un taquizoito (3, 5).

El período prepatente, varía según el estadio involucrado en la infección. Así por ejemplo, el período prepatente es de 3 a 10 días cuando el felino se infecta por consumo de quistes tisulares, en tanto dicho período aumenta a 18 días o más cuando se ingieren ooquistes y llega a 13 o más días después de haber consumido taquizoitos. Sin embargo, sólo un poco más del 30% de los gatos se infecta por ingestión de taquizoitos u ooquistes, mientras que la mayoría, lo hace por consumo de quistes tisulares. Después de la digestión de estos quistes tisulares la pared del quiste es disuelta por las enzimas proteolíticas presentes en el estómago y en el intestino delgado y son liberados los bradizoitos, éstos penetran en las células epiteliales y se multiplican antes de iniciarse la etapa de gametogonia. Aquí el núcleo se divide dos o más veces sin división citoplasmática, generando los llamados merozoitos. Después de esta multiplicación, 2 días después de consumir el quiste tisular, comienza el ciclo sexual. Aunque el origen de los gametos no está del todo determinado, se cree que los merozoitos liberados inician la formación de gametos (macrogametocitos y microgametocitos) que al fusionarse generan los ooquistes, los cuales son eliminados (sin esporular) al ambiente por medio de las heces de los gatos (7). El período de patencia o de eliminación oscila entre 7 a 20 días cuando el hospedero definitivo se infectó por el consumo de bradizoitos, el mismo período varía entre 21 a 24 días cuando esto ocurre por el consumo de ooquistes esporulados, y es de 9 a 11 días tras la ingestión de taquizoitos (1).

En el ambiente, bajo condiciones adecuadas de temperatura y humedad, ocurre el proceso de esporulación que demora entre 1 a 5 días. Cada ooquiste contiene 2 esporoquistes (6 x 8 μm) con 4 esporozoitos cada uno (2 x 6-8 μm), de modo tal que cada ooquiste da origen a 8 esporozoitos (3, 7).

Esta estructuración característica le permite al parásito resistir diversas condiciones del medio y permanecer en el ambiente por alrededor de un año (2).

Síntomas clínicos y patológicos

La patología de *T. gondii* se debe a la multiplicación activa del parásito en los tejidos del hospedador durante la fase aguda o extraintestinal de la infección. En el curso de la infección influye además de la cepa del parásito, la edad de los animales, probablemente en relación con su estado de madurez inmunitaria. En los lechones lactantes, por ejemplo, menores de dos semanas aún inmunológicamente inmaduros, la infección puede llegar a ser fatal. No obstante, la infección pos-natal suele ser subclínica o cursar con fiebre ligera coincidente con la fase de parasitemia, inadvertida en condiciones naturales. La primoinfección en cerdas u ovejas gestantes puede originar abortos, partos prematuros o lechones/corderos débiles. Se ha sugerido que el riesgo de transmisión congénita depende de la fase de la gestación en que se produzca la infección, aumentando la permeabilidad de la placenta y el riesgo de transmisión en gestaciones avanzadas. Se producen lesiones significativas en el sistema nervioso central, aunque otros tejidos también pueden verse afectados. Así, la retinocoroiditis es una lesión frecuente en la toxoplasmosis congénita. La gravedad de las lesiones que produce depende del grado de destrucción tisular originada directamente por la multiplicación de taquizoitos en el interior de las células y agravada en ocasiones por la reacción inflamatoria que se instaura. Si la infección alcanza niveles altos los animales pueden morir en esta fase. En los casos de muerte por toxoplasmosis, microscópicamente se puede detectar hipertrofia ganglionar generalizada, enteritis, neumonía intersticial y meningoencefalitis no supurativa (1, 2, 3, 5, 6).

La mayoría de las infecciones con *T. gondii* son subclínicas, sin embargo, la toxoplasmosis puede causar signología clínica a cualquier edad. La toxoplasmosis clínica ha sido reportada con frecuencia en las maternidades manifestándose la enfermedad con un excesivo número de muertes de los lechones o corderos (aborto). Algunos cerditos o corderos nacen muertos, enfermos o comienzan a enfermar a la tercera semana de nacido. Una respiración muy laboriosa es un signo muy frecuente de toxoplasmosis (6, 8).

Otros signos con que se manifiesta la enfermedad son anorexia, apatía, fiebre, escalofríos, disnea, tos, cianosis, debilidad de miembros posteriores, incoordinación, diarrea, relajación de los músculos abdominales, signos nerviosos y raramente pérdida de la visión que remite al cabo de unos días, o bien, en lechones muy jóvenes puede terminar con la muerte en unos 9 a 15 días (2, 8). La forma aguda en los cerditos puede cursar con frecuencia con signos pulmonares que muchas veces están asociados a problemas de neumonía subclínica en las parideras (1).

Las lesiones *pos-mortem* más frecuentemente descritas son: neumonías, necrosis hepática focal, hidrotórax, ascitis, linfoadenitis y enteritis. El examen histológico revela lesiones focales de carácter necrótico-inflamatorio, con predominio de células mononucleares en el hígado, bazo, intestino delgado, ganglios linfáticos y miocardio, así como gliosis multifocal e infiltrados perivasculares en el cerebro y en las meninges (2, 3).

La toxoplasmosis adquirida tiene mayor repercusión en los perros, roedores y en los animales salvajes que viven en cautiverio. Ella sería excepcional en las otras especies animales (3).

Diagnóstico

El diagnóstico se realiza basándose en la sintomatología y/o lesiones macroscópicas, sin embargo, éstas son similares a las que se presentan en otros procesos causantes de aborto y por lo general acompañan a otros procesos patológicos. Es por estas dificultades para su diagnóstico que se hace necesario el uso de técnicas de laboratorio (6, 7, 9).

Los monitoreos serológicos a nivel de matadero son importantes para estimar la frecuencia de infección, así como también para evaluar el riesgo de infección a que está expuesta la población humana.

Se puede aislar el parásito a partir de tejidos fetales y/o placentarios mediante la inoculación intraperitoneal de un macerado de dichos tejidos en un ratón. Al cabo de 4 a 6 días pos-inoculación se pueden evidenciar los taquizoitos en el líquido ascítico (Figura 2.14) y a partir de la 4ª semana pos-inoculación, es posible evidenciar quistes de bradizoitos en los tejidos, sobre todo en el sistema nervioso (2).

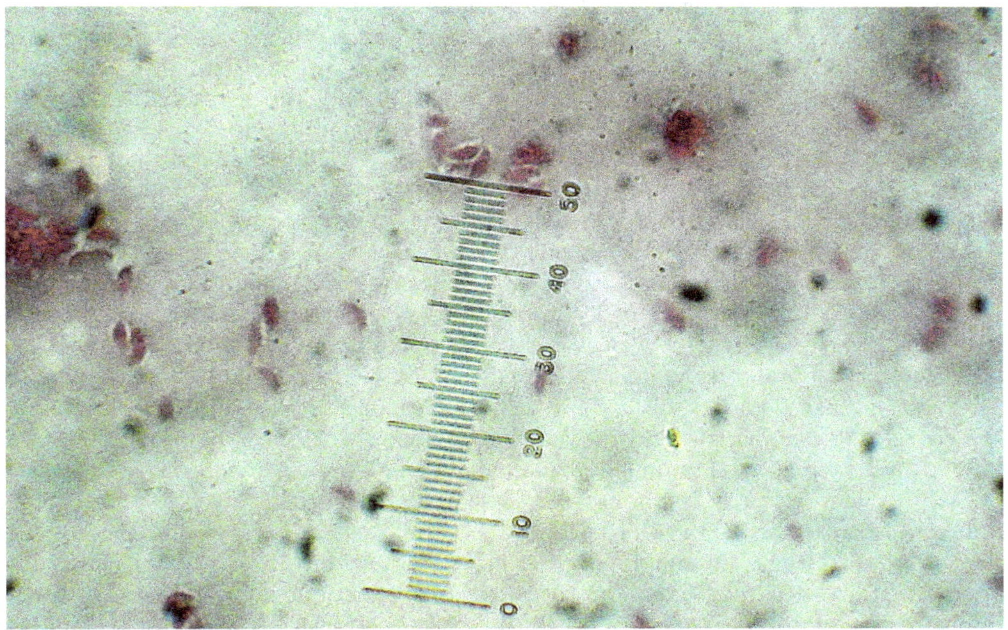

Figura 2.14. Taquizoitos de *Toxoplasma gondii* presentes en exudado peritoneal de ratón infectado experimentalmente (aumento 100x).

También se puede reconocer el parásito por medio del examen microscópico de muestras al fresco o teñidas en cortes histológicos. Esta técnica es rara vez concluyente del diagnóstico. Dentro de las tinciones posibles de realizar se encuentran las técnicas de Giemsa, hematoxilina-eosina y PAS ("acid-Schiff"). Esta última tiñe la pared del parásito en ciertas etapas del período evolutivo, así es como el estadio de bradizoito se tiñe rojo ya que contiene gránulos de amilopectina que reaccionan con este reactivo. Este material está ausente en los taquizoitos (7).

Otro método diagnóstico es la prueba intradermal con toxoplasmina. Es una prueba cualitativa que sólo permite detectar la infección y es de cierta utilidad para estudios epidemiológicos. La intensidad de la reacción varía con la calidad del antígeno y con la sensibilidad del sujeto sometido a la prueba. La lectura se hace a las 24, 48 y 72 horas de efectuada la intradermorreacción (10).

Mediante PCR se pueden amplificar genes o fragmentos de genes de hasta un taquizoito, por lo que es un método muy sensible. Es una manera rápida y específica de detectar la infección en menos de 24 horas. Debido a su extrema sensibilidad la toma de las muestras debe ser realizada con mucha precaución, con el fin de evitar la contaminación con ácidos nucleicos de parásitos provenientes de otras fuentes. Esta ha sido utilizada con DNA obtenido de regiones como: tejido cerebral, fluido cerebroespinal, humor acuoso y vítreo, lavados bronco alveolares y sangre (11).

También se han descrito técnicas indirectas, como son las pruebas serológicas, entre ellas la prueba de aglutinación en látex, es un método relativamente sencillo que detecta anticuerpos de tipo IgG. La reacción se debe practicar con sueros previamente tratados con 2-mercaptoetanol, que destruye tanto las macroglobulinas inespecíficas (aglutininas naturales) como los anticuerpos IgM antitoxoplasma. Sin embargo, se calcula que la sensibilidad de la prueba es baja, de alrededor de un 45,9% y una especificidad de 96,6% (8). Por otro lado, la prueba de fijación del complemento se ha utilizado ampliamente como método diagnóstico cuyo valor depende de la calidad del antígeno utilizado. Para el uso clínico se recomienda emplear un antígeno poco sensible que sólo dé resultados positivos durante las etapas activas de la infección. Un aumento importante de los títulos en la prueba indica infección reciente (1, 10). Esta prueba detecta anticuerpos tardíamente y durante poco tiempo (12). La prueba de azul de metileno (Sabin y Feldman o "Dye Test"), fue descrita en año 1948. Se basa en que los anticuerpos y un factor accesorio (factor sérico semejante al complemento) modifican los toxoplasmas vivos, de forma que no pueden teñirse con el azul de metileno a un pH 11. Las formas proliferativas que no han sido modificadas por los anticuerpos se tiñen rápidamente. Debido a las exigencias de esta prueba y a veces a la dificultad de obtener suero con el factor accesorio, muchos laboratorios han dejado de utilizarla. Este método implica cierto peligro ya que se utilizan parásitos vivos (1). Esta prueba sigue siendo considerada el método de referencia, sin embargo es poco práctica para investigaciones epidemiológicas, sufre influencia del tamaño del ratón inoculado para el mantenimiento de la cepa y necesita del factor accesorio, representado por el suero negativo. La prueba de hemoaglutinación indirecta se fundamenta en la propiedad que tienen los anticuerpos anti-toxoplasma de producir aglutinación en presencia de glóbulos rojos sensibilizados con antígenos citoplasmáticos y de membrana del parásito. El empleo de ambos tipos de antígenos incrementa la sensibilidad del método. El antígeno es de fácil obtención en el comercio y ofrece resultados rápidos (cerca de dos horas). Además tiene otras ventajas como requerir de una pequeña cantidad de sangre o suero y una mayor facilidad de ejecución e interpretación de resultados (12).

La prueba de IF indirecta utiliza antígenos muertos estables. Es una técnica sensible, específica, reproducible, simple, rápida y de fácil disponibilidad. Proporciona resultados en todas las fases de la infección pudiendo detectar anticuerpos específicos del tipo IgG e IgM. Una desventaja de esta técnica es el uso de microscopio de fluorescencia inaccesible a muchos investigadores (1). La prueba de ELISA se utiliza para pesquisar antígenos y/o anticuerpos circulantes. Los títulos obtenidos con la prueba de ELISA para anticuerpos específicos IgG se correlacionan con los obtenidos por el método IF indirecta y por el método de referencia Sabin y Feldman. Con este método es posible analizar una gran cantidad de muestras en forma simultánea, con un equipo no muy sofisticado y sus resultados ofrecen mayor consistencia y confiabilidad que los ofrecidos por la hemoaglutinación. Además la prueba de ELISA posee alta sensibilidad y especificidad, y puede diagnosticar tanto infecciones recientes como latentes de toxoplasmosis, detectando simultáneamente anticuerpos del tipo IgG e IgM (12).

Control, prevención y tratamiento

Antes de indicar cómo controlar, prevenir o tratar esta parasitosis es necesario conocer la sobre vida la de las formas infectantes. Así por ejemplo, se conoce que los ooquistes pueden sobrevivir en un ambiente húmedo y ventilado durante varios meses (9 a 12), permaneciendo viables en el agua a temperatura ambiente por 12 a 18 meses, en la tierra húmeda por 6 meses y por varias horas en solución al 33% de sulfato de zinc. También se ha demostrado que el ooquiste es bastante resistente al agua de mar, manteniendo su viabilidad después de 600 días a 4°C. Sin embargo, ellos son destruidos después de 10 minutos a 56°C o a -20°C durante una hora y son resistentes a ácidos, álcalis y desinfectantes comunes, pero son destruidos por el amoníaco al 1% (1, 2, 3, 4, 5).

Mientras los bradizoitos, presentes en los quistes tisulares, son resistentes a la pepsina y tripsina, los taquizoitos son bastante más susceptibles. Así también, los quistes de bradizoitos ubicados en la musculatura pueden sobrevivir 68 días a 4°C, pero son destruidos después de 10 a 15 minutos a 56°C. En tanto que la congelación y la desecación los destruyen, así como los procesos de salado y ahumado (1, 2, 3, 4, 5, 9, 10).

Por lo anterior y basándonos en el conocimiento de las tres vías de transmisión más frecuentes, el control de esta parasitosis se puede realizar al consumir carne u órganos debidamente cocidos o después de haberlos congelado a -20°C. Por otro lado, los vegetales que se consumen crudos deben ser muy bien lavados, para así eliminar la contaminación con ooquistes (1, 2, 3, 4, 5, 9, 10).

En los grupos de riesgo, como son la mujer embarazada y aquellos hospederos inmunocomprometidos, se recomienda evitar la manipulación y el consumo de carne semi cruda o cruda, así como el contacto directo con excrementos, sobre todo de gatitos jóvenes, los que serían más peligrosos. Lo anterior, ya sea no realizando labores de jardinería o de limpieza de la arena sanitaria o extremando el lavado de manos y uñas (1, 9, 10).

En relación a los gatos, idealmente estos se deben alimentar con alimento comercial, especialmente formulado para ellos. Sin embargo, en caso de utilizar como alimento carne o vísceras de animales de abasto, estas también deben estar bien cocidas. Lo anterior debe ser acompañado de la recolección y eliminación diaria y adecuada de los excrementos, como por ejemplo enterrándolos (1, 2, 3).

Como prevención se ha descrito la elaboración de vacunas, tanto en la especie felina como ovina, como una herramienta de control, que aún sigue siendo evaluada. (3, 6).

Las alternativas quimioprofilácticas descritas con algún efecto sobre *Toxoplasma* incluyen en los animales el uso de alimento mezclado con sulfadiazina-pirimetamina o bien de monensin, la administración directa de pirimetamina asociado a sulfonamidas, antibióticos tales como clindamicina y espiramicina, el cotrimoxazol (sulfametoxazol más trimetropin), en dosis altas y por tiempo prolongado (1, 2, 3, 10).

Referencias

1. Soulsby, E. 1987. *Parasitología y Enfermedades Parasitarias en los Animales Domésticos*. 7ª Ed. Nueva Ed. Interamericana, México, D. F. 823 págs.

2. Cordero Del Campillo, M., Rojo, F. A., Martínez, A., Sánchez, C., Hernández, S., Navarrete, J., Díez, P., Quiroz, H., Carvalho, M. 1999. *Parasitología Veterinaria*. Ed. Mc Graw-Hill, Interamericana. 968 págs.

3. Gorman, T. "*Toxoplasma gondii* y toxoplasmosis". *Monografías en Medicina Veterinaria*. 1993. 15(1/2): pp. 17-32.

4. Barriga, O. 2002. *Las Enfermedades Parasitarias de los Animales Domésticos en la América Latina*. Editorial Germinal, Santiago. Chile. 247 págs.

5. Urquhart, G. M., Armour, J., Duncan, J. L., Dunn, A. M., Jennings, F. W. 2001. *Parasitología Veterinaria*. Editorial Acribia, S. A. Zaragoza, España. 355 págs.

6. Dubey, J.P. 2009. "Toxoplasmosis in sheep-The last 20 years". *Veterinary Parasitology* 163: pp. 1-14.

7. Dubey, J. P., Lindsay, D. S., Speer, C. A. 1998. "Structures of *Toxoplasma gondii* Taquizoites, Bradizoites, and Sporozoites and Biology and Development of Tissue Cysts". *Clinical Microbiology Reviews*. 11 (2): pp. 267-299.

8. Dubey, J., Thulliez, P., Weigel, R. M., Andrews, C. D., Ijnd, I., Powell, E. C. 1995. "Sensibity and specifity of various serologic test for detection of *Toxoplasma gondii* infection in naturally infected sows". *American Journal of Veterinary Research*. 56 (8): pp. 1.030-1.036.

9. Restrepo M. 2007. "Toxoplasmosis: zoonosis parasitaria". *Revista CES Medicina*, 21(Supl 1): pp. 41-48.

10. Atías, A. 1998. *Parasitología Médica*. Publicaciones Mediterráneo. Santiago de Chile. 615 págs.

11. Montoya, J. 2002. "Laboratory Diagnosis of *Toxoplasma gondii* Infection and Toxoplasmosis". *Journal of infectious disease*. 185: S73-S82.

12. Suárez, F. A., Andrade, H., Galisteo, A., Miguel, O. 2002. "Concordancia de las Pruebas de ELISA y Hemoaglutinación Indirecta en el Diagnóstico de la Toxoplasmosis Porcina". *Revista de Investigación Veterinaria*. Perú 13(1).

2.18. TUBERCULOSIS

DR. PATRICIO RETAMAL

La tuberculosis es una enfermedad infectocontagiosa de curso generalmente crónico que afecta a múltiples especies animales, incluyendo al ser humano. Debido al aumento de la incidencia especialmente en países en desarrollo, se le considera una enfermedad re-emergente (1, 2).

Etiología

Micobacterias del complejo tuberculosis. Este complejo está conformado por las siguientes especies.

- *Mycobacterium tuberculosis:* el principal causante de tuberculosis humana.
- *M. bovis:* tuberculosis en múltiples especies de mamíferos (7, 9). Dentro del género, es el principal causante de zoonosis.
- *M. africanum:* tuberculosis humana en África tropical.
- *M. microti:* tuberculosis en pequeños roedores y en el ser humano.

Las micobacterias tuberculosas corresponden a cocobacilos ácido-alcohol resistentes, Gram positivos, aerobios estrictos, de lento crecimiento en medios de cultivo, inmóviles. La gran mayoría del genero *Mycobacterium* está conformado por especies ambientales que no causan tuberculosis en el ser humano, y por lo tanto, no se incluyen en el complejo tuberculosis. Por este motivo, se conocen como micobacterias atípicas o no tuberculosas.

En los animales, el principal causante de tuberculosis es *M. bovis*. Esta bacteria puede persistir por bastante tiempo en el ambiente (semanas o meses) en condiciones de humedad, temperaturas moderadas, protección de la luz solar y presencia de materia orgánica. A continuación se aborda la enfermedad del bovino como modelo del cuadro en los animales, aunque en algunos casos existen diferencias que deben ser consideradas para un estudio más detallado.

Tuberculosis bovina (7)

Etiología: Mycobacterium bovis.

Epidemiología (3-6)

La enfermedad es de distribución mundial. Existen algunos países como USA y Australia que se encuentran en fases avanzadas de erradicación, con brotes ocasionales generados por reservorios silvestres de la infección. En Chile es de carácter endémico, con una prevalencia general estimada en un 2,5%.

La enfermedad se desarrolla generalmente en animales adultos sometidos a condiciones de estrés (lactancia, preñez, transporte, otras enfermedades, temperaturas extremas, etc.), por lo que el período de incubación es de meses o años.

Históricamente la zoonosis se ha dado principalmente por el consumo de leche cruda. Sin embargo, debido a la obligatoriedad del procedimiento de pasteurización actualmente adquiere mayor importancia en la transmisión al humano el contacto con secreciones respiratorias, órganos o tejidos, carnes y cecinas crudas de animales infectados, siendo más importante el riesgo ocupacional.

La transmisión del bacilo ocurre principalmente por vía aérea (90-95% de los casos), y en un porcentaje complementario por la vía digestiva (5-10%). De forma esporádica también se encuentra la transmisión congénita, genital y cutánea.

Los factores de riesgo más importantes son:

- Del animal: edad (adultos), razas de leche (por las condiciones intensivas de los planteles lecheros), condición sanitaria (otras enfermedades).

- Del agente: cepa, dosis infectante.

- Del ambiente: sistema productivo, limpieza de corrales, densidad animal, clima, etc.

Las pérdidas económicas de la enfermedad se generan por una menor producción y precio de leche, menor producción de carne, decomisos en mataderos, menor valorización del ganado para venta directa y los costos por la adquisición de los animales de reemplazo.

Situación nacional

En Chile la enfermedad es de carácter endémica, pero su distribución no es homogénea y se pueden identificar 4 zonas epidemiológicas (8):

Zona 1: entre las regiones de Arica-Parinacota y Coquimbo, con una presentación esporádica.

Zona 2: entre las regiones de Valparaíso y del Biobío. La presentación es endémica, con las prevalencia predial (~50%) e intra-rebaño (~20%) más altas del país.

Zona 3: entre las regiones de la Araucanía y Los Lagos (hasta Puerto Montt), con una presentación endémica, donde la prevalencia predial es baja (~5%) e intra-rebaño baja (<5%).

Zona 4: entre las regiones de Los Lagos (desde Puerto Montt) y Magallanes. Aquí la presentación es esporádica, existiendo incluso áreas sin infección.

Patogenia

La fuente infecciosa corresponde generalmente a secreciones respiratorias provenientes de animales diseminadores de la infección. La micobacteria genera una pequeña lesión granulomatosa en el lugar de la infección, generalmente a nivel pulmonar, que se denomina afección primaria. La bacteria es fagocitada por macrófagos, donde puede sobrevivir y ser llevada al linfonódulo regional, lugar en que genera otra lesión granulomatosa y una respuesta inmune protectiva que elimina o encapsula al patógeno. La afección primaria más la lesión en el linfonódulo se denomina complejo primario de la infección. Si el individuo es inmunocompetente será capaz de vivir normalmente con este cuadro que además le inducirá una respuesta inmune celular protectiva por el resto de su vida. En cambio, si el individuo presenta inmunodepresión, es sometido a factores estresantes o cursa con otras enfermedades debilitantes se hace incapaz de contener a la micobacteria, la que puede multiplicarse, generalizarse al resto del organismo, producir la enfermedad y diseminarse al medio ambiente para continuar su ciclo en otros individuos susceptibles. En las fases avanzadas de la enfermedad la respuesta celular decae y puede hacerse indetectable, situación que se conoce como anergia. Debido a esto, no se recomienda la detección de la respuesta inmune como alternativa de diagnóstico en animales sintomáticos.

Patología

La lesión tuberculosa corresponde a una inflamación crónica de tipo granulomatosa, donde se observa la aparición de granulomas con células macrofágicas modificadas. Estos granulomas dan origen a pequeños nódulos de entre 0,1 a 2 mm según la cantidad en que se encuentren. Existe en ellos una disposición celular concéntrica alrededor del agente patógeno. Pasado algunos días, se observa al centro del granuloma un proceso de necrosis de caseificación determinado por la muerte sucesiva de células inflamatorias. Al cabo de algunas semanas, la lesión es encapsulada por tejido conectivo que más tarde se calcifica (Figura 2.15). La diseminación de la bacteria por sangre al resto del organismo genera múltiples granulomas en el parénquima de órganos tales como pulmón, hígado, riñón, testículo, glándula mamaria, médula ósea y meninges, cuadro que se denomina tuberculosis miliar. Si la diseminación es por la linfa y en forma retrógrada, se afectan las serosas como pericardio, pleuras y peritoneo, dando origen al cuadro conocido como tuberculosis perlada. Si el sistema inmune no detiene la multiplicación de la bacteria a este nivel, la infección se propaga por los canalículos de los órganos y puede llegar a formar cavidades en ellos, llegándose al cuadro conocido como tuberculosis cavitaria, donde la micobacteria además puede ser eliminada al medio ambiente. En ciertas especies animales (ciervos, camélidos sudamericanos y otras), en individuos muy jóvenes o inmunodeprimidos, la infección inicial tiene un curso agudo en que se desarrollan múltiples lesiones exudativas en diversos órganos y tejidos del animal, llevando a la muerte del mismo en pocos días y con una gran diseminación de bacterias al medio ambiente.

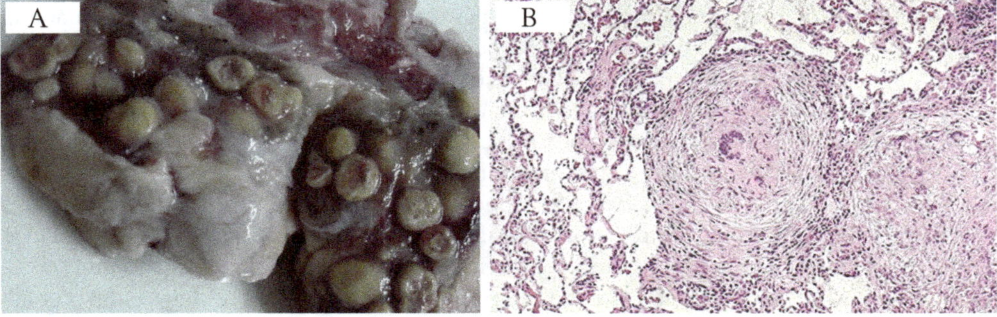

Figura 2.15. Tuberculosis bovina. (A) Lesiones tuberculosas en un ganglio mediastinal. (B) Corte histológico de pulmón en que se observa un granuloma tuberculoso.

Signos clínicos

Ya que generalmente el cuadro se localiza a nivel pulmonar, el principal síntoma es una tos persistente de 2 semanas o más, que en principio es seca y luego se hace productiva. También se puede observar diarrea recidivante y luego persistente, depresión, anorexia, emaciación progresiva, menor producción, postración y muerte. Se debe considerar que cualquier sistema orgánico puede verse comprometido, por lo que la diversidad de signos es amplia.

Diagnóstico

Existen varias herramientas de diagnóstico.
- Para la detección del agente: cultivo bacteriológico, PCR, tinción de Ziehl-Neelsen.
- Para la detección de la respuesta inmune celular: prueba de tuberculina y ensayo de ELISA-IFNγ.
- Para la detección de las lesiones: examen *pos-mortem* e histopatología.

En Chile, el programa de control y erradicación se basa en el diagnóstico de campo mediante la prueba de tuberculina y el examen *pos-mortem* a nivel de mataderos, lo que requiere además un sistema de trazabilidad animal para la relación del ganado con sus rutas de comercialización. Las otras técnicas mencionadas se utilizan complementariamente.

a) Prueba de tuberculina o de hipersensibilidad retardada.

Es el método estándar para la detección de tuberculosis bovina. Esta técnica implica la inoculación intradérmica del derivado proteico purificado (PPD) de *M. bovis* y la subsiguiente detección de inflamación en el sitio de inyección, 72 hrs más tarde. Existen 3 formas de aplicación:
- Prueba ano caudal (PAC), en que se aplica PPD bovis a nivel del pliegue de la cola. Se recomienda para el diagnóstico primario y de saneamiento, siendo de fácil aplicación e interpretación.
- Prueba cervical simple (PCS), donde el PPD bovis se aplica en la tabla del cuello, entre el tercio anterior y medio a una distancia equidistante del surco yugular y la línea dorsal. Se recomienda para el saneamiento de rebaños infectados, y su aplicación requiere la medición del grosor de la piel en el sitio de la inoculación, antes de la aplicación y al momento de la interpretación.
- Prueba cervical comparada (PCC), que se utiliza como prueba confirmatoria, e implica la inoculación de PPD bovino y PPD aviar en la tabla del cuello. Se usa para diferenciar entre animales infectados con *M. bovis* de aquellos expuestos a otras micobacterias, ya que existe reactividad cruzada entre antígenos de las distintas especies del género. Su aplicación es simple pero la interpretación es más compleja, ya que relaciona los aumentos de grosor en los sitios inoculados con ambos antígenos y su interpretación en Chile depende de la zona geográfica en que se aplica, ya sea la zona de erradicación o de control de la enfermedad. Debido a estas características, PCC es recomendada en planteles libres con casos sospechosos o en animales de alto valor económico.

En general, la prueba de tuberculina tiene una sensiblidad que fluctúa entre el 70-90% y una especificidad de entre el 95-98%. Esto significa que un porcentaje importante de animales infectados no es detectado por la prueba, pero aquel animal reaccionante muy probablemente estará verdaderamente infectado.

En la página web del SAG, bajo el ítem de publicaciones y documentos, se pueden descargar los manuales oficiales de procedimientos para la aplicación e interpretación de la prueba de tuberculina.

b) Examen macroscópico *pos-mortem*.

Análisis que se realiza principalmente a nivel de mataderos y se centra en la inspección de aquellas zonas y órganos más afectados por las lesiones tuberculosas: linfonódulos de la cabeza y cavidad torácica (Figura 2.15). Sin embargo, la diseminación de la infección puede afectar a otros órganos y linfonódulos en cualquier parte del cuerpo. Por lo tanto, los criterios del decomiso son:
–   Decomiso parcial: lesión circunscrita a ganglios de la cabeza o del sistema respiratorio.
–   Decomiso total: cuando la lesión se encuentra en cualquier otro tejido, ya que se asume un proceso de generalización de la infección.

La eficiencia diagnóstica de este examen dependerá del nivel de las lesiones en el animal y de la experiencia de la persona que realice la inspección.

c) Tinción de Ziehl-Neelsen.

Las bacterias se observan de una coloración rojiza al teñirse con fucsina básica y resistir luego la decoloración con alcohol ácido. Constituye una técnica complementaria que debe ser acompañada por otros análisis de diagnóstico.

d) Análisis histopatológico.

Mediante este examen se intenta visualizar la lesión granulomatosa característica de la infección por micobacterias, y se realiza generalmente en aquellos tejidos u órganos que al examen macroscópico presentan lesiones sospechosas (Figura 2.15).

e) Cultivo microbiológico.

Esta es la técnica confirmatoria por excelencia frente a la sospecha de infección tuberculosa. Sin embargo, *M. bovis* presenta bastantes dificultades para su aislamiento, ya que además de ser una bacteria escasa a nivel de lesiones, requiere de medios de cultivo especiales, crece muy lentamente en ellos y se ve rápidamente afectada por la contaminación con otros microorganismos.

f) Ensayo de Interferón Gamma (IFNγ) bovino.

Puede considerarse como alternativa a la prueba de tuberculina en situaciones donde se hace compleja la manipulación de los animales, ya que solo requiere una muestra de sangre para su desarrollo. Se recomienda para animales silvestres y para planteles de muy difícil acceso.

g) Ensayo de PCR.

Aunque existen varias modalidades, se considera en general una técnica rápida, específica y sensible, aunque comparativamente de mayor costo que las anteriores. Se presenta como excelente alternativa al cultivo bacteriológico, y se recomienda especialmente para confirmar la situación sanitaria de los planteles. Su versatilidad le permite trabajar a partir de muestras de tejidos, secreciones respiratorias, leche, sangre, heces y orina, aunque las lesiones granulomatosas son la muestra ideal. Se han descrito múltiples blancos de amplificación, aunque las secuencias de inserción IS1081 y IS6110 han demostrado gran utilidad para la detección de las bacterias del complejo *M. tuberculosis*.

Prevención

Los factores más importantes a considerar en la prevención son:

- Formación de grupos homogéneos en la crianza para evitar el contacto de individuos infectados con susceptibles.
- Evitar factores de estrés que predispongan a la diseminación de la infección.
- Importación de animales desde predios libres de la enfermedad.
- Tuberculinización periódica.
- Evitar contactos con animales de otros planteles.
- Mantener flujos de información durante las cadenas de comercialización, incluyendo especialmente los hallazgos a nivel de mataderos.
- Control de animales reservorios, sean domésticos o silvestres, y considerar además la condición sanitaria de los operarios.
- Para evitar la zoonosis, implementar medidas de bioseguridad en el manejo de los animales y hervir o pasteurizar la leche antes de consumir.

Control

El año 2010 se ha implementado el Programa Nacional de Control y Erradicación de Tuberculosis Bovina en Chile, que pretende en un lapso de 17 años lograr la erradicación de la enfermedad en las zonas epidemiológicas 3 y 4 y reducir significativamente las prevalencias del resto del país. La estrategia de este programa se basa en:

- El diagnóstico de los infectados.
- El saneamiento predial (eliminación de infectados para beneficio en mataderos).
- Restricciones al movimiento del ganado, tanto dentro como entre predios.
- Incentivos económicos por bonificaciones al precio de la leche producida en planteles libres de la infección.

Tratamiento

No se realiza en los animales.

Síntomas en el ser humano

- Signos respiratorios: tos persistente, por más de 15 días.
- Signos digestivos: diarrea persistente.
- El tratamiento se realiza con antibióticos administrados por 4-6 meses, bajo control del Ministerio de Salud.

Referencias

1. ABALOS, P., and RETAMAL, P. 2004. "Tuberculosis: a re-emerging zoonosis?". *Revue scientifique et technique* (International Office of Epizootics). 23: pp. 583-594.

2. ALEXANDER, K. A., PLEYDELL, E., WILLIAMS, M. C., LANE, E. P., NYANGE, J. F., and MICHEL, A. L. 2002. "*Mycobacterium tuberculosis*: an emerging disease of free-ranging wildlife". *Emerging Infectious Diseases.* 8: pp. 598-601.

3. COSIVI, O., MESLIN, F. X., DABORN, C. J., and GRANGE, J. M. 1995. "Epidemiology of *Mycobacterium bovis infection* in animals and humans, with particular reference to Africa". *Revue scientifique et technique* (International Office of Epizootics). 14: pp. 733-746.

4. DELAHAY, R. J., CHEESEMAN, C. L., and CLIFTON-HADLEY, R. S. 2001. "Wildlife disease reservoirs: the epidemiology of *Mycobacterium bovis infection* in the European badger (Meles meles) and other British mammals". *Tuberculosis* (Edinb) 81: pp. 43-49.

5. FISANOTTI, J. C., ALITO, A., BIGI, F., LATINI, O., ROXO, E., CICUTA, E., ZUMARRAGA, M. J., CATALDI, A., and ROMANO, M. I. 1998. "Molecular epidemiology of *Mycobacterium bovis* isolates from South America". *Veterinary Microbiology.* 60: pp. 251-257.

6. O'REILLY, L. M., and DABORN, C. J. 1995. "The epidemiology of *Mycobacterium bovis infections* in animals and man: a review". *Tuberculosis and Lung Diseases.* 76 Suppl 1: pp. 1-46.

7. POLLOCK, J. M., and NEILL, S. D. 2002. "*Mycobacterium bovis infection* and tuberculosis in cattle". *The Veterinary Journal.* 163: pp. 115-27.

8. SANIDAD ANIMAL. SAG, Ministerio de Agricultura, Chile. www.sag.gob.cl. [accedido en abril 2010].

9. TWOMEY, D. F., CRAWSHAW, T. R., ANSCOMBE, J. E., FARRANT, L., EVANS, L. J., McELLIGOTT, W. S., HIGGINS, R. J., DEAN, G., VORDERMEIER, M., JAHANS, K., and DE LA RUA-DOMENECH, R. 2007. "TB in llamas caused by *Mycobacterium bovis*". *The Veterinary Record.* 160: p. 170.

Enfermedades propias de los animales

3.1. Colibacilosis

Dra. Consuelo Borie

Etiología

E. coli es una bacilo Gram negativo, anaerobio facultativo, que coloniza el tracto intestinal, fundamentalmente la capa mucosa del colon, de animales y del ser humano. Sólo aquellas cepas que presentan factores de virulencia logran producir enfermedad intestinal y/o extraintestinal. Según la interacción de estas cepas patógenas con su célula huésped, se describen seis categorías diarreogénicas: EPEC, EHEC, ETEC, EAEC, EIEC y DAEC. Adicionalmente, APEC, es considerada patógena para aves. Estas categorías no son consideradas zoonóticas excepto EHEC (cepas VTEC).

Signos clínicos y patogenia

Se asocia a tres cuadros clínicos generales, según el patotipo de la cepa: a) Enfermedad diarreica (diarrea, disentería, colitis hemorrágica). b) Enfermedad urinaria. c) Cuadros sépticos (septicemia, meningitis, peritonitis, mastitis, aerosaculitis). De ellos, el cuadro diarreico representa el de mayor impacto económico por su alta morbilidad, mortalidad y causalidad multifactorial. Afecta fundamentalmente a los recién nacidos y recién destetados, siendo el nivel de consumo calostral uno de los factores más críticos.

La infección se inicia con la adherencia de la cepa mediante adhesinas (pilis), generalmente del tipo "manosa resistente". El tipo de adherencia y factores de virulencia dependerán de la categoría de *E. coli*, así (2) (Cuadro 3.1):

- Los EPEC, presentan una isla de patogenicidad "LEE" (*locus* of enterocyte effacement) donde se codifica la proteína intimina (gen *eae*) de adherencia al enterocito, una proteína receptora de intimina (gen *Tir*) que es translocada por el sistema de secreción tipo III hacia la superficie de la célula intestinal permitiendo la adherencia. Otras proteínas codificadas por los genes *sep* y *esp*, se relacionan con proteínas del sistema de secreción tipo III y proteínas asociadas a la lesión de las microvellosidades intestinales y otras asociadas a cambios de la organización de actina en el enterocito.

- Los ETEC, poseen factores de colonización que permiten la adherencia al enterocito (Fimbrias), enterotoxinas ST y/o LT que, al ingresar al citosol de la célula eucariota inducen un aumento de GMP o AMP cíclico con lo que se produce una fuerte salida de agua y electrolitos hacia el lumen intestinal. Algunas de estas cepas se asocian a la enfermedad edematosa del cerdo (junto a cepas productoras de verotoxinas).

- Los EHEC presentan verotoxinas que actúan inhibiendo la síntesis proteica y produciendo muerte celular; los tejidos más afectados son el renal (Síndrome Hemolítico Urémico), eritrocitos (Púrpura) y sistema nervioso. Algunas cepas presentan otros factores de virulencia tales como proteína intimina (diarrea) y genes asociados al *locus* LEE señalado para las cepas EPEC. En esta categoría, las cepas están presentes en el

Cuadro 3.1. Factores de virulencia en cepas de *E. coli*.

Cepa	Especie animal	Factores de virulencia
ECET	Cerdos	– Enterotoxinas LT, STa y STb. – Fimbrias F4 (K88), F6 (P987), F5 (K99) y F41. – α-hemolisina fundamentalmente en las cepas LT+ y F4+.
	Bovinos y ovinos	– Enterotoxina STa. – Fimbrias F5 y F41
	Perros	– Enterotoxinas STa y STb. – α-hemolisina.
ECEP	Conejos y perros	– Locus cromosómico LEE con genes: *eae, tir, esp* y *sep*.
UPEC	Perros y gatos	– Fimbrias P. Similares pero no idénticas a las que poseen las cepas humanas. – CNF1 y Hly.
ExPEC	Rumiantes	– Fimbrias F17a (FY o Att25), F17b (Vir), F17c (20K) y F17d (F111). – Adhesinas afimbriales CS31A y Afa-VIII. – Factor necrosante citotóxico tipo 2 (CNF2).
	Porcino	– Fimbria F165. – Se han detectado los operones fimbriales pap, sfa y afa.
APEC	Aves	– Fimbria tipo 1 (F1A) y tipo 1-like. – Fimbria P (Subtipo F11) y fibrillas tipo curli. – Hemaglutinina sensible a la temperatura (Tsh).

contenido intestinal de animales (bovinos, ovinos, cerdos) sin producir necesariamente diarreas, son más bien reservorios para la enfermedad en el hombre (enfermedad de las hamburguesas) excepto, las cepas asociadas a la enfermedad edematosa del cerdo.

– Los EIEC penetran al enterocito por endocitosis y se multiplican en el intracelular para luego diseminarse a células vecinas. Presentan una enterotoxina de acción local. Los factores de virulencia tanto plasmidiales como cromosomales inducen el cuadro diarreico como también cuadros extraintestinales.

– Las cepas patógenas de *E. coli* que causan enfermedades extraintestinales (ExPEC) presentan patotipos variables ya que no siempre muestran los mismos factores de virulencia, a diferencia de lo que ocurre con los patotipos diarreogénicos. Aparecen

142

aquí las cepas uropatógenas (UPEC) asociadas a infección del tracto urinario y las cepas patógenas para aves (APEC) asociadas a procesos respiratorios (principalmente aerosaculitis) y septicemia.
– Las cepas APEC presentan como factores de virulencia, fimbria S y P, cápsula, sistema secuestrador de hierro, hemolisinas, toxinas y citotoxinas.

Epidemiología

Siendo *E. coli* parte de la flora normal del intestino de animales y el ser humano, la transmisión se realiza por vía oral-fecal a través de alimento o aguas contaminadas. En el caso de las cepas diarreogénicas, éstas afectan a animales recién nacidos y jóvenes y no se consideran zoonóticas, con excepción de cepas de *E. coli* enterohemorrágicas productoras de verotoxinas.

La bacteria es altamente ubicua, siendo más prevalente en zonas de climas húmedos y cálidos ya que esta condición prolonga la sobrevida ambiental de la bacteria. El principal reservorio lo constituye el agua y alimentos contaminados con deposiciones, situación directamente asociada a mal manejo sanitario del plantel afectado.

La enfermedad diarreica se presenta con alta morbilidad y mortalidad si no existe una terapia adecuada y oportuna. En algunos países, se realiza vacunación de las madres antes de parir, de tal manera de entregar anticuerpos calostrales a los neonatos, disminuyendo con ello la morbilidad.

Diagnóstico

Se realiza mediante cultivo tradicional de un trozo de intestino ligado o bien del tejido afectado si se trata de una infección extraintestinal (mastitis, infección de heridas, infección urinaria, entre otros). La sola evidencia de crecimiento de *E. coli* en muestras intestinales no necesariamente constituye diagnóstico a menos que, el desarrollo sea mayor al 50% en la placa y/o existan serogrupos/serotipos asociados a diarreas y/o se caracterice el patotipo del aislado mediante estudio en animales experimentales o presencia de genes asociados a factores de virulencia (PCR, hibridación con sondas).

Prevención y control

Los animales afectados debieran aislarse de aquellos susceptibles e instaurar la terapia lo antes posible. El manejo adecuado del calostro es vital para prevenir la enfermedad, así existen programas de vacunación (bacterinas o fimbrias purificadas), aplicados a las hembras gestantes dos meses antes del parto. Siendo esta bacteria asociada a contaminación fecal, toda medida de manejo tendiente a disminuir las bacterias coliformes fecales en el agua de bebida, alimento y ambiente, sin duda mejorará el estado sanitario del predio (3).

Tratamiento

Por corresponder a una bacteria Gram negativa, que presenta elementos genéticos móviles y capacidad de conjugación, es necesario realizar un estudio de antibiograma para determinar las sensibilidades y resistencias a los fármacos disponibles en el mercado. El manejo hidrosalino y sintomático debe ser iniciado lo antes posible, en conjunto con la terapia antimicrobiana (2). Es importante aislar los animales enfermos de aquellos susceptibles.

Referencias

1. KOPER, J., NATARO, J., MOBLEY, H. 2004. "Pathogenic *E. coli*". *Nature Reviews.* 2: pp. 123-140.

2. www.usc.es/. Universidad de Santiago de Compostela. Laboratorio de Referencia de *E. coli*. *E. coli* patógenos para seres humanos y animales.

3. TEPLITSKI, M. 2006. *E. coli* and *Salmonella* on animal farms: sources,survival and management. Institute of Food and Agricultural Sciences, University of Florida. SL-239 fact sheet.

3.2. Complejo respiratorio viral felino

Dra. Loreto Muñoz

Etiología

Las principales causas de este complejo respiratorio son dos virus altamente contagiosos, herpes virus tipo 1 y calicivirus. Para el clínico no debiera ser tan importante identificar exactamente al virus comprometido, pero sí realizar el diagnóstico tempranamente para evitar las secuelas.

Epidemiología

El complejo respiratorio es una patología de distribución mundial, afecta mayormente a gatitos menores de 6 meses, sobre todo a gatos que viven en colonias o criaderos; es una patología de alta morbilidad y baja letalidad, describiéndose la mortalidad en gatitos débiles menores de 10 semanas en los cuales se produce pneumonia (1, 2, 3).

Esta enfermedad es frecuente en los gatos por varias razones, primero la contraen a temprana edad los gatitos a partir de su madre, porque ambos virus dejan portadores sanos. Segundo, estos virus son resistentes a desinfectantes (calicivirus) y se mantienen en forma viable en el medio ambiente y tercero se observan en forma concomitante con el virus leucemia e inmunodeficiencia.

Herpes virus-1

Virus causante de la rinotraqueitis. Es un virus DNA, sensible a los desinfectantes y al medio ambiente, sobrevive menos de 24 horas fuera del huésped. Se describe un seroti-po con virulencias diferentes entre las líneas virales (4). La transmisión es horizontal, es decir lo elimina el gato al estornudar abarcando un área de aproximadamente un metro (2, 3).

Este virus tiene una afinidad por el epitelio respiratorio, no multiplicándose más allá de la laringe-tráquea, bronquios; provocando lesiones necróticas del epitelio con un infiltrado neutrofílico (4). El período de incubación es entre 2 a 17 días y el curso de la enfermedad es de 2 a 4 semanas.

Comienza la enfermedad con estornudos paroxísticos y conjuntivitis unilateral que se hace bilateral a las 24 a 48 hrs; en este período el gato está de buen ánimo y apetito hasta alrededor de los 5 días pos-infección donde comienzan a aparecer otros signos, como quemosis, blefaroespasmo, la secreción conjuntival se hace mucosa a mucopurulenta y posteriormente aparecen úlceras dendríticas en la córnea, las cuales coalescen y hacen una úlcera única, la cual puede profundizarse y formar un desmetocele y perder el globo ocular. En los gatos que se compromete la laringe y tráquea, se observan signos como tos y disfonía. En muchos de estos pacientes ocurre contaminación bacteriana, por lo tanto se observan febriles y anoréxicos. En algunos casos se han descrito abortos por este virus y en neonatos la muerte es por encefalitis y hepatitis necrotizante focalizada (2,3).

Actualmente se describen algunos casos dermatológicos con lesiones ulcerativas faciales o lesiones eritematosas erosivas faciales asociadas a eritema multiforme (5).

El 80 a 90% de los gatos quedan como portadores sanos por años, ya que el virus hace latencia ubicándose principalmente en el ganglio trigémino, también se ha encontrado en las turbinas nasales, paladar blando y tonsilas. Cuando está en latencia no hay evidencia clínica, no se detecta inflamación periférica ni histológica y tampoco se detecta el virus en cultivo. El portador sano disemina el virus en forma intermitente y generalmente posterior a un período de estrés, manifestando a veces una leve signología (recrudescencia), por lo tanto es común que una hembra que se enfermó cuando pequeña contamine a su camada al estar lactando, ya que el parto y la lactancia son un estrés para ella (1, 2, 3, 4).

Algunos gatos hacen una persistencia extraneural, donde se ha visto por PCR el virus en tejidos periféricos en períodos asintomáticos y éstas son conjuntivitis crónica, queratitis estromal, queratitis eosinofílica y secuestro corneal (4).

Esta patología además, deja algunas secuelas como el simbléfaron que corresponde a la adherencia de la conjuntiva palpebral, bulbar o nictitante entre sí o a la córnea; desmetocele que es la protrusión de la membrana de Descemet en una úlcera corneal profunda (Figura 3.1.), rinosinusitis crónica por obstrucción en la comunicación del seno frontal con la cavidad nasal por la remodelación ósea posterior a la osteolisis provocada por este virus (1), por lo tanto este gato queda eliminando secreción mucopurulenta por la cavidad nasal en forma permanente y por último puede dejar como secuela la oclusión del conducto nasolagrimal, quedando el gato con un lagrimeo relativamente constante.

Una forma de realizar el diagnóstico es observando cuerpos de inclusión intranucleares en células conjuntivales, las cuales se obtienen por un raspado con hisopo luego de retirar las secreciones y detritus, para teñirlas con hematoxilina-eosina, no siendo una prueba muy sensible. Otras formas de diagnóstico, mejores pero no de uso rutinario en nuestro medio es el PCR e IF indirecta (1, 2, 4). La prueba de PCR es sensible pero debe interpretarse con cautela; primero asegurándose que la muestra tomada con hisopo de conjuntiva, córnea o tonsilas tiene el suficiente material celular para realizarla y luego

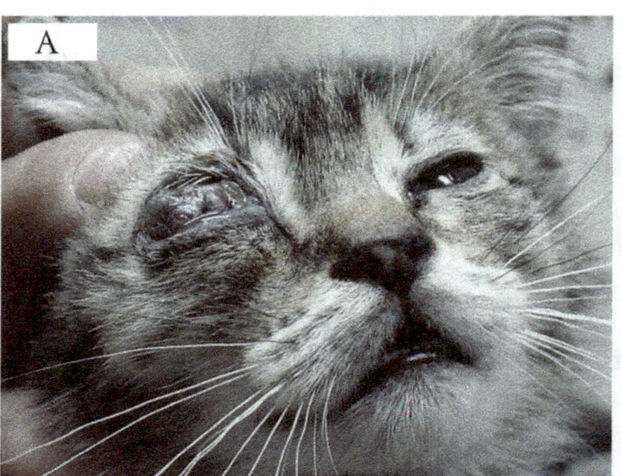
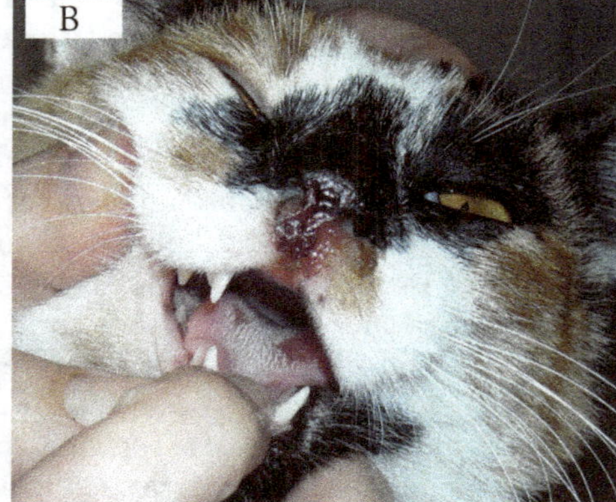

Figura 3.1. Complejo respiratorio felino. (A) Desmetocele, secuela de herpes virus. (B) Úlceras linguales y nasales producidas por calicivirus.

interpretar si el animal es portador o está enfermo, incluso puede ser positivo en animales vacunados con vacunas vivas modificadas (4).

El diagnóstico de las úlceras corneales se realiza con fluoresceína tópica o bien con Rosa de Bengala, lo que ayuda a visualizar si la úlcera es profunda o superficial, además de observar si el conducto nasolagrimal está funcional.

Calicivirus

Es un virus RNA. Resistente a la mayoría de los desinfectantes, es sensible al hipoclorito de sodio en relación 1:32. Resistente al medio ambiente ya que puede permanecer viable durante 8 a 10 días. Se transmite por contacto directo entre gatos enfermos o por contacto con las secreciones nasales u orales contaminadas. Existen varias cepas, con virulencia variable y con una gran variabilidad antigénica entre ellas (1, 2, 3).

El período de incubación es más de 14 días y el curso de la enfermedad dura entre 1 a 2 semanas. Es una patología de alta morbilidad y mortalidad variable.

Este virus se multiplica en todo el epitelio respiratorio, por lo tanto puede causar pneumonia, la cual solo se ha descrito en gatitos pequeños. Debido a que realiza una viremia transitoria, 3 a 4 días pos-infección, se puede detectar en otros tejidos, así en el intestino causa una enteritis aguda o crónica y otras cepas, que no causan tantos signos respiratorios, provocan una poliartritis (3, 6).

Los signos clínicos son muy similares a los causados por el virus herpes, existen estornudos en un inicio, descarga nasal, pero se diferencian por la gingivitis y estomatitis ulcerativa que lo caracterizan. Comienza con pequeñas úlceras en la lengua y en el paladar, las cuales coalecen formando úlceras más grandes, con células inflamatorias y tejido necrótico, generando gran dolor y salivación café de muy mal olor (Figura 3.1). Algunos gatos al segundo día de infección presentan dolor en las articulaciones y fiebre, se engruesa la sinovial y aumenta el líquido sinovial; no conociéndose bien la patogénesis. Se ha descrito también una poliartritis sin signos orales, esta ocurre 10 días a 3 semanas posterior a la infección y es debida a complejos inmunes; esta es precedida por letargia, anorexia y fiebre; este cuadro puede ocurrir en gatos vacunados un mes atrás (2, 3, 6).

Se han descrito 6 epidemias desde 1998 de un calicivirus sistémico que afecta a gatos adultos. Esta cepa tiene tropismo por los epitelios y endotelios produciendo un compromiso vascular en varios órganos. Los primeros signos son edema facial y de extremidades, fiebre alta, múltiples fallas orgánicas (pulmón, hígado, páncreas), hemorragia, coagulación vascular diseminada, shock y muerte (7).

El calicivirus también deja portadores sanos, concentrándose el virus en las tonsilas y en otras zonas del aparato respiratorio superior, ya que con la tonsilectomía se observó que el gato igual diseminaba el virus. La diferencia entre este virus y el herpes, es que el gato que se recupera disemina el virus durante 30 días y algunos lo diseminan en forma continua durante meses incluso años (6).

Este virus deja como secuela la estomatitis linfocítica-plasmocítica crónica y la estomatitis úlceroproliferativa crónica, donde se observa en las fauces una masa irregular o una zona ulcerada que causa dolor, halitosis, disfagia y, le impide alimentarse adecuadamente y es más severo si está coinfectado con el virus leucemia e inmunodeficiencia; y el 81% de estos casos está diseminando el virus. Estos cuadros deben diferenciarse del cuadro agudo que es autolimitante. Otra secuela frecuente es la periodontitis y la pérdida de los incisivos (6).

El diagnóstico es por los signos clínicos, no existiendo un examen de laboratorio rápido y económico en nuestro medio. Se puede realizar PCR para el diagnóstico, pero la sensibilidad va a depender de los partidores a utilizar y de la cepa viral, debido a la alta variabilidad en el genoma viral (6). Los cultivos virales son menos sensibles que el PCR, se puede ver afectado por un pequeño número de virus, o por la inactivación durante el traslado o por la presencia de anticuerpos en la muestra que neutralicen el virus *in vitro* (2, 3, 6).

Tratamiento

Debido a que el clínico diagnostica el complejo respiratorio felino y ambas patologías son virales, el tratamiento es el mismo para ambos, sintomático, utilizando determinados antivirales cuando se sospecha de un herpes (1, 4).

Se recomienda el aislamiento de los gatos enfermos para evitar la diseminación de la enfermedad, por un mínimo de un mes.

Lo primero es mantener al gato hidratado y con un buen soporte nutricional, para lo cual se deben utilizar alimentos apetitosos, de olores fuertes, temperados para que sean más atractivos y mantener al gato siempre limpio, sin secreciones nasales ni oculares. Si están deshidratados se realiza hidratación parenteral y luego se le ofrece agua a tomar, la cual puede mezclarse con jugos de carne o atún para hacerla también más apetitosa. En caso de estar muy comprometidos tienen que realizarse los manejos de un paciente crítico y hospitalizarse (6).

Es recomendable mantenerlos en ambientes temperados, ya que así se disminuye la multiplicación viral, porque estos virus se multiplican a bajas temperaturas.

Para evitar la contaminación bacteriana y las secuelas, es necesario realizar una terapia con antibióticos por un período no menor de 14 días. Para la conjuntivitis se utilizan ungüentos oftálmicos de antibióticos. En caso de sospechar de un herpes se utiliza un ungüento oftálmico antiviral como la idoxuridina (4).

Últimamente se recomienda para evitar la multiplicación del virus herpes administrar en forma oral L-Lisina, basándose en que la lisina compite con la utilización de la arginina para la multiplicación viral. Se ha empleado en camadas donde la madre comienza a tener leves signos respiratorios, evitando así que los gatitos desarrollen una enfermedad de mayor magnitud, incluso se puede administrar profilácticamente en el agua de bebida.

También se utiliza la administración oral de interferón alfa recombinante humano, el cual mejora el apetito, el estado anímico y actuaría como antiviral; todo esto en forma empírica porque no existen estudios científicos que lo avalen (6). Actualmente se recomienda el uso de interferón omega felino (4, 6).

Para el manejo del dolor se puede utilizar meloxicam, tramadol o ketoprofeno. No se recomienda el uso de los glucocorticoides para estas patologías (1, 4, 6).

Prevención

Las medidas de prevención van a ser diferentes si se trata de un solo gato o bien de un criadero de gatos.

La prevención individual se realiza mediante la vacunación, para lo cual existen las vacunas de uso parenteral, que pueden ser con virus muerto o modificado y las de uso local, que son con virus modificado de uso intranasal. Se recomienda comenzar la inmunización en estos gatos con vacunas parenterales a las 9 semanas de edad, repetir a las 12 semanas y luego un *booster* al año y de ahí se coloca cada 3 años en gatos de bajo riesgo (vive solo en departamento) y anualmente en gatos con contacto con más gatos (alto riesgo) (4). Esta vacuna (triple felina) se coloca subcutánea en el miembro anterior derecho, según las indicaciones de la AAFP (Figura 3.5) (8).

Las vacunas parenterales no evitan que el gato se infecte con el virus, aunque sí evitan que desarrollen una enfermedad sistémica grave, además tampoco inhiben el estado portador (4). También existen ciertas diferencias entre utilizar una vacuna viva modificada o muerta; las vacunas atenuadas tienen una concentración más baja de virus, generan una inmunidad más rápida y la desventaja es que si se derrama parte de la vacuna sobre el pelaje puede generar en el gato estornudos y úlceras oronasales y no es recomendable utilizarlas en hembras preñadas; las vacunas muertas deben tener un adyuvante que genere una inflamación tal para que haya una buena respuesta inmune, lo recomendable es utilizar 3 dosis inicialmente. La vacuna local (intranasal) genera una inmunidad mucho más rápida (1- 4 días pos-vacunación), una protección por inmunidad local lo que limita la colonización viral, no interfiere con la inmunidad calostral, por lo tanto se puede utilizar en gatitos de 5 a 7 días de edad y en hembras preñadas; la desventaja de su uso son los estornudos y secreción naso ocular pos-vaccinal (2, 4, 8). Es recomendable vacunar al gato que se recupera de la enfermedad, porque la protección no es larga y además no se realiza el diagnóstico certero del virus que lo afectó (4).

Las medidas preventivas a considerar en gatos de criaderos son las siguientes: vacunar a todos los gatos en forma sistemática; evitar la entrada de nuevos gatos o conocer su origen, o aislarlos durante 2 a 3 semanas para que manifiesten signología clínica (estrés) en caso de ser portadores; vacunar a las hembras antes de la cruza, durante la preñez y 3 a 4 semanas antes del parto con vacunas muertas, destetar a los gatitos tempranamente (4 a 5 sem) y vacunarlos con vacuna local, sobre todo si en el criadero existe la enfermedad en forma endémica; evitar la sobrepoblación, manejar adecuadamente la ventilación, humedad y temperatura.

Referencias

1. Augusт, J., Bahr, A. 2006. "Chronic upper respiratory disease: principles of diagnosis and management". In: August, J. *Consultations in Feline Internal Medicine*. Elsevier Saunders USA Vol 5. pp. 347-367.

2. Gaskell,R.M., Radford,A.D.,Dawson,S. 2004. "Feline Infectious respiratory disease". In: Chandler, E.A.,Gaskell,C.J.,Gaskell,R.M. *Feline Medicine and Therapeutics*. 3rd Ed. Blackwell Publishing Oxford . Chapter 22: pp. 577-595.

3. Ford, R., Levy, J. 1994. "Infectious diseases of the respiratory tract". In: Sherding, R. *The cat diseases and clinical management* 2nd Ed. Churchill Livingstone Vol 1: pp. 489-500.

4. Holland, J., Outerbridge, C., Affolter, V., Maggs, D. 2006. "Detection of feline herpesvirus 1 DNA in skin biopsy specimens from cats with or without dermatitis". *Journal of the American Veterinary Medical Association.* 229: pp. 1.142-1.446.

5. Pedersen, N., Elliott, J., Glasgow, A., Poland, A., Keel, K. 2000. "An isolated epizootic of hemorrhagic-like fever in cats caused by a novel and highly virulent strain of feline calicivirus". *Veterinary Microbiology.* 73: pp. 281-300.

6. The 2006 American Association of feline practitioners feline vaccine advisory panel report 2006. *Journal of the American Veterinary Medical Association.* pp. 1.405-1.433.

3.3. DEMODICOSIS CANINA

DRA. SONIA ANTICEVIC

Enfermedad dermatológica parasitaria inflamatoria, eritematosa, con predominio de furunculosis, localizada o generalizada.

Etiología: *Demodex canis*

Ácaro comensal del folículo piloso.

Epidemiología

El micro hábitat de la piel está compuesto por flora comensal residente y organismos transientes. Esos organismos incluyen ácaros, parásitos, virus, bacterias, hongos y levaduras. La flora comensal ocupa cada nicho y de esta forma le otorga protección al hospedero de una posible invasión con patógenos (3).

Demodex canis es un ácaro comensal del folículo piloso, rara vez se ubica en las glándulas sebáceas, y se encuentra en la mayoría de los perros después de su nacimiento. Su diseminación probablemente ocurre por activa migración desde la madre a los cachorros.

La demodicosis puede ser una enfermedad muy debilitante y pone en riesgo la vida del hospedero. Si bien es posible que haya transmisión del ácaro entre perros adultos, no se trata de una enfermedad contagiosa ni tampoco zoonótica.

Demodex posee 5 estadios en su ciclo de vida: huevos, larvas, pro ninfas, deutoninfas y adultos. El ácaro adulto se desarrolla a partir de un huevo fusiforme, a través, de un estado larval de protoninfa y ninfa en el exterior del hospedero. La protoninfa posee seis patas y más tarde al estado de ninfa posee ocho y al estado adulto conserva igual número, pero más prominentes (3, 4).

El ciclo de vida es de 20 a 35 días y la transmisión entre dos hospederos caninos ocurre después del nacimiento. Inicialmente el ácaro se encuentra sobre la cabeza y delante de las extremidades y no sobrevive más allá de 24 a 48 horas fuera del hospedero. La transmisión en neonatos ocurre durante los dos primeros días de vida y se ha demostrado que puede ocurrir tempranamente a las 16 horas de nacido el cachorro. *D. canis* se establece en el folículo piloso, irritando a los queratinocitos y estimulándolos a producir queratina. Al irritar el folículo, el hospedero responde con hiperplasia celular y queratina folicular, otorgando las condiciones adecuadas para la sobrevivencia del ácaro (3).

El ácaro frente a determinadas situaciones se exacerba y causa la enfermedad. Así, por ejemplo, en la demodicosis juvenil se describe como un defecto en la maduración del sistema inmune que favorecería la proliferación del ácaro. En tanto en la demodicosis adulta existiría una enfermedad sistémica, inmunosupresiva, como por ejemplo, el hiperadrenocorticismo, el hipotiroidismo y/o tratamientos con quimioterápicos o con corticoides.

Hay razas predispuestas a desarrollar demodicosis generalizada y estas son: Old English Sheep Dog, Afgano, Collie, German Sheperd, Staffordsshire Terrier, Pitbull Terrier, Doberman Pinscher, Dálmatas, Gran Danés, Bulldog Inglés, Boston Terriers, Dachshunds, Chiguagua, Boxer, Pug, Shar Pei, Beagles y Pointer(1, 2, 4).

Signos patológicos

La demodicosis puede ser clasificada en: juvenil, adulta, escamosa, pustular, localizada y generalizada. Si se presenta el cuadro clínico en menores de 2 años se considera juvenil y sobre esta edad, adulta.

La demodicosis escamosa se presenta como parches alopécicos sin pioderma, mientras que la demodicosis pustular se manifiesta con pioderma secundario.

La demodicosis localizada afecta a menos de 5 áreas corporales, afectando principalmente cara y patas delanteras. Se caracteriza por zonas con eritema, alopecia, escamas, con o sin prurito. La mayoría de los casos ocurren entre los 3 y 6 meses de edad y resuelve espontáneamente, pero un 10% puede progresar a la forma generalizada (3).

La demodicosis generalizada (Figura 3.2) provoca más de 5 lesiones localizadas, afectando a toda una región del cuerpo. Usualmente se inicia en la juventud (3 y 18 meses) y si las lesiones no resuelven espontáneamente el perro ingresa a la adultez con la patología. Se puede encontrar alopecia, eritema, comedones, pápulas, pústulas, costras, linfoadenopatía generalizada y pododemodicosis. Las lesiones aparecen en la cabeza, miembros y tronco, las que se agrandan, formando grandes manchas. Se produce hiperqueratosis, desórdenes seborréicos y pioderma secundario.

La pododemodicosis (Figura 3.2) puede presentarse sin lesiones generalizadas y podría ser secuela de una demodicosis anterior ocurrida en el resto del cuerpo. Sus lesiones digitales e interdigitales son susceptibles a piodermas secundarios y el problema puede ser crónico y refractario a la terapia. Además es muy doloroso y con gran edema.

Es posible encontrar casos de demodicosis en perros mayores de 2 años y la mayoría de éstos tienen dermatosis crónicas.

La demodicosis generalizada adulta (Figura 3.2) es rara, incluso puede comenzar tardíamente, por ejemplo a los 14 años. Muchos de estos casos son compatibles con enfermedades sistémicas, farmacoterapia inmunosupresora o neoplasia (3).

Diagnóstico

El diagnóstico confirmatorio para la demodicosis es el examen parasitológico de piel y escamas, con un raspado de piel profundo y extenso, previo masaje de la zona. La muestra obtenida se coloca en un porta objeto y se fija con lactofenol y posteriormente se observa en el microscopio (100 x) la proporción de ácaros juveniles versus adultos. Si se aprecia al menos un huevo, o bien un parásito adulto (Figura 3.2) o juvenil se da por positivo.

Se recurre al examen histopatológico, por medio de una biopsia cutánea en el caso de caninos de raza Shar Pei, en perros con lesiones fibróticas, crónicas o en casos de pododemodicosis.

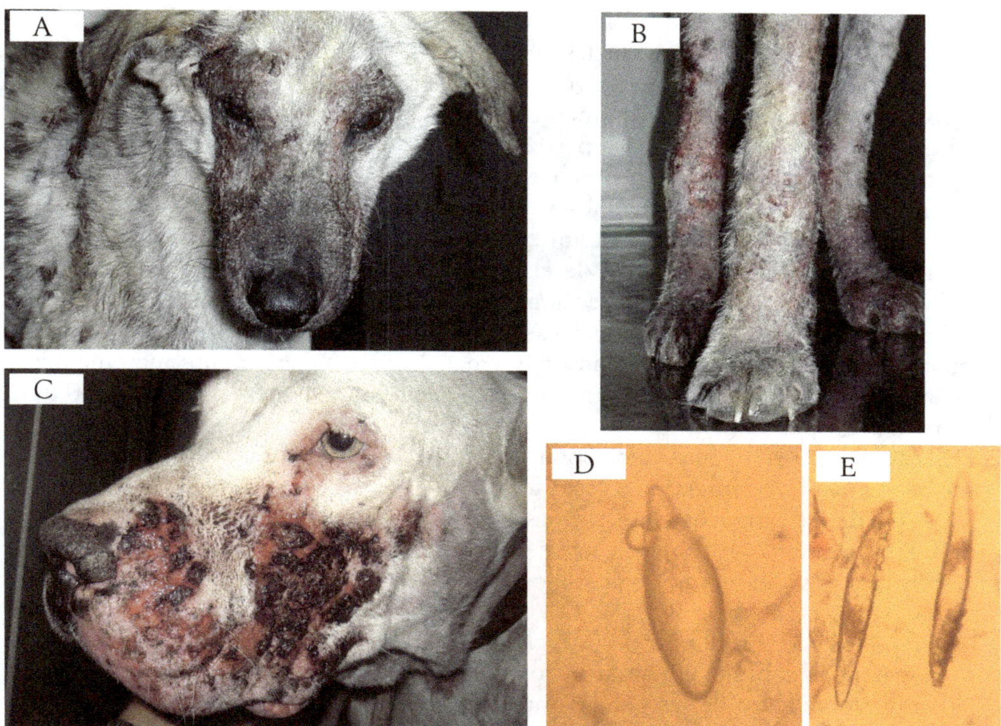

Figura 3.2. Demodicosis canina. (A) Paciente Canino, 6 meses, demodicosis juvenil generalizada pustular. (B) Podo-demodicosis. (C) Demodicosis del adulto en un Dogo Argentino, secundaria a hiperadrenocortisismo iatrogénico. (D) Huevos de *Demodex canis* (100 x). (E) Adultos de *Demodex canis* (100 x).

Control

La presencia de un defecto genético inmunológico es probablemente la responsable de la demodicosis juvenil, esto acrecentado por su marcada predilección en algunas razas sugiere un mecanismo de herencia autosomal recesivo por lo que la AAVD adoptó como resolución en 1981 con el Dr. Robert Kirk, esterilizar a los pacientes con demodicosis generalizada para disminuir la incidencia de la enfermedad y que esta no se perpetúe.

Tratamiento

El amitraz corresponde a una diamida, y se utiliza como acaricida e insecticida. Fue el primer producto con licencia para ser utilizado en el tratamiento de la demodicosis generalizada. Es un inhibidor monoamino oxidasa y un agonista α2 adrenérgico e inhibidor de la síntesis de prostaglandinas. Los efectos secundarios del amitraz son sedación, bradicardia, hipotermia, hipotensión, poliuria, hiperglicemia y vómito en perros que pesan menos de 5 kg. Es un producto de uso tópico y para optimizar su penetración en la piel se recomienda rasurar el pelaje del paciente, eliminar las costras, escamas y exudado. La solución debe ser aplicada en las áreas afectadas y en los lugares sanos. Si hay pododemodicosis se recomienda sumergir las patas y masajear suavemente. Se recomienda el uso de guantes y trabajar en un área ventilada para prevenir un eventual efecto irritante y problemas respiratorios en los humanos (1, 4).

Para mejorar la efectividad, los perros pueden no enjuagarse entre las aplicaciones del producto. Los protocolos son variables, en USA se utiliza amitraz al 0,025% durante dos semanas; en Alemania y Australia se utiliza al 0,05% semanalmente, mientras que en Francia recomiendan el uso del amitraz al 0,1% cada semana. Los porcentajes de cura usando este producto van desde el 0% al 99%, esto se debe a diversos factores, tales como: la gravedad del caso seleccionado, diferentes concentraciones de la solución o frecuencia de aplicación. Cuando no se alcanza la cura con este producto es posible aumentar la frecuencia del uso del amitraz semanalmente o diariamente, incrementar la concentración del acaricida de 250 ppm a 1.250 ppm o mantener la dosis en 250 ppm durante 2 a 4 semanas (2).

Si esto no da resultado se debe optar por el uso de lactonas macrocíclicas sistémicas como milbemicina, ivermectina o moxidectina.

Dentro de los fármacos endectocidas encontramos el grupo de las avermectinas y el de las milbemicinas. Estos fármacos se caracterizan por tener potente actividad sobre parásitos internos y externos, y por su dosificación en µg/kg de peso vivo. Actúan sobre nematodos, insectos y ácaros (1, 2).

El modo de acción dentro de este grupo es similar, ellos actúan selectivamente y con gran afinidad sobre el glutamato y los canales del ion cloro presente en los nervios de los invertebrados y de las células musculares. Estos producen un aumento de la permeabilidad celular para el ion cloro. El influjo de éste inhibe la actividad eléctrica de las células nerviosas en los nemátodos y en las células musculares de los artrópodos, causando una parálisis flácida y eventual muerte del parásito. También pueden interactuar con el neurotransmisor GABA. Este actúa como mediador de la transmisión de las interneuronas hacia las neuronas motoras en los nemátodos y de las motoneuronas a las células musculares en los artrópodos.

La ivermectina (Ivomec®) es un producto de fermentación del *Streptomices avermitilis* y es utilizada en el tratamiento de endo y ectoparásitos a dosis que se encuentran entre los 200 y 400/kg/día durante una o dos semanas, por vía subcutánea o *pour on*. Sin embargo, el tratamiento puede llegar a durar ocho semanas (4).

Hace al menos unos quince años, investigadores iniciaron el uso de la ivermectina para el tratamiento de la demodicosis generalizada, utilizando dosis de 400µg/kg subcutáneamente, semana a semana por un total de ocho tratamientos con beneficios tangibles. La eficacia de la droga fue reinvestigada usando altas dosis administradas diariamente en perros adultos con demodicosis generalizada crónica. Se utilizaron productos inyectables preparados al 1% para ovejas, vacunos, cerdos y equinos, administrándose por vía oral.

La dosis oral de ivermectina se encuentra entre los 300 y 600µg/kg de peso, utilizándose varios protocolos. La duración del tratamiento es variable, puede llevar 10 a 18 semanas. En la mayoría de los casos, la duración del tratamiento se extiende un mes después del último raspado negativo. El porcentaje de cura es dosis dependiente y se ha llegado a un 83% de efectividad (3).

La ivermectina es potencialmente tóxica, esto debe tomarse en cuenta especialmente en razas como: Collie, Australian Shepherds, Old English Sheepdogs y Shetland Sheepdogs. Así por ejemplo, se ha observado toxicidad con dosis que van entre 200 y 40.000µg/kg. Con dosis de 2.500µg/kg se produce midriasis, mientras que con 5.000µg/

kg se produce tremor; con 10.000μg/kg se presenta tremor y ataxia y con 40.000μg/kg es posible causar la muerte.

Existe un 10% de perros con demodicosis generalizada (excluyendo razas susceptibles a la intoxicación) tratados con ivermectina oral diariamente a dosis de 300 a 600μg/kg que presentan midriasis y ataxia a las dos o tres semanas desde el inicio del tratamiento.

Muchos casos de demodicosis generalizada cursan con pioderma secundario que contribuye a la inmunosupresión del perro. La selección del antibiótico debe basarse en la severidad y profundidad del pioderma. En la mayoría de los casos se utilizan cefalosporinas de primera generación, como cefalexina o cefadroxilo para atacar patógenos Gram positivos (2, 4).

El peróxido de benzoilo es muy efectivo, tiene actividad antibacteriana durante 48 horas y limpia los folículos. No obstante puede causar irritación en algunos perros, especialmente si son alérgicos.

Si bien se describe el uso del amitraz como tratamiento inicial para la sarna demodécica, actualmente la tendencia es utilizar ivermectina oral, ya que con ésta se obtiene un porcentaje de éxito mayor en el tratamiento. Además los baños con amitraz son difíciles de realizar, ya que requieren cierto tiempo de acción e implican un riesgo cuando se está manipulando el producto. Cuando se opta por realizar baños, es necesario realizar tricotomía y escoger un producto que sea queratolítico y queratoplástico, como lo es el peróxido de benzoilo. De esta manera cuando se opta por los baños para tratar la demodicosis no basta con la utilización de un sólo producto.

La situación se simplifica al usar sólo ivermectina oral como tratamiento inicial para la demodicosis generalizada.

Referencias

1. HONRUBIA, M., BOTANA, L., SIERRA, M.A. 2002. "Aspectos técnicos del desarrollo de fármacos". En: Botana, L.M., Landoni, M.F., Martín-Jiménez, T. (eds). *Farmacología y Terapéutica Veterinaria*. pp. 690-713.

2. MUELLER, R.S. 2004. "Treatment for demodicosis: an evidence based review". *Veterinary Dermatology*. 15: pp. 75-89.

3. SCOTT, D.W., MILLER, W.H., GRIFFIN, C.E. 1999. "Dermatosis parasitarias". In; Mueller & Kirk *Dermatología en pequeños animales* 5ª Edición. Sauders. Philadelphia, USA. pp. 473-490.

4. ZIVICNJAK, T. 2005. "A retrospective evaluation of efficiency in therapy for generalized canine demodicosis". *Veterinary Archives*. 75: pp. 303-310.

3.4. Diarrea viral bovina

Dra. María Orfelia Celedón

La diarrea viral bovina (DVB) es producida por el virus diarrea viral bovina (VDVB) que se ubica en el género *Pestivirus* de la familia *Flaviviridae.*

Este *Pestivirus* es un virus RNA de 40 a 60 nm de diámetro. El genoma se rodea por una cápside icosaédrica, conformada por la proteína C y la cápside se cubre con una envoltura lipo-proteica donde se insertan 3 glicoproteínas -Erns, E1, E2. La proteína E2 es la mayoritaria y la más inmunogénica (1).

En base a la capacidad de producir, o no, cambios microscópicamente visibles en los cultivos celulares donde ellos se multiplican, los aislados de VDVB se clasifican en los biotipos, citopatogénico (CP) y no citopatogénico (NCP). Se describe un único seroti-po pero una alta diversidad antigénica, proporcionada mayoritariamente por múltiples epitopos de la proteína E2. De acuerdo a la similitud de la secuencia de nucleótidos de diferentes segmentos del genoma viral los aislados del VDVB se segregan en: 2 genotipos (genotipo 1 y genotipo 2), cuando su similitud es cercana al 60%; en subgenotipos, o también llamados subgrupos, cuando la similitud es cercana al 80 a 85% (se describen 15 subgenotipos del genotipo 1, y 2 subgenotipos del genotipo 2), y cuando los aislados virales son similares en más de un 90% se incluyen dentro de un mismo subgenotipo o subgrupo (1).

Epidemiología

La DVB es considerada como una de las patologías que produce las mayores pérdidas reproductivas del ganado bovino. Se describe por primera vez en los Estados Unidos en el año 1946, asociado a epizootias de una enfermedad aguda a menudo mortal, que se caracterizó por la presencia de lesiones erosivas en el tracto digestivo y diarreas (2).

La mayoría de los bovinos experimentan infección aguda con VDVB cepa NCP, genotipo 1, durante sus dos primeros años de vida, presentándose la enfermedad, la mayoría de las veces, en forma subclínica o moderada (3).

La enfermedad se caracteriza por ser de alta morbilidad, baja mortalidad y mínimas lesiones en las mucosas. Las prevalencias serológicas, a nivel mundial, en la mayoría de los rebaños son sobre el 60% pudiendo llegar incluso al 100%, en tanto que la prevalencia predial, la mayoría de las veces, es cercana al 100% (2).

Ocasionalmente, la infección con el VDVB genotipo 2 se ha identificado como la causa primaria de muerte en terneros y con el curso de una enfermedad aguda severa con muerte de animales de todas las edades (4).

En un rebaño la principal fuente de infección está dada por la presencia de un animal persistentemente infectado (PI). La condición de PI se presenta cuando el virus se adquiere en la etapa temprana de la gestación y el feto sobrevive a la infección con imposibilidad de generar una respuesta inmune contra el virus, tanto en vida intrauterina como extrauterina. Dado que el virus se multiplica en células epiteliales, endoteliales y en células del sistema retículo endotelial, el animal PI elimina virus en forma permanente y en gran cantidad por todas las secreciones y excreciones, haciéndose muy eficiente la transmisión de la infección a animales susceptibles. La prevalencia de animales PI en un rebaño está determinada, por la incidencia de la infección de animales en gestación temprana y se puede encontrar entre un 1 a 2% (2). De alto significado epidemiológico son los toros PI ya que el virus replica en las vesículas seminales y glándula prostática, aportando de 10 mil a 10 millones de DICT50 de virus/ml de semen. En una infección aguda los animales eliminan virus, transitoriamente, desde el día 4 hasta el día 19 después de la infección y en el semen se ha cuantificado una excreción pasajera de 5 a 75 DICT50 de virus/m, entre los días 10 a 14 posteriores a la infección (5).

Otras formas de introducción o transmisión del virus en un rebaño son a través de la contaminación de fomites, empleo de semen o embriones infectados y contacto con otros animales domésticos o silvestres infectados (3).

Signos patológicos

La infección con cepas de baja virulencia, de genotipo 1 o 2, generalmente, produce una enfermedad subclínica o moderada caracterizada por fiebre, descarga nasal y leucopenia pasajera. No obstante, el virus por su efecto inmunodepresor actúa potenciando la presentación de enfermedades respiratorias y digestivas provocadas por otros agentes (3).

Con cepas de VDVB de alta virulencia, que pertenecen al genotipo 2, en Canadá, Gran Bretaña y Estados Unidos, se ha identificado infecciones clínicamente severas con alta mortalidad, en animales de todas las edades. Clínicamente, se presenta fiebre, diarrea, respiración rápida, anorexia, depresión, linfopenia y trombocitopenia que puede continuar con diarrea hemorrágica, hemorragia en la cámara anterior del ojo, epistaxis, sangrado subcutáneo y sangrado en los sitios de inyección y picadura de insectos, aborto y muerte repentina. En la necropsia se encuentran extensas hemorragias equimóticas en las superficies serosas y evidencia de hemorragias en músculo y entre los planos de las fascias,(4).

La infección de una hembra, en período reproductivo, puede tener diferentes consecuencias. Así, cuando la infección ocurre a partir de los 9 días antes de la concepción se puede producir ooforitis, salpingitis y procesos inflamatorios en el útero alterando la ovulación, la fecundación y la anidación. En el huevo fecundado la zona pelúcida intacta previene la infección del embrión hasta el día 8 a 9, pero si en ese tiempo no se ha desarrollado una respuesta inmune local adecuada, el virus destruye al embrión conduciendo a la repetición del celo (5).

Después de la implantación puede ocurrir una infección a través de la placenta, infectándose el feto, generando una vasculitis, edema, congestión y hemorragia con degeneración y necrosis. Dependiendo del período de gestación en que ocurre la infección, se producirá reabsorción embrionaria, momificación o expulsión del feto. El aborto puede ocurrir en cualquier época de la gestación, pero es más común en el primer trimestre (5).

En rebaños endémicamente infectados, sin programa de control ni vacunación, se estima que el 7% de los abortos son a consecuencia de la infección con el VDVB. El tiempo que transcurre entre la exposición al virus y el aborto varía entre 9 a 21 días. La muerte del feto ocurre 10 a 27 días pos-exposición, con expulsión que ocurre hasta 50 días más tarde. Las lesiones en el feto consisten en conjuntivitis, neumonía peribronquiolar, neumonía interalveolar y miocarditis inespecífica (3).

Si no se produce aborto y la infección ocurre entre los 40 a 125 días de gestación con una cepa NCP el feto hace infección persistente y nace un ternero PI que, generalmente aparenta normalidad al nacimiento, aunque algunos pueden presentar falta de desarrollo y temblores por hipomielogénesis. La mortalidad neonatal puede ser alta como resultado de infecciones secundarias que causan enteritis, neumonía y artritis. La consecuencia más evidente de la infección que genera un ternero PI es la presentación de la *enfermedad de las mucosas* que es siempre mortal. Ésta ocurre entre los 6 a 24 meses de edad y se caracteriza por presentar anorexia, pirexia, pérdida de la condición, diarrea profusa, excesiva salivación, descarga nasal y muerte (3).

La infección entre los 100 y 150 días de gestación, a menudo, resulta en el desarrollo de una variedad de defectos congénitos como microencefalopatía, hidrocéfalo, hidranancefalia, poroencefalia, hipoplasia cerebelar, hipomielinación, cataratas, microoftalmia, neuritis óptica, degeneración retinal, hipoplasia tímica e hipotricosis, alopecia, pelaje erizado, osteogénesis incompleta, braquignatismo mandibular y retardo en el crecimiento. Lo más frecuentemente descrito es la hipoplasia cerebelar que se presenta con alteraciones locomotoras desde ataxia leve a inhabilidad para pararse, opistótono y tortícolis. En estos casos los terneros mueren o son sacrificados (3).

Si la infección ocurre entre los 125 a 285 días de gestación, período en que la organogénesis y la inmunocompetencia se ha completado, aunque pueden ocurrir abortos y nacimiento de terneros débiles, los fetos infectados son capaces de desarrollar una respuesta inmune contra el virus y controlarlo efectivamente, naciendo terneros normales y con anticuerpos neutralizantes precalostrales. Sin embargo, los terneros congénitamente infectados pueden tener más riesgo de eventos de salud pos-natal (3).

Diagnóstico

Para identificar la presencia del virus en un animal vivo o en un animal muerto, la prueba "estándar de oro" es el aislamiento viral en cultivos de células de origen bovino. Para aislar virus la mejor muestra en el animal vivo es de sangre, de donde se obtienen leucocitos que se emplean como inóculo. En animales muertos las muestras de elección son los órganos linfoides como bazo, placas de Peyer, linfonódulos mesentéricos y timo. Más del 90% de los aislados son de biotipo NCP, de manera tal que para hacer la identificación se requiere de técnicas que detecten antígenos virales, como IF o inmunoperoxidasa o que detecten una fracción del genoma como es la transcripción reversa de la PCR (RT-PCR). Estas técnicas también pueden emplearse en la detección de antígenos y genomas en los tejidos del animal infectado, pero son de menor sensibilidad que cuando se aplican sobre un aislado viral. La prueba inmunoenzimática de ELISA de captura, es de utilidad sólo cuando hay altas concentraciones de virus y entrega resultados satisfactorios en el caso de animales PI (6).

La cuantificación de anticuerpos en el período agudo y en la convalecencia de la enfermedad permite identificar una infección viral reciente, basándose en el alza de anticuerpos o sero-conversión. La técnica de elección para medir anticuerpos es la sero-neutralización en cultivos celulares empleando una cepa de referencia CP (6).

Prevención y control

Para prevenir la infección en un rebaño se debe evitar la introducción y permanencia de animales PI, así como el ingreso de animales virémicos, el uso de productos biológicos contaminados e implementar normas de manejo adecuadas.

Las vacunas VDVB son un componente importante en los programas de prevención y control. La amplia diversidad antigénica y los diferentes síndromes clínicos requieren del uso de más de una cepa para desarrollar altos niveles de protección en el campo. Lo más recomendado es aplicar una vacuna que contenga los genotipos y sub-genotipos prevalecientes en el área geográfica donde se va a aplicar la vacuna (7).

La respuesta al genotipo 2 es mayor cuando se inocula con la vacuna que contiene ambos genotipos, que cuando se vacuna sólo con el genotipo 1. Existen vacunas inactivadas y vacunas modificadas que contienen los dos genotipos (7).

Situación en Chile

En Chile el VDVB fue aislado por primera vez en el año 1986, desde un rebaño que sufrió el cuadro de Enfermedad de las mucosas (EM) en la Región de Los Lagos (8). Prospecciones serológicas muestran que aproximadamente el 60% de los bovinos de la Región Metropolitana (9) de las Regiones de la Araucanía y de Los Lagos (10) se han infectado con este virus. El virus se ha aislado desde animales clínicamente sanos, animales muertos, fetos abortados, vacas con antecedentes de aborto y síndrome de vaca repetidora y bovinos PI. También se ha demostrado seropositividad para el VDVB en ovinos y caprinos de diferentes regiones del país y camélidos sudamericanos que habitan la Región Metropolitana (11) y se ha aislado virus de genotipo 1 y de genotipo 2 de estas mismas especies (12).

Referencias

1. BOLIN, S. R., GROOMS, D. L. 2004. "Origination and consequences of bovine viral diarrhea virus diversity". *Veterinary Clinics of North America: Food Animal Practice*. 20. pp. 51-68.

2. HOUE, H. 1995. "Epidemiological features and economical importance of bovine virus diarrhea virus infection". *Veterinary Microbiology*. 64. pp. 89-107.

3. BAKER, J.C. 1987. "Bovine viral diarrhea virus: A review". *Journal of the American Veterinary Medical Association*.190. pp. 1.449-1.457.

4. PELLERIN, C., VAN DEN HURK, J., LECOMTE, J., TIJSSEN, P. 1994. "Identification of a new group of bovine viral diarrhea virus strains associated with severe outbreaks and high mortalities". *Virology*. 203. pp. 260-268.

5. GROOMS D. L. 2004. "Reproductive Consequences of infection with bovine viral diarrhea virus". *Veterinary Clinics of North America: Food Animal Practice*. 20. pp. 5-19.

6. EDUARDS, S. 1990. "The diagnosis of bovine virus diarrhea-mucosal disease in cattle". *Revue Scientifique et Technique (International Office of Epizootics)*. 9: pp. 115-130.

7. KELLING, C. L. 2004. "Evolution of bovine viral diarrhea virus vaccines". *Veterinary Clinics of North America: Food Animal Practice*. 20. pp. 115-129.

8. REINHARDT, G., RIEDEMANN, S., FIEDLER, H., NIEDDA, M., AGUILAR, M., CUBILLOS, V., PAREDES, E. 1986. "Diarrea viral bovina/Enfermedad Mucosa. Primer aislamiento del agente causal en Chile". *Archivos de Medicina Veterinaria*. 28. pp. 157-160.

9. CELEDÓN, M. O., VARGAS, C., SALINAS, A., CASANOVA, A., IBARRA, L., BERRÍOS, P. 1996. "Prevalencias serológicas para el virus diarrea viral bovina y de la rinotraqueitis infecciosa bovina en predios lecheros de la Región Metropolitana de Chile". *Avances en Ciencias Veterinarias*. 11. pp. 75-80.

10. REINHARDT, G., RIEDEMANN, S., ERNEST, S., AGUILAR, M., ENRIQUEZ, M. 1990. "Seroprevalence of bovine viral diarrhea/mucosal disease in southern Chile". *Preventive Veterinary Medicine*. 10: pp. 73-78.

11. CELEDÓN, M., SANDOVAL, A., DROGUETT, J., CALFÍO, R., ASCENCIO, L., PIZARRO, J., NAVARRO, C. 2001. Pesquisa de anticuerpos seroneutralizantes para pestivirus y herpesvirus en ovinos, caprinos y camélidos sudamericanos de Chile. *Archivos de Medicina Veterinaria*. 33. pp. 165-172.

12. PIZARRO-LUCERO, J., CELEDÓN, M. O., NAVARRO, C., ORTEGA, R., GONZÁLEZ, D. 2005. "Identification of a pestivirus isolated from a free-ranging pudu (*Pudu puda*) in Chile". *The Veterinary Record*. 157. pp. 292-294.

3.5. Distemper canino

Dr. Enzo Bosco

El distemper canino es una enfermedad contagiosa del perro que incluye variada sintomatología. El hecho de ser producida por un virus que tiene tropismo por todos los epitelios del organismo, produce en el clínico una sensación de incertidumbre en el momento de definir los prediagnósticos. Un perro tanto con gastroenteritis hemorrágica como no hemorrágica, o con una rinotraqueobronquitis, puede sin duda no hacer sospechar, al profesional, de la enfermedad en sus inicios. El clínico debe saber que el primer prediagnóstico de un perro con afección múltiple y susceptible a la enfermedad, es el distemper.

Etiología

El agente causal es un virus con genoma RNA de la familia *Paramixoviridae* y del género *Morbillivirus*. Es un virus muy lábil en el medio ambiente y susceptible a la mayoría de los desinfectantes conocidos. Sin embargo dentro del hospedero, este agente patógeno se hace pantrópico y con una gran influencia inmunodepresora. Posee una envoltura proteica (proteína M), 2 glicoproteínas (hemoaglutinina H y glicoproteína F, la cual promueve la adhesión del virus a la membrana celular del hospedero), 2 proteínas de transcripción (fosfoproteína P y proteína L) y la proteína N que corresponde a la nucleocápside que envuelve al genoma viral. El virus posee un gen denominado gen H, molécula esencial para ser reconocido por las células del hospedero. Una buena respuesta inmune a la proteína H del virus, sería la clave para evitar la infección y enfermedad en los pacientes que adquieren distemper (1).

El virus posee escasa variabilidad y es considerado un virus monotipo, donde la principal característica, es la presencia de algunos biotipos, subtipos o cepas virales como la Ohio R 252, Cornell A75/17 y la principal cepa neurotrópica, conocida como Snyder Hill.

El efecto viral pantrópico se produce por la gran afinidad a diversos receptores celulares, teniendo una mayor unión a proteínas de superficie celular linfocitarias como CD9 y CD45. Este efecto linfotrópico del virus distemper, induce generalmente una severa linfopenia, lo cual se traduce en una también severa inmunosupresión. La capacidad de invasión orgánica depende entonces de la intensidad de esta inmunosupresión linfoide.

Epidemiología

La enfermedad afecta a varias especies en el mundo animal. Se ha certificado la presencia de distemper en pinnípedos, mustélidos como el hurón, cánidos silvestres y domésticos, felinos salvajes, úrsidos (osos), prociónidos como el mapache, primates japoneses y algunos cetáceos (1).

En Chile se han reportado oficialmente brotes de distemper canino afectando a zorros en las Regiones, de Coquimbo, y en perros del Archipiélago de Juan Fernández, Región de Valparaíso (1,3). Estos hechos en áreas rurales, han tenido origen en la diseminación del virus hacia los zorros en la Región de Coquimbo o de la posible contaminación del coatí, que habita en Juan Fernández o de especies de mamíferos marinos que puedan tener contacto con perros enfermos. En los últimos años, se ha visto un incremento en el número de zorros que llegan enfermos con distemper a centros de atención clínica de zoológicos, hecho que también hace pensar en un mayor número de casos en nuestra vida silvestre.

Patogenia y patología

Cuando el hospedero se infecta se inicia una incubación que puede prolongarse hasta en 7 ó 30 días y luego el virus inicia su replicación en los tejidos faríngeos y linfonódulos bronquiales aproximadamente a los 2 a 5 días de la infección. La entrada al paciente se produce por inhalación o ingesta de secreciones y orina contaminada desde el medio ambiente. Posteriormente, el virus puede encontrarse en sangre (viremia) lo cual puede concordar con un estado febril alto de 40°C a 41°C. Esta viremia puede presentarse a los 6 ó 9 días de ocurrida la infección.

La llegada a los tejidos respiratorio y/o digestivo es a través de los macrófagos. Si el paciente no posee una respuesta inmune eficiente, el agente viral puede ingresar al sistema nervioso central utilizando vehículos celulares como las plaquetas, macrófagos o linfocitos.

Existe un 50% de pacientes que están inmunocompetentes, y que por lo tanto hacen una enfermedad subclínica que puede durar 14 días hasta su completa remisión.

Cuando existe infección viral de los epitelios respiratorio y digestivo, los signos pueden concordar con una afección inflamatoria caracterizada respectivamente por tos, rinitis serosa, conjuntivitis serosa o mucopurulenta (por contaminación bacteriana oportunista secundaria), diarrea y vómitos. Quizá una de las principales características de la afección por distemper, es la presencia de más de un sistema orgánico afectado a la vez. Ello debe inducir al clínico a sospechar de la enfermedad como prioridad.

También podemos observar afección ocular con uveítis anterior o posterior (iridociclitis y corioretinitis, respectivamente), lesiones tegumentarias muy frecuentes como hiperqueratosis plantar y nasal, signos muy altamente asociados a lesiones neurológicas (Figura 3.3). Se pueden observar ya en menor frecuencia clínica, afecciones del sistema urogenital, cardiaco (miopatía viral por distemper) y dermatológicas como disqueratosis (presencia de caspa).

En un estudio de casos y controles, la afección del sistema nervioso por distemper ocurriría en un 30% de todos los enfermos. El virus afecta exclusivamente al sistema nervioso central, no evidenciándose aún tropismo del virus por estructuras nerviosas del sistema nervioso periférico. La enfermedad neurológica se produce por una afección fundamentalmente citopática, más que citolítica de las células nerviosas. Posteriormente se desarrolla una afección de tipo autoinmune generalmente fatal para el paciente (2).

El virus ingresa, utilizando plaquetas, macrófagos y linfocitos, fundamentalmente a través de los plexos coroideos, estructuras ependimales o del tejido meníngeo de la médula oblonga y médula espinal. Esta es la explicación de la existencia de los primeros

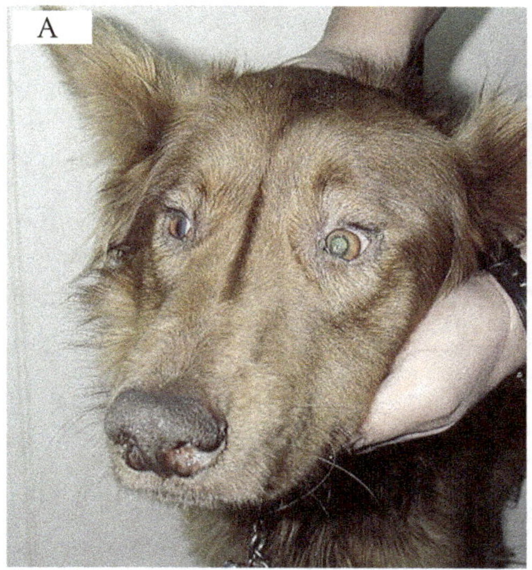
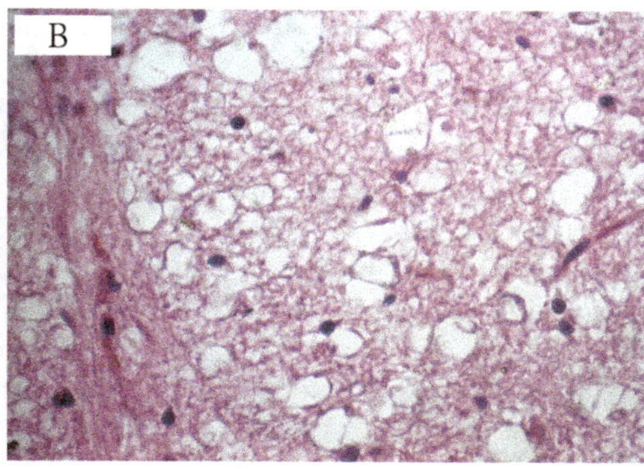

Figura 3.3. Lesiones de distemper canino. (A) Rinitis mucopurulenta e hiperqueratosis nasal por distemper. (B) presencia de desmielinización difusa del SNC (Instituto neurológico y especialidades veterinarias).

signos neurológicos de la enfermedad asociados a irritación meníngea, donde el paciente expresa dolor moderado a marcado cuando se les realiza palpación paravertebral cervical y/o lumbar.

Varios autores han descrito la presencia del virus en células del sistema nervioso, como astrocitos, en la oligodendroglia y microglia sucesivamente (4, 5, 6). Toda esta evidencia científica, se traduce clínicamente en un proceso patológico inicial del sistema nervioso central, caracterizado por una dismielinopatía aguda por afección conjunta del astrocito y la oligodendroglia, lo cual explicaría los primeros síndromes neurológicos producidos en el paciente enfermo.

La alteración estructural de la oligodendroglia y del astrocito, produciría a las 3 o 4 semanas de iniciado el cuadro neurológico, un efecto de tipo autoinmune. Este proceso se explicaría por la activación del sistema inmune por la presencia de proteínas oligodendrogliales enfermas o alteradas en sus secuencias aminoacídicas. El organismo del hospedero enfermo reconocería como extrañas estas moléculas, destruyendo en forma masiva las vainas de mielina del sistema nervioso central (Figura 3.3). Este efecto autoinmune se puede comprobar por la presencia de inmunoglobulinas intratecales del paciente con distemper.

Neurológicamente, el virus del distemper produce una meningoencefalomielitis no supurativa, caracterizada por la presencia de múltiples síndromes neurológicos del sistema nervioso central que pueden ser únicos o concomitantes.

Un paciente en su fase aguda inicial, puede presentar como principales signos, convulsiones parciales con generalización secundaria, caracterizándose clínicamente con movimientos masticatorios intensos con la posterior presencia de contracciones musculares tónico clónicas de todo el organismo. La duración de este tipo de convulsiones, suelen ser más prolongadas que las de origen epiléptico verdadero. Otro síndrome muy frecuente en los enfermos de distemper en fase aguda, es el síndrome cerebelar, caracterizado por la presencia de tremor de intención de la cabeza y/o de todo el cuerpo, tetra ataxia e hipermetría.

Luego en la fase crónica de la afección neurológica, se pueden presenciar síndromes de tronco encefálico, con signos de compromiso de nervios craneanos, como parálisis facial, trigeminal o vestibular. También se pueden observar alteraciones de la conciencia, mioclonos, etc.

Si el paciente no fallece, puede quedar con secuelas neurológicas como mioclonos o sacudidas constantes de un grupo de células musculares o de la totalidad de ellas, ceguera con midriasis debido a desmielinización del nervio óptico y epilepsia sintomática o adquirida por la presencia de cicatrices astrocitarias altamente proconvulsivantes.

Diagnóstico

El diagnóstico de la enfermedad se puede realizar a través del examen clínico, neurológico y por pruebas de laboratorio. En nuestro país, Chile, el diagnóstico se realiza mediante la detección de cuerpos de inclusión en raspados de mucosa conjuntival, detección de antígenos virales en células descamativas mediante IF, determinación de IgM antidistemper (prueba cualitativa colorimétrica) y detección del genoma viral mediante RT-PCR. La ausencia de IgM no indica que el paciente es negativo a la enfermedad. Se debe recordar que la IgM es una inmunoglobulina de fase aguda, lo que permite que la reactividad de la prueba pueda ser positiva durante 1 mes por vacunación y por 3 meses por presencia de la enfermedad aguda. Los cuerpos de inclusión negativos, tampoco excluyen el diagnóstico de distemper (2).

Tratamiento

El tratamiento actualmente es de tipo sintomático, evitando y contrarrestando los signos que se van produciendo en los diversos epitelios afectados. Sin embargo en la afección neurológica, el tratamiento debe sustentarse en moléculas antioxidantes potentes, contrarrestar la citotoxicidad excitatoria y esteroides en aquellos pacientes en fase crónica de autoinmunidad

El tratamiento sugerido es prednisona en dosis de 2 mg/kg cada 12 horas por 5 días y luego día por medio durante unos 7 a 10 días. Los esteroides deben prescribirse cuando el paciente presenta signos de carácter neurológico. Se deben prescribir vía receta magistral, acetilcisteína, como un potente antioxidante en dosis de 35 mg/kg cada 12 horas por 15 días. A pesar de no tener una real significancia, el administrar antimicrobianos controla flora bacteriana secundaria que se exacerba debido a la inmunosupresión que produce la enfermedad. Se prescriben antimicrobianos de amplio espectro de acción como amoxicilina con ácido clavulámico, cefalosporinas, doxiciclina o cotrimoxazol.

La melatonina es un potente antioxidante que podemos empezar a prescribir en pacientes con distemper neurológico. Aunque aún no hay evidencia científica actual en el mundo respecto al uso de esta droga en distemper, el autor ya ha tenido resultados interesantes frente al empleo de melatonina. Se sugiere administrarla en las noches porque puede inducir sueño. La dosis sugerida es de 3 mg/día por 15 días.

Otros tratamientos que sugiere la literatura pero cuyo efecto no está aún suficiente-
mente probado son, el uso de interferón alfa y la procainamida.

Referencias

1. Jara, C., Matus, P., Moreira, R. 2007. "Distemper canino en la Isla Robinson Crusoe (Archipiélago Juan Fernández, V Región): antecedentes de un brote epidémico, 2007". *Boletín Oficial
Veterinario* (BOV). SAG, Chile. N°8.

2. Martella, V. 2008. "Canine Distemper Virus". *Veterinary Clinics of North America: Small Animal
Practice*. 38: pp. 787-797.

3. Moreira, R., Stutzin, M. 2005. "Estudio de la mortalidad de zorros de la IV Región". *Boletín
Oficial Veterinario* (BOV). SAG, Chile. N°3.

4. Rudd, P. A., Cattaneo, R. and von Messling, V. 2006. "Canine distemper virus used both the
anterograde and the hematogenous pathway for neuroinvasion". *Journal of Virology*. 80: pp.
9.361-9.370.

5. Vandevelde, M., Kristensen, F., Kristensen, B., *et al.* 1982. "Immunological and pathological
findings in demyelinating encephalitis associated with canine distemper virus infection". *Acta
Neuropathologica*. 56: pp. 1-8.

6. Zurbriggen, A. 1998. "Oligodendroglial pathology in canine distemper". *Acta Neuropathologica*.
95: 71-77.

3.6. HELICOBACTERIOSIS GÁSTRICA EN PERROS Y GATOS

DRA. ALICIA VALDÉS

Etiología

Helicobacter pylori, *Helicobacter heilmannii*-like (*H. felis*, *H. salomonis*, *H. heilmannii*, hasta ahora). Bacterias helicoidales microaerofílicas (2).

Los *Helicobacter* spp., gástricos se pueden clasificar en 2 grandes grupos basado en diferencias morfológicas, rango de hospederos y patrón de colonización dentro del estómago. Estos dos grupos son: "*Helicobacter pylori*-like" y "*Helicobacter heilmannii*-like" (8).

Epidemiología

El ser humano sería el hospedero natural para *H. pylori* y se postula que esta bacteria se ha adaptado en forma activa al nicho ecológico del estómago humano. Debido al aislamiento de *Helicobacter* desde heces de pacientes humanos y animales, se ha sugerido una vía de transmisión fecal-oral (9).

La prevalencia de *Helicobacter* en pacientes humanos, difiere marcadamente entre grupos étnicos y clases socioeconómicas en los distintos países. Aproximadamente el 50% de los individuos adultos de países industrializados y más del 90% de los adultos de países en desarrollo estarían infectados con esta bacteria (2).

Otra vía de transmisión propuesta es la oral-oral, basada en la detección de *Helicobacter* en placa dental y contenidos gástricos de pacientes humanos; además de ser posible su cultivo desde saliva (9). Existiría una vía iatrogénica explicada por una inadecuada desinfección de equipos de endoscopía (10).

Las mascotas domésticas podrían ser potenciales reservorios de *H. pylori*, especialmente en el caso de los gatos (3). Sin embargo, a través de la técnica de secuenciación de DNAr 16S se demostraron diferencias entre bacterias espirales caninas y *H. pylori*, las que actualmente se denominan *H. felis* y *H. heilmannii* (1).

En la naturaleza, gatos, perros, cerdos, carnívoros salvajes y muchas especies de primates no humanos están casi universalmente colonizados por bacterias gástricas del género *Helicobacter* (2). Debido a la alta prevalencia de la infección natural, la evaluación del rol patógeno de estas bacterias es difícil (2). *Helicobacter* ha sido aislada en animales sanos tan jóvenes como perros de 2 meses de edad y en animales viejos de hasta 11 años (10). Experimentalmente, se ha comprobado que existiría transmisión de *Helicobacter* gástricos de las madres a cachorros, durante el período de lactancia, a través de contacto oral-oral y fecal-oral (7).

Helicobacter pylori ha sido cultivado a partir de mucosa gástrica de gatos naturalmente infectados; y las lesiones encontradas son semejantes a las descritas en humanos (11). Distintos grupos de investigadores han detectado infección en un rango de 41-60% en gatos clínicamente sanos y 57-76% en gatos con vómitos crónicos. En perros sanos, los valores alcanzan a 67-86% de perros sanos, 74 a 80% en perros con vómitos (11).

En humanos las prevalencias reportadas a nivel mundial son: 0,1% en Italia, 0,25% en Alemania, 0,25% en Bélgica, 3,2% en el sur de China, y 6,2% en Tailandia. El 80% de estos cuadros sería provocado por *H. heilmannii* tipo 1, el cual se piensa sería adquirido desde perros, gatos y cerdos (2).

Signos clínicos y patológicos

La patogénesis de *H. pylori* puede describirse en 3 etapas (11):

a) Entrada y colonización en la mucosa gástrica.

b) Evasión del sistema inmune específico y no específicos.

c) Multiplicación, generación de daño tisular y transmisión a un nuevo hospedero susceptible o diseminación a un tejido vecino.

El tejido gástrico se daña directamente por el amonio generado por la bacteria, y en forma indirecta, por la estimulación de la respuesta inflamatoria inducida por la propia ureasa, incluido el reclutamiento de neutrófilos (10).

Se reconoce la participación de una citotoxina vacuolizante, que induce la vacuolización en células epiteliales gástricas primarias (11).

En la actualidad, se acepta que la gastritis crónica atrófica tipo B y la úlcera duodenal de los humanos, es causada en el 90% de los casos por *H. pylori*. También, se ha descrito una estrecha asociación entre este microorganismo y el linfoma del tejido linfoide asociado a mucosa (MALT) (2).

Generalmente, la infección por *H. heilmannii* se asocia a gastritis leve, sin embargo se han reportado casos de úlceras duodenales, lesiones agudas de la mucosa gástrica y carcinoma gástrico. Además se ha asociado la infección de *H. heilmannii* a linfoma de MALT de carácter leve a moderado, tanto en pacientes humanos y animales (9).

Diagnóstico

El análisis histopatológico de biopsias gástricas aún se considera como la prueba definitiva para el diagnóstico de la infección por *H. pylori*. Además de la visualización del microorganismo, la histopatología puede entregar importante información acerca de los tejidos afectados y el grado de inflamación existente (5).

En animales, el diagnóstico de *Helicobacter* se realiza a través de la detección de la bacteria en la mucosa gástrica. Sin embargo, la diferenciación entre *H. heilmannii, H. pylori* y *H. felis*, sólo es posible a través de microscopía electrónica u otras pruebas como PCR (2). Los cambios anatomopatológicos asociados con la infección en perros y gatos serían: fibrosis de la lámina propia de la mucosa, degeneración glandular con acúmulos de linfocitos y neutrófilos y edema de la lámina propia mucosa (3).

Debido a que los organismos "*Helicobacter heilmannii*" son muy difíciles de cultivar *in vitro*, se han utilizado técnicas de PCR, específicamente basadas en la secuenciación de DNA ribosomal 16S, para diagnosticar al grupo *H. heilmannii*-like (1,2). Lo anterior, producto que *H. felis, H. bizzozeronii, H. salomonis* y *H. heilmannii* comparten más del 98% de la secuencia génica RNAr 16S (8).

Prevención

Es muy difícil definir su prevención, debido a que aún no están claros los roles de los animales y de las personas en su transmisión.

Tratamiento

El tratamiento de erradicación de *Helicobacter pylori* en pacientes humanos históricamente ha sido la combinación de uno o dos antibióticos (amoxicilina, amoxicilina/ácido clavulámico, claritromicina o metronidazol, entre otros), más un antiácido (lansoprazol, omeprazol, sales de bismuto o ranitidina, entre otros).

En el caso de los pacientes caninos y felinos, los tratamientos ha sido similares, ajustando las dosis y ritmos horarios a cada especie animal.

Ante la aparición de casos confirmados en pacientes humanos y animales de infecciones por *Helicobacter heilmannii*-like, los tratamientos médicos instaurados han sido semejantes.

Situación nacional

En Chile, se han realizado 3 estudios descriptivos de la presencia de bacterias del género Helicobacter en mucosa gástrica de caninos y felinos sanos, con y sin signos de patología digestiva. Sin embargo, ninguno de estos trabajos pudo determinar la o las especies de *Helicobacter* presentes en el estómago de los individuos evaluados (5, 7,10).

En la actualidad y por primera vez en Chile, en la Facultad de Ciencias Veterinarias y Pecuarias de la Universidad de Chile se realizó una investigación para determinar la presencia de bacterias *H. pylori* y organismos *H. heilmannii*-like en la mucosa gástrica de perros sanos y enfermos (Figura 3.4). La técnica diagnóstica utilizada en este trabajo experimental fue PCR y se emplearon 2 secuencias génicas específicas: gen Vac A para la detección de *Helicobacter pylori* y una secuencia RNA16S para el grupo *Helicobacter*

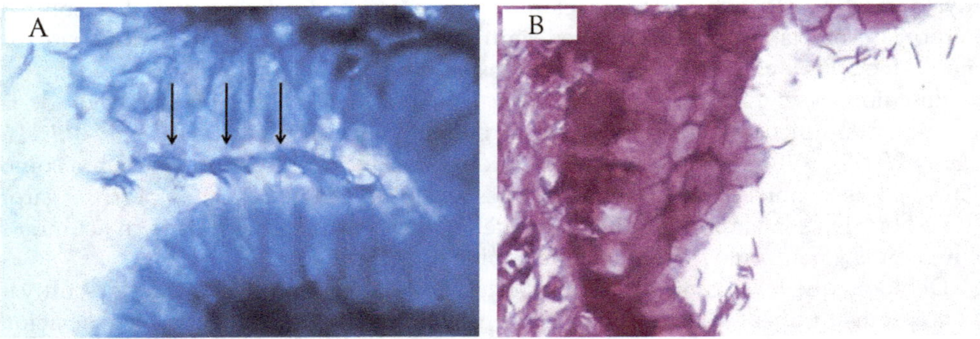

Figura 3.4. Helicobacteriosis canina. (A) *Helicobacter spp.* en lumen y sobre la mucosa (flechas negras) de biopsia gástrica de un perro. Tinción Giemsa, 1.000x. (B) Presencia de abundante cantidad de *Helicobacter spp.* en lumen gástrico canino. Tinción Gram modificada, 400x.

heilmannii-like. De un total de 10 perros positivos a la prueba de ureasa, 5 fueron positivos a *H. pylori*, y 6 perros fueron positivos a *H. heilmannii*-like muestreados (datos no publicados).

Hoy en día, aún no existen suficientes evidencias que permitan aclarar el real rol patógeno de las bacterias del género *Helicobacter*, especialmente *H. pylori* y *H. heilmannii*-like en perros y gatos, a pesar del gran número de trabajos realizados con este objetivo.

Referencias

1. BAELE, M., VAN DEN BULCK, K., DECOSTERE, A., VANDAMME, P., HÄNNINEN, M. L., DUCATELLE, R., HAESEBROUCK, F. 2004. "Multiple PCR Assay for differentiation of *Helicobacter felis*, *H. bizzozeronii*, and *H. salomonis*". *Journal of Clinical Microbiology.* 42(3): pp. 1.115-1.122.

2. BOYANOVA, LK., LAZAROVA, E., JELEV, C., GERGOVA, G., MITOV, I. 2007. "*Helicobacter pylori* and *Helicobacter heilmannii* in untreated Bulgarian children over a period of 10 years". *Journal of Clinical Microbiology.* 56: pp. 1.081-1.085.

3. CORTI, R., AMÉNDOLA, R., DOWECK, J., SCHENONE, L. CÁMARA, M. 2002. "*Helicobacter pylori*: puesta al día". En: *Temas de Infectología clínica.* Stamboulian, D. Mc Graw-Hill Interamericana. pp. 41-62.

4. DE GROOTE, D., VAN DOORN, L., VAN DEN BULCK, K., VANDAMME, P., VIETH, M., STOLTE, M., DEBONGNIE, J., BURETTE, A., HAESEBROUCK, F., DUCATELLE, R. 2005. "Detection of Non-Pylori Helicobacter Species". In *"Helicobacter Heilmannii" – Infected Humans. Helicobacter* 10(5): pp. 398-406.

5. JARA, M. 2003. "Determinación histológica de la presencia de bacterias curvo-espiriladas tipo *Helicobacter spp.* en estómago, intestinos, hígado y vesicular biliar de perros (*Canis familiaris*) de la ciudad de Valdivia, Chile". Memoria de título para optar al título de Médico Veterinario. Universidad Austral de Chile. Facultad de Ciencias Veterinarias. Instituto de Patología Animal. 48 págs.

6. O'ROURKE, J., SOLNICK, J., NEILAN, B., SEIDEL, K., HAYTER, R., HANSEN, L., LEE, A. 2004. "Description of 'Candidatus *Helicobacter heilmannii*' based on DNA sequence analysis of 16S rRNA and urease genes". *International Journal of Systematic and Evolutionary Microbiology.* 54: pp. 2.203-2.211.

7. PAZ, V. 2002. "Determinación de la presencia de *Helicobacter sp.* en perros (*Canis familiaris*) de Valdivia, a través de biopsia gástrica obtenida por endoscopía". Memoria de título. Médico Veterinario. Universidad Austral de Chile. Facultad de Ciencias Veterinarias. Instituto de Ciencias Clínicas Veterinarias. 38 págs.

8. PRIESTNALL, S., WIINBERG, B., SPOHR. A., NEUHAUS, B., KUFFER, M., WIEDMANN, M., SIMPSON, K. 2004. "Evaluation of *Helicobacter heilmannii* subtypes in the gastric mucosas of cats and dogs". *Journal of Clinical Microbiology.* 42(5): pp. 2.144-2.151.

9. SOLNICK, J. 2003. "Clinical significance of Helicobacter species other than H. pylori". *Clinical Infectious Diseases.* 36: pp. 349-354.

10. VALDÉS, A. 2007. "Detección de *Helicobacter spp.* y Descripción de las lesiones gástricas asociadas en caninos". Tesis para optar al Grado de Magíster en Ciencias Animales y Veterinarias, Mención Patología Animal. Universidad de Chile. 107 págs.

11. YAMASAKI, K., SUEMATSU, H., TAKAHASHI, T. 1998. "Comparison of gastric lesions in dogs and cats with and without gastric spiral organisms". *Journal of the American Veterinary Medical Association.* 212: pp. 529-533.

3.7. FIEBRE AFTOSA

Dr. Pedro Abalos, Dra. Patricia Avalos

La fiebre aftosa (FA) es una enfermedad de alta contagiosidad, que afecta a variadas especies animales biunguladas, tanto domésticas como silvestres, causando elevadas pérdidas debido a limitaciones productivas y de comercio de animales y productos, por lo que representa un carácter económico-social-político y técnico complejo (5). Es producida por un virus y se caracteriza por lesiones vesiculares y erosiones en la mucosa del tracto digestivo y respiratorio superior, piel del espacio interdigital y de la glándula mamaria.

Etiología

El virus de la FA pertenece a la famila Picornaviridae, género Aphtovirus, posee un RNA de cadena simple y polaridad positiva, sin envoltura lipídica. Se han descrito 7 serotipos denominados A, O, C, SAT1, SAT2, SAT3 y Asia1. Los animales que se han recuperado de la infección por un serotipo, son susceptibles a los otros. Dentro de cada serotipo se distinguen además sub-serotipos, contabilizándose más de 60. Esto es muy evidente dentro del serotipo A, cuyos sub-serotipos tienen una gran variabilidad antigénica, lo que complica la preparación de vacunas. Esta variabilidad antigénica se debe a la alta tasa de mutación de los virus RNA (3). El RNA viral es traducido en una poliproteína que luego es dividida en 4 proteínas estructurales y 8 no-estructurales. La cápside viral contiene 60 copias de cada proteína estructural, y donde se expresan muchos determinantes críticos para la infección y la respuesta inmune, inherentes a la VP1 (1, 3).

El virus de la FA tiene un amplio rango de hospederos, es capaz de infectar con pequeñas dosis, tiene una alta tasa de replicación, un alto nivel de excreción y múltiples modos de transmisión. Además, existen cepas de baja virulencia, para algunas especies animales, lo que dificulta su detección en etapas iniciales de un brote (1). Existen escasos reportes de infección de seres humanos y han sido personas expuestas a grandes dosis de virus (4).

El virus de la FA es poco estable fuera del hospedero y es fácilmente inactivado por desinfectantes corrientes y el calor. Sin embargo, no es afectado por detergentes o por solventes orgánicos y permanece viable entre pH 7,0 y 8,5 (1, 3).

Epidemiología

La mejor forma de diseminación de la FA es mediante transporte de ganado infectado. En el medio ambiente el virus aftoso puede mantenerse por días o semanas en condiciones de humedad adecuada y un pH neutro. El virus puede permanecer infectivo en materia orgánica, comprobándose luego de 20 semanas en heno, hasta 4 semanas en pelo de bovinos, por 14 días en heces secas, etc. (1, 3). El personal que ha tenido contacto con animales infectados puede transportarlo en sus manos, ropas y mucosa de la cavidad nasal. Los vehículos de transporte de ganado y productos animales son factores de riesgo importantes en la diseminación del virus (3).

Con condiciones climáticas apropiadas (humedad sobre 55-60% y vientos estables) el virus se puede diseminar a distancias considerables, sobre todo proveniente de cerdos infectados, como ha ocurrido a través de unos 250 km, desde la Bretaña francesa a las islas de Jersey y de Wight en la costa sur de Inglaterra (3). Los animales infectados generan grandes cantidades de partículas virales que son exhaladas vía respiratoria, siendo los bovinos y ovinos particularmente susceptibles a la infección a través de aerosoles. Los cerdos requieren de mayor carga viral para infectarse por esta vía, pero son capaces de excretar 3.000 veces más cantidad de virus que las otras especies. Todas las excreciones y secreciones de un animal enfermo contendrán virus y la infección también se puede concretar a través de epitelios dañados u oralmente (1, 3). Las especies rumiantes recuperadas de la infección, al igual que animales vacunados y luego expuestos al virus, pueden mantenerse como portadores asintomáticos, aun teniendo anticuerpos neutralizantes, por hasta 3 años si son bovinos, 9 meses los ovinos y hasta 4 meses los caprinos (3).

La maduración de las canales bovinas a 2°C por 24 hrs, que alcancen un pH menor a 6,0 a nivel del músculo, destruye completamente el virus. Esto es variable para la carne de cerdo y no ha sido comprobado en detalle para la de ovino. El virus permanece viable en la médula ósea y nódulos linfáticos y se mantiene por largos períodos en carnes refrigeradas o congeladas que no han sido previamente maduradas (1, 3).

La FA está presente en muchos países del mundo y varios han logrado erradicarla. La gran mayoría de los países europeos están reconocidos como libres, aunque algunos, como Reino Unido y Holanda, han sufrido brotes en años recientes que han controlado con un gran esfuerzo logístico y económico. Australia y Nueva Zelanda han estado desde hace muchos años libres de la enfermedad, mientras que ésta es endémica en África subsahariana y gran parte del sur de Asia, donde constantemente ocurren brotes que incluso se han diseminado extensamente hacia el oeste. América del Norte y Centroamérica son territorios libres de la enfermedad, la gran mayoría de los países de América del Sur tienen planes de control y algunos están reconocidos libres con vacunación, como Uruguay y Argentina. En esta región todavía se reconocen áreas geográficas denominadas "zonas calientes" que mantienen la circulación viral, especialmente en la zona del Chaco y que son fuente de introducción del virus en países vecinos los que han tenido brotes de la enfermedad pero los han controlado adecuadamente. Los países donde reaparece la FA realizan el control mediante sacrificio de animales infectados y sus contactos y ejercen una serie de medidas restrictivas al movimiento de animales y sus productos. El uso de la vacunación para controlar un brote es generalmente evitado, pues alarga el período para nuevamente declararse libre de la enfermedad. Chile logró la erradicación en 1981, sin uso de vacuna y permanece libre, aunque tuvo dos episodios de reingreso del virus desde Argentina en 1984 y 1987, los que fueron debidamente controlados (2, 5).

Para la mantención de un país o territorio libre de FA las estrategias de acción deben considerar las capacidades técnicas y científicas, participación de la comunidad, disponibilidad permanente de recursos, planes de contingencia con eficiencia técnica y administrativa, fortalecimiento de la estructura de salud animal y acuerdos bilaterales con países limítrofes y socios en el comercio de animales y sus productos (5).

Patogenia, clínica y patología

La infección más eficiente se produce a través de aerosoles que contacten la mucosa faríngea, sitio predilecto de replicación. Luego de un período de incubación variable que puede ser de 2 a 6 días dentro de un rebaño infectado, se desarrollan pequeñas vesículas primarias y dentro de 1 a 3 días siguientes, el virus se disemina por el sistema linfoide a la circulación general alcanzando otros tejidos blanco. La vía de infección oral mediante alimento contaminado tiene un similar destino, aunque la dosis infectante debe ser mucho más alta. El cerdo es relativamente más resistente a la infección aerógena, pero son más eficientes tanto la vía oral como la trans-cutánea, debido a erosiones de la mucosa oral o la piel. Luego de una viremia de 4 a 5 días se desarrollan lesiones vesiculares secundarias en epitelios estratificados escamosos cornificados, del pie, la cavidad oral y glándula mamaria (1, 4).

La severidad de los signos clínicos de FA varía dependiendo de la cepa viral, la dosis infectante, la especie animal y la susceptibilidad individual del hospedero. Las vacas de alta producción y los cerdos criados intensivamente parecen desarrollar una patología más severa y una enfermedad más debilitante. Ovinos y caprinos adultos desarrollan una enfermedad suave con signología muy transitoria que fácilmente hace pasar desapercibida la enfermedad durante las primeras etapas. Los cerdos son muy susceptibles a la cepa taiwanesa O de 1997, mientras que los rumiantes parecen no ser afectados por ella (1, 4).

Los animales afectados presentan decaimiento por la fiebre, cojeras, decúbito y salivación abundante. Al examen clínico se aprecian vesículas, que se rompen y erosionan, en la lengua, encías, paladar blando, epitelio nasal, del espacio interdigital y piel del rodete coronario y de los pezones en vacas lecheras, que sufren una caída dramática de la producción. Los cerdos sufren de lesiones severas en el espacio interdigital y talones, incluso con desprendimiento de pezuñas, mientras que en los ovinos y caprinos las lesiones epiteliales son pequeñas y muchas veces pasan desapercibidas (1, 4). Se ha establecido una evolución de las lesiones que sirve para determinar el tiempo de curso de la enfermedad: desarrollo de vesículas entre 0 a 2 días; ruptura de vesículas en 1 a 3 días; erosiones de bordes limitados, 2 a 3 días; pérdida del borde desde el tercer día y exudado serofibrinoso que cubre la lesión en 4 a 6 días; inicio de la cicatrización a partir del séptimo día (1).

Los hallazgos patológicos más relevantes son lesiones cardiacas degenerativas en bovinos jóvenes, erosiones de los pilares del rumen y erosiones a nivel de esófago. Las lesiones erosivas de la cavidad oral y de las extremidades, en general, se contaminan con flora bacteriana, lo que retarda su cicatrización, la que se alcanza alrededor de las 2 semanas (1).

Diagnóstico

El diagnóstico definitivo descansa en el aislamiento e identificación del virus desde lesiones de FA y líquido esofágico-faríngeo, siendo un requerimiento al inicio de un brote en un país o región previamente libre de la enfermedad. Una vez que la enfermedad se disemina, el diagnóstico puede basarse en los signos clínicos y pruebas de laboratorio que detecten antígenos virales, el genoma del virus y análisis de epidemiología molecular, además de la respuesta serológica a la infección. En áreas donde se aplica la vacunación, se realizan pruebas serológicas que diferencian los anticuerpos vaccinales de aquellos inducidos por una infección natural, basadas en las proteínas no estructurales del virus (especialmente proteína 2C o la poliproteína 3ABC) que sólo inducen respuesta humoral frente a una infección (3).

Control

La aplicación de medidas de control dice relación con evitar la diseminación del virus por lo que se debe limitar el movimiento de animales, prohibir la alimentación de cerdos con productos animales contaminados y evitar el transporte mecánico del virus a través de ropa, vehículos o fomites. El uso de la vacunación para proteger animales susceptibles deberá tener presente las consecuencias de la normativa respecto de retomar la condición de país libre y la mantención de animales portadores. El objetivo de la erradicación es detener la transmisión, reduciendo tan rápido como sea posible la cantidad de virus diseminada desde los rebaños afectados, con el sacrificio de animales enfermos y sus contactos, además de la destrucción de los cadáveres, evitando la mantención de portadores (1).

Referencias

1. ALEXANDERSEN, S., ZHANG, Z., DONALDSON, A., GARLAND, J. 2003. "The pathogenesis and diagnosis of foot-and-mouth disease". *Journal of Comparative Pathology*. 129: pp. 1-36.

2. CANCINO, R., VIDAL, M. 1984. "Erradicación del brote de fiebre aftosa en la Comuna de Santa Bárbara. Provincia de Biobío, VIII Región". SAG. Ministerio de Agricultura. Santiago, Chile. 46 págs.

3. KITCHING, P., HUTBER, A., THRUSFIELD, M. 2005. "A review of foot-and-mouth disease with special consideration for clinical and epidemiological factors relevant to predictive modeling of the disease". *The Veterinary Journal*. 169: pp. 197-209.

4. MONTAÑO, J., MATEOS, A. 2001. "Visión general de la fiebre aftosa". *Imagen Veterinaria*. 1(4): pp. 21-29.

5. URCELAY, S. 1987. "Alcances a la situación de la fiebre aftosa en Chile". *Monografías de Medicina Veterinaria*. 9: pp. 40-50.

3.8. ILEITIS

DR. PATRICIO RETAMAL

Sinónimo: Enteropatía proliferativa porcina (1,2)

Etiología: *Lawsonia intracellularis*

Bacteria intracelular obligada.
Resistente a desinfectantes fenólicos, sensible a desinfectantes iodados o clorados.

Epidemiología

Presente en Chile, estando dentro de las 5 enfermedades más importantes de la producción porcina. Correspondería a la enfermedad intestinal más común de cerdos en período de crecimiento, afectando a todo tipo de planteles. En nuestro país no existen estudios de prevalencia, pero se estima que afecta al 50-75% de los planteles.

La principal consecuencia de este patógeno en el hospedero es un deterioro de la ECA, con un mayor tiempo de engorda, y en algunas ocasiones un incremento en la mortalidad (6%). Por lo tanto, genera importantes pérdidas económicas que muchas veces son difíciles de cuantificar (1).

La infección es por vía oral a partir de fecas o alimentos contaminados.

El período de incubación va de 10 a 14 días, y la diseminación es por las fecas, pudiendo durar por varias semanas.

Se han descrito además algunos vectores mecánicos que participan en la epidemiología de la enfermedad, donde los más importantes son aves, roedores, infraestructura y los mismos alimentos de los animales.

Los brotes de enfermedad se asocian al estrés (bajas temperaturas, apiñamiento, transporte, mala ventilación, etc.), y a otras infecciones concomitantes, pudiendo clasificarse como enfermedad multicausal. En general, una vez que ingresa al plantel se mantiene en un carácter endémico (1,2).

Signos clínicos

–   Forma subclínica. Esta es la presentación más común de la enfermedad. Se aprecian diarreas esporádicas y moderadas que clínicamente no son sugerentes de ninguna infección específica, y que muchas veces pasan desapercibidas. La consecuencia más importante es una menor productividad de los animales, y afecta generalmente a cerdos de 10 a 14 semanas de edad.

- Forma aguda. Afecta principalmente a cerdos pos-destete de 16 a 24 semanas de edad. Se observa diarrea sanguinolenta, fecas oscuras y poco digeridas, de aspecto mucoso. Debilidad, anemia, muerte en 48 hrs, con una letalidad de hasta un 10%. El cuadro se torna crónico en un 5 a 10% de animales.
- Forma crónica. Afecta a cerdos de 8 a 16 semanas de edad. Los signos son un bajo consumo de alimento y agua, y una diarrea en el 15 a 20% de los animales, que puede durar por días o semanas.

La mayoría de los cerdos se recuperan 4 a 6 semanas de iniciados los signos clínicos, pero su rendimiento productivo queda afectado.

Signos patológicos

En la forma aguda de la infección se observa material fecal rojo oscuro o negro en íleon y tracto digestivo posterior. Además, engrosamiento intestinal y coágulos de sangre y fibrina en el área afectada.

En la forma crónica predomina un gran engrosamiento de la mucosa del íleon, que adquiere una apariencia corrugada. Rara vez se afecta el intestino grueso. Los pliegues transversales y longitudinales son irregulares, y existe necrosis del epitelio intestinal con la formación de pseudomembranas.

Diagnóstico

Frente a la sospecha clínico patológica, el diagnóstico de laboratorio puede considerar la histopatología y la serología en base a la prueba de IF indirecta. Sin embargo, se debe considerar la presencia de anticuerpos maternos hasta las 6 semanas de edad, período en que no se recomienda el uso del análisis serológico. También se describe el aislamiento bacteriológico y la prueba de PCR como alternativas para la identificación directa del agente.

Prevención

Importación de animales desde predios libres, cuarentenas, control de aves y roedores.

Control

Evitar factores estresantes, dando importancia a las condiciones de manejo, higiene y crianza.
- Antibióticos en la dieta (sólo si mortalidad es superior a 3%).
- Exposición controlada.

Tratamiento

Antibióticos: neomicina, tilosina, tiamulina, etc.

Referencias

1. Smith, D. G., and Lawson, G. H. 2001. "*Lawsonia intracellularis*: getting inside the pathogenesis of proliferative enteropathy". *Veterinary Microbiology*. 82: pp. 331-345.

2. Wills, R. W. 2000. "Diarrhea in growing-finishing swine". *Veterinary Clinics of North America: Food Animal Practice*. 16: pp. 135-161.

3.9. Influenza equina

Dra. María Orfelia Celedón

Etiología

El virus influenza equina (VIE) pertenece al género *Influenzavirus A*, de la familia *Orthomyxoviridae*, y se ha clasificado en los subtipos: 1 (H7N7) y 2 (H3N8). El análisis molecular del genoma que codifica la información para la HA y la NA de aislados del VIE pertenecientes al subtipo 2 H3N8 demuestra que desde el año 1989 este subtipo ha evolucionado en las ramas americana y europea, existiendo diferencias antigénicas entre ambas (1, 2).

La HA es una glicoproteína que está involucrada en la adsorción del virus a la célula y en la fusión de membranas, de tal modo que los anticuerpos dirigidos contra ella neutralizan la infecciosidad del virus. La NA es una glicoproteína con actividad enzimática que rompe al ácido neuramínico de la célula infectada ayudando a liberar la progenie del virus, además, produce licuefacción del mucus, contribuyendo de esta manera a la diseminación del virus en el tracto respiratorio. Los anticuerpos anti NA disminuyen la velocidad de diseminación del virus (3).

Epidemiología

El primer VIE se aisló en Checoslovaquia en el año 1956 durante una epizootia ocurrida en Europa del Este y fue denominado A 1 Praga; hoy se denomina como A/equine/Praga/1/56 (H7N7). El segundo subtipo viral fue aislado en Miami en 1963 y se conoce como A 2 Miami, y hoy se denomina como A/equine/Miami/1/63 (H3N8). Desde entonces, la enfermedad ha sido reportada en caballos, burros, mulas y otros équidos en diferentes partes del mundo excepto en Australia, Nueva Zelanda e Islandia. En los últimos años sólo se han registrado brotes producidos por el subtipo 2 H3N8. El último brote causado por el subtipo 1 H7N7 fue en el año 1979, pero, posteriormente se han detectado anticuerpos en caballos no vacunados, sugiriéndose que el virus se encuentra circulando en la población equina (3).

El VIE es altamente contagioso, presentando una tasa de ataque de 10 a 60% para diferentes poblaciones de equinos. Se disemina rápidamente, en la población susceptible, por aerosoles del exudado infectado que es expulsado por tosidos frecuentes. El virus es excretado durante el período de incubación, desde las 18 a 72 horas de iniciada la infección y por al menos 5 días desde el comienzo de los signos clínicos. Los fomites, como ropas del personal, equipos, vehículos de transporte, entre otros, contribuyen a diseminar la infección. La rápida diseminación del VIE es causada por el transporte de caballos para competencias ecuestres dentro y entre diferentes países, especialmente en Europa, Norteamérica, Japón y Hong Kong. Las manifestaciones clínicas normalmente se presentan en las estaciones frías. Las epidemias ocurren, mayoritariamente, en los períodos de carreras, es decir, entre abril y octubre en el Hemisferio Norte (3).

Desde el año 1963, en que el subtipo 2 H3N8 se diseminó desde América del Norte a América del Sur y Europa, se han producido grandes brotes de influenza, mayoritariamente, en diferentes países de los continentes de América, Europa, Asia y África. Cuando una nueva variante antigénica del virus aparece, se produce un brote explosivo y altamente contagioso, que puede involucrar al 98% de los equinos susceptibles (3).

Signos patológicos

La infección ocurre por inhalación del virus, el cual se deposita en la mucosa superior y las partes más bajas del árbol respiratorio. La NA facilita el proceso infeccioso ya que tiene la facultad de disociar las glicoproteínas del mucus, facilitando el contacto entre la HA del virus y los receptores N-acetilneuroamínicos de la célula epitelial. El resultado es una interrupción de la protección del aparato mucociliar causando problemas en los mecanismos de limpieza, acumulándose secreciones. Las lesiones histológicas consisten en erosión en la mucosa de la nariz, faringe, laringe y tráquea con degeneración y descamación de las células epiteliales e inicialmente una marcada infiltración de neutrófilos en las vías aéreas. En los pulmones las lesiones consisten en peribronquitis, bronquitis con membranas hialinas en los alvéolos, periarteritis y bronconeumonía, congestión y edema alveolar. Infecciones secundarias pueden conducir a conjuntivitis, faringitis bronconeumonía, enfermedad pulmonar crónica, infecciones de las bolsas guturales, púrpura y ahogo. En raras ocasiones puede haber viremia que puede explicar casos de miositis, miocarditis, edema de los miembros y encefalitis (3).

El virus al penetrar profundamente en la mucosa del tracto respiratorio, puede provocar una irritación de los receptores alérgicos lo que puede llevar a una hiperactividad presentándose, bronquitis y bronquiolitis alérgica. Además, se le puede atribuir como causa predisponente de cuadros como EPOC (enfermedad pulmonar obstructiva crónica) y HPIE (hemorragia pulmonar inducida por el ejercicio) (4).

Los signos clínicos son causados, mayormente, por citoquinas tempranas producidas por células (no inmune) en el sitio de la infección y ellas son responsables de la reacción inflamatoria local y de algunos efectos sistémicos. Entre las citoquinas se describe el interferón α, TNF α, IL-1 α y β, IL-6, IL-8 y quimoquinas que atraen monocitos (4).

La enfermedad dura 2 a 7 días. Rara vez es mortal en adultos, pero, se reportan muertes en potrillos. La infección bacteriana secundaria puede complicar la enfermedad en animales jóvenes y adultos susceptibles a la infección (3).

Diagnóstico

El cuadro clínico debe diferenciarse de la rinoneumonitis equina, arteritis viral equina y enfermedad respiratoria producida por rinovirus. El diagnóstico de laboratorio por aislamiento viral se realiza inoculando exudado nasofaríngeo, obtenido en la fase aguda de la enfermedad, en saco alantoídeo de huevos embrionados de gallina, realizándose 5 pasajes. En cada pasaje, después de 5 días de incubación, se cosecha el líquido amnioalantoídeo y se somete a prueba de hemoaglutinación empleando eritrocitos de gallina. Frente a una reacción positiva, el subtipo antigénico se identifica por prueba de inhibición de la hemoaglutinación empleando sueros de referencia anti VIE subtipo 1 (H7N7) y subtipo 2 (H3N8). El diagnóstico serológico se basa en la demostración del incremento de los títulos de anticuerpos en muestras de suero tomados en la fase aguda y en la convalecencia de la enfermedad; un aumento en el título de 3 a 4 diluciones es considerado como alza diagnóstica atribuible a una infección reciente.

También es posible detectar la presencia de la nucleoproteína en muestras nasofaríngeas mediante prueba inmuno-enzimática y una porción del genoma viral por prueba de PCR.

Prevención y control

Para prevenir la enfermedad, clásicamente, se aplican vacunas inactivadas que contienen los dos subtipos del virus (1 H7N7 y 2 H3N8) adicionados de adyuvantes. Se debe tener en consideración que los dos linajes del subtipo 2 (H3N8) presentan diferencias antigénicas, de tal modo que, para obtener una mejor protección es recomendable aplicar vacunas con el linaje y la variante que se encuentra en circulación (5).

La vacunación de yeguas preñadas se debe realizar 4 a 8 semanas antes del parto a modo de asegurar una eficiente cantidad de anticuerpos en el calostro. En potrillos, dependiendo de la inmunidad aportada por el calostro, la primera dosis de vacuna debe aplicarse entre los 6 a 9 meses de edad y según las indicaciones del productor re-vacunar por 2 veces más en intervalos de 2 a 4 meses y, posteriormente, vacunar cada 6 meses o una vez por año. Si un animal adulto nunca ha sido vacunado, se deben aplicar 2 dosis separadas por 3 a 6 semanas. Algunos fabricantes recomiendan vacunar una tercera vez, unas 8 a 12 semanas después de la segunda dosis. Se considera que títulos de anticuerpos inhibidores de la hemoaglutinación mayores o iguales a 40 son protectivos (3).

En presencia de un brote de IE, la diseminación de la infección y la severidad de la enfermedad puede reducirse vacunando los animales no expuestos al brote, aislando los animales con signos clínicos y sus contactos por un período mínimo de 4 semanas y aplicando desinfectantes derivados del amonio cuaternario, fenólicos, formalina o cloro en establos, equipamiento y vehículos de transporte.

Situación en Chile

El primer brote de IE fue descrito en el año 1963, la infección abarcó desde Santiago hasta Concepción donde se vieron afectados entre 300 y 400 caballos del Club Hípico de esa ciudad (6). En 1977 se produjo un brote de IE que abarcó desde La Serena a Puerto Montt, donde la sintomatología fue muy marcada afectándose un gran número de animales; el virus aislado fue subtipo 1 (H7N7) y se denominó A/equi/1/Santiago/77 (6). En diciembre del año 1985 y enero de 1986, se presentó un brote que se extendió desde la Región Metropolitana a Rancagua, Talca y Linares, el subtipo aislado fue H3N8 y se denominó A/equi/2/Santiago/86 (6) y la sintomatología fue menos severa que la observada en 1977 (6). El análisis filogenético de los aislados A/equi/1/Santiago/77 H7N7 y A/equi/2/Santiago/86 H3N8 demostró que ambas cepas están más emparentadas al linaje de Norteamérica que al linaje europeo (7). En enero de 1992 se presentó un cuadro de IE en caballos de Quillota, V Región, que se extendió a Viña del Mar, Santiago y Chillán, la sintomatología fue más leve que la acaecida en el brote de 1985 (6). El virus aislado fue del subtipo 2 H3N8 y se denominó A/equi/2/Quillota, Chile/1992 (6).

Últimamente, en junio del año 2006 se presentó un cuadro clínico sospechoso de ser IE en equinos de diferentes lugares del país. El Servicio Agrícola y Ganadero (SAG), informó que se detectó la presencia del VIE en un establecimiento ubicado en la provincia de Quillota, en la Región de Valparaíso y los caballos se habrían contagiado durante su participación en dos actividades ecuestres en las Regiones de Valparaíso y el Maule, donde además, hubo animales de distintas regiones del país. Se confirmaron casos en ocho establecimientos equinos de las Regiones de Valparaíso, del Maule, de la Araucanía y Metropolitana, no se reporta mortalidad (8). En esta ocasión el virus fue aislado en el Laboratorio de Virología de la Facultad de Ciencias Veterinarias y Pecuarias de la Universidad de Chile y se denominó A /equi/2/Lonquén,Chile/06 (H3N8).

Posibles brotes de IE en Chile, no diagnosticados en laboratorios, ocurrieron en enero y febrero de 1969; abril y octubre de 1973; y marzo de 1990.

Referencias

1. Oxburgh, L., Berg, M., Klingeborn, B. 1999. "Cocirculation of two distinct lineages of equine influenza virus subtype H3N8". *Journal of Clinical Microbiology*. 37: pp. 3.005-3.009.

2. Daly, J., Lai, A., Binns, M., Chambers, T., Barandeguy, M., Mumford, J. 1996. "Recent worldwide antigenic and genetic evolution of equine H3N8 influenza A viruses". *Journal of General Virology*. 77: pp. 661-671.

3. Murphy, F. A., Gibbs, E.P., Horzinek, M.C., Studdert, M.J. 1999. "Veterinary Virology". 3rd. Academic Press. New York. USA. 629 págs.

4. Van Reeth, K. 2000. "Cytokines in the pathogenesis of influenza". *Veterinary Microbiology*. 74: pp. 109-116.

5. Ohta, M., Yamanaka, T., Yoshinary, M., Malsumura, T. 2007. "Antibody responses against American and European lineage strains of equine-2 influenza virus among racehorses inoculated with the new vaccine". *Journal of Equine Science*. 18: pp. 117-120.

6. Berríos, P., Celedón, M. O. 1992. "Influenza equina en Chile". *Avances en Ciencias Veterinarias*. 7: pp. 9-26.

7. Müller, I., Jaureguiberry, B., Valenzuela, P.D.T. 2005. "Isolation, sequencing and phylogenetic analysis of the hemagglutinin, neuraminidase and nucleoprotein genes of the Chilean equine influenza virus subtypes H7N7 and H3N8". *Biological Research*. pp. 55-67.

8. ProMED-AHEAD Digest. 2006. Equine influenza Chile. 2006. 227. [en línea] <http://www.elamaule.cl/admin/render/noticia/4369> [consulta: 01-08-2006].

3.10. Inmunodeficiencia felina

Dra. Loreto Muñoz

La inmunodeficiencia felina es producida por un virus (VIF) perteneciente a la subfamilia Lentivirinae o retrovirus tipo E (Cuadro 3.2). Se describen varios subtipos: A, B, C, D, E, F, con diferencias antigénicas. Es un virus RNA el cual copia su RNA a DNA en la célula huésped mediante la enzima transcriptasa reversa del mismo virus, así se forma el provirus el cual se incorpora al genoma del gato, transmitiendo la información a las siguientes progenies celulares, haciendo períodos de latencia largos.(2,4)

La prevalencia en nuestro país es más baja que la del virus leucemia (Cuadro 3.3).

Es más frecuente en machos (2 a 3 veces) que en hembras, más en gatos callejeros, esto debido a sus peleas y marcaje de territorio. El promedio de edad de la presentación de la enfermedad es de 5 a 6 años. Esta enfermedad es típica de gato adulto (mayor a 6 años de edad), debido al largo período de latencia. Se grafica que este virus es de los "gatos no amistosos".

Cuadro 3.2. Descripción del virus leucemia felina y de inmunodeficiencia felina

VILeF	*VIF*
Gammaretrovirus	Lentivirus
Virus RNA	Virus RNA
Enzima transcriptasa reversa	Enzima transcriptasa reversa
Nucleocápside: p10; p15(C); p27	(gag): p24,p10, p15
Capa interna: p12	(env): gp120 y gp40
Envoltura externa: gp70; p15(E)	

ViLeF, virus leucemia felina. VIF, virus de inmunodeficiencia felina.

Cuadro 3.3. Prevalencia viral en gatos, año 1999.

	Número gatos	*Porcentaje (%)*
ViLeF (+) / VIF (-)	30	57,6
ViLeF (-) / VIF (+)	4	7,7
ViLeF (+) / VIF (+)	14	26,9
ViLeF (-) / VIF (-)	4	7,7
TOTAL	52	100

ViLeF, virus leucemia felina. VIF, virus de inmunodeficiencia felina. Fuente: Hospital de la Facultad de Ciencias Veterinarias y Pecuarias, Universidad de Chile.

Su transmisión es sólo por mordeduras, ya que el virus se disemina por saliva de gatos infectados y realiza viremias de muy baja carga, por lo tanto es muy poco probable que ocurra una transmisión transplacentaria o por calostro. Este virus es lábil al medio ambiente, se disemina sólo por contacto directo (mordedura), por lo tanto podría convivir un gato positivo con otros negativos en el mismo hogar, sin riesgos, si no existen peleas entre ellos (1,2,4).

Patogenia

Este virus infecta los linfocitos T helper (CD4) y linfocitos T citotóxicos (CD8), macrófagos peritoneales, macrófagos cerebrales y astrocitos. Se sugiere que los macrófagos peritoneales son los reservorios del virus. Los herpes virus pueden activar las células T, por lo tanto pueden aumentar la replicación del virus VIF.

Una vez expuesto el gato a este virus, hace una viremia cuyo máximo es a las 2 a 4 semanas y después se mantiene a un nivel bajo. Cuando decrece la viremia comienzan a aumentar los anticuerpos específicos contra él, los que se mantienen hasta las etapas finales, donde nuevamente hace viremia.

A las 4 semanas de infectado el gato aparece una leucopenia transitoria debido a una neutropenia, la cual sucedería debido a un factor granulocítico depresor soluble; en este mismo período el gato está febril por la liberación del factor de necrosis tumoral liberado por los macrófagos infectados. Progresivamente van disminuyendo los linfocitos CD4, lo que se detecta a las 8 semanas pos-infección, mientras los linfocitos CD8 se mantienen o tienen un leve incremento. Cada vez van disminuyendo los linfocitos CD4 hasta depletarse alrededor de los 2 años y se invierte la razón CD4/CD8, produciéndose además una disminución en la producción y respuesta a las citoquinas. En algunos pacientes se observa una hipergammaglobulinemia inicial, la cual va disminuyendo cuando avanza la enfermedad (4).

Signos clínicos

La presentación clínica es diversa debido a la inmunosupresión y es difícil distinguirla clínicamente de la causada por el virus leucemia.

La enfermedad clínica se divide en 5 etapas (2, 4, 6) :

1. Aguda (4 semanas pos-infección hasta 4 meses): se caracteriza por fiebre durante días o semanas; neutropenia severa durante 2 a 4 semanas y linfoadenopatía generalizada durante 4 a 9 meses, caracterizada por hiperplasia folicular e infiltración de células plasmáticas. Ocasionalmente en gatos afectados severamente se puede presentar depresión y diarrea. En esta etapa la enfermedad responde a los antibióticos y la mortalidad es baja.

2. Asintomática (meses a años): en esta etapa el gato no presenta síntomas, pero se puede aislar el virus desde la sangre. Están disminuyendo los CD4 y alterándose el sistema inmune.

3. Linfoadenopatía (2 a 4 meses): algunos autores la incluyen dentro de la siguiente etapa, ya que es un período corto. En este período el gato tiene su pelaje alterado,

baja de peso, presenta anemia, leucopenia y linfoadenopatía generalizada. No hay infecciones secundarias.

4. Sintomática: período en el cual comienzan a aparecer las infecciones secundarias por bacterias en distintos sitios, como en el sistema respiratorio, urinario, gastrointestinal. Hay una pérdida de peso manifiesto y alteraciones hematológicas.

5. Síndrome de inmunodeficiencia adquirido: en esta etapa presenta distintas infecciones oportunistas, observándose las enfermedades respiratorias crónicas en un 20% de los casos, enfermedades gastrointestinales en un 10%, enfermedades de piel recurrentes crónicas por *Otodectes cynotis* (otitis purulenta necrosante), *Demodex cati* y dermatofitosis, siendo esta última muy agresiva. En un 25-50% presentan gingivitis, estomatitis y periodontitis proliferativas o ulcerativas y necrotizantes. En esta etapa los gatos están leucopénicos y anémicos. Algunas líneas son más neurotrópicas, por lo tanto causan daño directo al sistema nervioso central, ubicándose las lesiones en la corteza cerebral, siendo las células gliales y los macrófagos cerebrales afectados por este virus. Se observa en el animal un cambio de conducta, demencia, convulsiones y espasmos faciales. En menor grado las lesiones derivan de infecciones secundarias con *Toxoplasma* y *Cryptococcus*. Este virus no es directamente oncogénico, pero se le asocian linfosarcomas de células B negativos y positivos al ViLeF, trastornos mieloproliferativos, fibrosarcomas y carcinoma de células escamosas.

Diagnóstico

En el hemograma se observa una neutropenia absoluta relacionada a leucopenia en más del 75% de los casos. Esta comienza a las 6 a 9 semanas pos-inoculación y persiste por 2 a 8 semanas y se resuelve al entrar en estado latente, se explica por un mayor consumo periférico y secuestro. También hay anemia y en gatos infectados naturalmente se observa linfopenia.

Las pruebas serológicas se basan en la detección de anticuerpos y se utilizan las pruebas de IF indirecta, ELISA y Western Blot. Los anticuerpos contra la proteína de la envoltura transmembrana aparecen en 2 a 4 semanas y los anticuerpos contra la glicoproteína de la envoltura externa aparecen tempranamente durante la virosis. Un resultado positivo indica que el virus está en el gato. La prueba de fácil acceso y económica es la de inmunocromatografía, la cual detecta anticuerpos en suero, plasma o sangre. Pueden ocurrir falsos negativos, si se realiza esta prueba muy temprano (a las 2 a 4 semanas de exposición) o muy tarde, en las etapas finales de la enfermedad. Los falsos positivos son más comunes y se puede deber a que el gato está inmunizado o nació de una madre VIF positiva, los anticuerpos maternos duran hasta las 5 a 12 semanas de edad, incluso hasta los 6 meses según algunos autores. Se recomienda que si el gato resulta positivo con esta prueba, está asintomático y vive en un ambiente de baja prevalencia, se le realice un Western Blot, el cual detecta anticuerpo contra una proteína viral específica (1,3).

Prevención

Existe una vacuna inactivada de virus completo del subtipo A y D, con una protección del 82% (5), la cual no está en Chile.

Se debe considerar que gatos vacunados o gatitos nacidos de hembras vacunadas resultarán positivos a las pruebas serológicas de testeo de VIF.

Tratamiento

En las primeras etapas se realiza un tratamiento sintomático, durante meses y tiene buenos resultados, pero después se hace refractario a las terapias. En el tratamiento de las estomatitis se usan antibióticos contra bacterias anaerobias, además de una inmunoterapia. Si ésta es muy severa y refractaria al tratamiento se sugiere la extracción de todas las piezas dentales. Como inmunomodulador se recomienda el interferón alfa recombinante humano.

Se deben evitar factores estresantes. Se recomienda la castración para evitar peleas y el estrés en los períodos de celos, además de la vacunación contra otras patologías, sobre todo si está en alto riesgo de contraerlas (3).

Se debe evitar el tratamiento de las dermatofitosis con griseofulvina en gatos VIF positivos porque suprime la funcionalidad de la médula ósea (6). Como terapia antiviral se ha usado Azidotimidina, pero es de alto costo y tiene efectos colaterales como anorexia, vómitos, ictericia y supresión medular (6).

Lo importante es detectar tempranamente las infecciones oportunistas y tratarlas agresivamente.

Referencias

1. HARTMANN, K. 2003. Fiv: Management and treatment. Proceedings The North American Veterinary Conference. pp. 488-490.

2. MACY, D. 1994 Feline immunodeficiency virus In: Sherding, R. The Cat diseases and clinical management. 2nd Ed. Churchill Livingstone New York USA. pp. 433-448.

3. WOLF, A.M. 2003. Care of the FELV/FIV infected cat. Proceedings The North American Veterinary Conference. pp. 534-536.

4. HARBOUR,D., CANEY,S., SPARKES, H. 2004. "Feline immunodeficiency virus infection". In: Chandler,E., Gaskell,C., Gaskell,R. *Feline medicine and therapeutics* 3rd Ed. Blackwell Publishing Oxford, pp. 607-622.

5. The 2006 American Association of feline practitioners feline vaccine advisory panel report 2006. *Journal of the American Veterinary Medical Association.* pp. 1.405-1.433.

6. AUGUST, J.R. 2006. IX curso Internacional de Medicina en Pequeños Animales. 25-27 de agosto, Viña del Mar, Chile.

3.11. Leucemia viral felina

Dra. Loreto Muñoz

Etiología

La leucemia viral felina es considerada la causa más importante de muerte en los felinos. El virus de la leucemia felina (ViLeF), actualmente clasificado como un gammaretrovirus, es un virus RNA que posee en su núcleo la enzima transcriptasa reversa que le permite pasar el material genético a DNA y formar un provirus, el cual penetra en el núcleo y se integra en el material genético de la célula huésped, lo que le asegura perpetuidad. En ausencia de estímulos o con un nivel inmunológico adecuado, los genes virales se mantienen latentes en la célula huésped por períodos indefinidos.

Este virus posee una estructura simple dividida en tres partes. La más interna es la nucleocápside que protege el material genético, la intermedia con diferentes antígenos y la más externa juega un papel esencial en los mecanismos de reconocimiento molecular y es la que permite la infección de células blancos específicas (2).

Algunas de las proteínas virales, como la p27, se producen en exceso al multiplicarse el virus y es soluble, por lo tanto se detecta en el ambiente extracelular (sangre y en los fluidos orgánicos) y en células (neutrófilos y trombocitos), la cual se utiliza para el diagnóstico. Esta proteína también es la responsable de la formación de inmunocomplejos causantes de la glomerulonefritis.

Además, se observa la neoformación de antígenos, como el Antígeno de Membrana Celular asociado a Oncornavirus Felino (FOCMA), al que se le atribuye la formación de tumores.

Actualmente se identifican cuatro grupos de ViLeF: el subgrupo A que es aislado en el 100% de los casos y es el precursor de los otros dos subgrupos (B, C y T). La recombinación del genoma viral del subgrupo A con la secuencia endógena celular dan origen a los subgrupos B, C y T (1).

La infección con el subgrupo A se asocia con la inducción de linfoma tímico de linfocitos T, el grupo B con linfomas, el grupo C con anemias y el T con inmunodeficiencias (1).

Epidemiología

Este virus no tiene predilección por raza ni sexo, observándose una mayor presentación en machos, por sus hábitos callejeros. Se presenta a cualquier edad, aunque es más frecuente en gatos jóvenes menores de 6 meses. Se describe una resistencia natural a la infección con este virus en los gatos adultos (mayores de 3 años) (2,4,5).

La transmisión del virus es de forma horizontal, generalmente por inhalación o ingestión. La transmite el felino principalmente por la saliva, ya que se concentra en esta glándula. También elimina el virus por orina y heces, pero en baja concentración.

Requiere de un contacto íntimo y prolongado para tener una transmisión efectiva, ya que el virus es lábil en el medio ambiente y fácilmente destruible por los desinfectantes comunes. Se grafica que este virus es de los "gatos amistosos".

La transmisión transplacentaria y por ingestión de calostro es poco frecuente, pero sucede ésta cuando la madre está en su fase virémica, produciéndose el aborto o reabsorción fetal o bien el nacimiento de un gatito infectado congénitamente y con el riesgo de desarrollar una enfermedad tumoral o no, a edad temprana.

En Santiago de Chile se encontró una antigenemia de 20,2% de gatos positivos por prueba de ELISA al ViLeF, al testear en forma aleatoria a los gatos en sus hogares.

Patogenia

El virus inhalado o ingerido se replica en forma primaria en el tejido linfoide orofaríngeo, seguido rápidamente por una leucocitosis mononuclear transitoria asociado a viremia, por lo cual se distribuye el virus a tejidos linfoides sistémicos donde sufre su segunda réplica, diseminándose luego a médula ósea y a las criptas intestinales (Cuadro 3.4) (2).

Finalmente infecta neutrófilos y plaquetas que salen de médula ósea, produciéndose una segunda viremia, infectando así el epitelio de mucosas y glándulas salivales, para luego excretarse y diseminarse.

Después de la primera réplica, si el individuo tiene una respuesta inmune eficaz queda negativo al virus; sin embargo a la segunda réplica si responde adecuadamente el sistema inmunológico, el virus queda latente en médula ósea y por estrés, aplicación de glucocorticoides o por inmunosupresión puede sufrir una viremia pasajera o persistente quedando el animal como portador sano.

A las seis semanas posteriores a la infección se puede establecer una de las tres posibles relaciones huésped-virus:

– Infección activa persistente: representa el 30% de los casos y cuya infección crónica los predispone a cuadros patológicos en un lapso de 3 a 36 meses. El suero de estos individuos carece de anticuerpos neutralizantes y anti-FOCMA. La inmunosupresión es la forma más frecuente de la viremia, ya que el virus afecta primariamente a las células T, más exactamente a las células T citotóxicas (CD4+) y las T helper (CD8+).

Cuadro 3.4. Patogénesis de la leucemia felina

REPLICACIÓN VIRAL	TIEMPO	DIAGNÓSTICO
Local en tejido linfoide	2 - 4 días	ELISA +
LB y macrófagos (Viremia 1a)	14 días	ELISA +
Bazo y nódulos linfáticos	2 – 4 semanas	IF +
Médula ósea y criptas intestinales	2 – 4 semanas	IF +
Neutrófilos y plaquetas (Viremia 2a)	2 – 4 semanas	IF +
Células epiteliales, glándula salival y vejiga	4 – 6 semanas	IF +

- Infección autolimitante: la desarrolla el 40% de los gatos expuestos al virus y terminan siendo inmunes. No presentan viremia, elaboran anticuerpos neutralizantes y anti-FOCMA. Pueden presentar una infección localizada.

- Viremia transitoria: la presentan el 30% de los casos, no genera enfermedad aguda, pero tampoco hay una recuperación total, ya que pueden ser reactivados al sufrir un estrés.

Diagnóstico

El virus se puede detectar mediante cuatro métodos (2,5):

1) Cultivo medular (detecta latencia)
2) Detección de anticuerpos (anticuerpos neutralizantes contra gp70)
3) ELISA
4) IF indirecta
5) PCR
6) Inmunocromatografía

- Método de inmunocromatografía: es el método más utilizado, fácil de realizar y existen varios laboratorios que lo comercializan. Detecta el antígeno p27 libre en el suero y fluidos, por lo tanto la muestra puede ser sangre, saliva o lágrimas. El resultado positivo a esta prueba indica que se está replicando el virus, pero no necesariamente está virémico, no se sabe si el felino es o no contagioso.

Estas pruebas al ser positivas indican que hay infección, pero no el grado de enfermedad o en la fase que se encuentra el gato. Con una prueba positiva no se puede dar pronóstico, se debe reevaluar a intervalos de dos a tres meses; pero en promedio al dar positivo por segunda vez, en tres años y medio presentan la enfermedad, aunque actualmente se postula que un gato positivo asintomático puede que nunca se enferme y se muera por otras causas o de viejo. Por lo tanto un examen positivo no indica mal pronóstico y menos la eutanasia.

Síntomas clínicos

Se dividen en dos grandes grupos, las neoplásicas y las no neoplásicas, siendo las no neoplásicas las más frecuentes (70%). Dentro de las neoplásicas (30%), los linfomas son los más frecuentes (90%) (Cuadro 3.5).

Enfermedades neoplásicas (2)

Se dividen en neoplasias linfoides (linfoma y leucemia linfoblástica) y neoplasias mieloproliferativas cuyo nombre va a depender del tipo de célula que origina la neoplasia.

Linfoma: es el tumor más frecuente, es un tumor maligno compuesto por linfocitos anormales en varias etapas de maduración. En gatos en general son linfoblásticos, pero se pueden mezclar con linfocíticos.

El linfoma felino se clasifica por el sitio primario de la lesión. La forma más frecuente es el mediastínico (Figura 3.5) el cual llega al área del timo, crece con rapidez y a veces causa derrame pleural. La evaluación citológica, mediante obtención de muestra por toracocentesis, confirma el diagnóstico. Los signos más frecuentes son la disnea inspiratoria paradójica, disfagia por compresión esofágica o el síndrome de Horner (compresión de nervios simpáticos). Le sigue en frecuencia el linfoma multicéntrico donde se comprometen primariamente los linfonódulos periféricos y el hígado y bazo, los signos clínicos van a depender del compromiso orgánico.

Cuadro 3.5. Manifestaciones hemopoyéticas de la leucemia felina

MANIFESTACIONES HEMOPOYÉTICAS	
NEOPLÁSICAS	NO NEOPLÁSICAS
Linfoide: linfoma, leucemia linfoblástica aguda y crónica.	Anemia
Mieloide: leucemias mieloides agudas y crónicas	Neutropenias
Síndromes mielodisplásicos	Trombocitopenia
	Panleucopenia like
Otras manifestaciones	
Inmunosupresión	
Trastornos reproductivos	
Glomerulonefritis	
Poliartritis	
Linfoadenopatías	

El linfoma alimentario se describe como frecuente en Europa y en gatos viejos, mayores de 8 años, los signos son vómitos y diarreas según su ubicación, pero generalmente este tipo de linfoma es negativo a este virus.

También se describen los linfomas misceláneos, es decir ocurren en órganos no linfáticos como riñones, cavidad nasal, piel, hígado, vejiga, cerebro y pulmones. El linfoma renal es bilateral y se palpan los riñones aumentados de volumen e irregulares y no causan problemas hasta estar más del 70% de ellos comprometidos.

El diagnóstico se realiza por biopsia de los nódulos linfáticos o de las masas tumorales y también por el análisis citológico del líquido torácico, observándose linfocitos neoplásicos. Al hemograma se puede encontrar una anemia normocítica normocrómica sin respuesta y rara vez se observa linfocitosis o linfocitos anormales en sangre.

1.1) Leucemia linfoblástica: la forma aguda es la de mayor prevalencia. Se diagnostica con hemogramas y aspiración de médula ósea, en donde se ve la infiltración por linfoblastos, dándose por positivo cuando hay más de 50.000 cel/ul. Pueden o no aparecer células malignas en sangre. Los signos son inespecíficos como disminución de peso, anorexia; encontrándose al hemograma anemia no regenerativa, granulocitopenia e inmunosupresión.

1.2) Neoplasias mieloproliferativas: pueden derivar de los eritrocitos, megacariocitos, granulocitos y monocitos. Estas pueden ser agudas o crónicas. Las agudas se caracterizan por el predominio de células muy indiferenciadas y/o blastos (eritroblastos, mieloblastos, monoblastos, etc.) en sangre y tejidos hemopoyéticos, con un curso clínico corto y con una menor respuesta a los tratamientos quimioterápicos. El diagnóstico se realiza cuando en médula ósea el componente eritroide es menor del 50% y más del 30% de las células blastos son identificadas como mieloblastos y monoblastos. Las crónicas se caracterizan por la proliferación y predominio de células maduras en sangre y médula ósea, con un curso clínico más prolongado que la forma aguda.

Estas leucemias se clasifican en subgrupos, de acuerdo al criterio FAB humano, designándola con el nombre de la célula neoplásica que está involucrada y además con la sigla M seguida de un número que va de 0 a 7, de acuerdo a la etapa de diferenciación de la célula neoplásica predominante. Para poder clasificar dichas neoplasias es necesario realizar tinciones citoquímicas tanto de los hemogramas como de los mielogramas y para ello existen varias reacciones citoquímicas que permiten en menor o mayor grado la identificación de diferentes tipos de blastos. Las más comunes son las tinciones de PAS (ácido peryódico de Schiff); las mieloperoxidasas; Sudán negro B y dentro de las más específicas se utilizan las estearasas específicas (cloroacetato naftol AS-D) y no específicas (acetato alfa-naftil); la fosfatasa alcalina y ácida.

Enfermedades no neoplásicas (2,5)

2.1) Anemia no regenerativa: a veces se acompaña de leucopenia y trombocitopenia. El 75% de los felinos con anemia tienen el virus ViLeF (Figura 3.5). Un porcentaje pequeño de estas anemias son hemolítica regenerativa, y se asocian a inmunosupresión provocada por la infección del subgrupo A, facilitando la infección por el Mycoplasma haemofelis; además este virus provoca alteración de la membrana celular de los glóbulos rojos provocando hemólisis. Las anemias normocíticas normocrómicas no regenerativas ocurren secundarias a enfermedades mieloproliferativas (subgrupo B), a fibrosis medular o osteoesclerosis. La anemia aplástica es la más frecuente y se asocia al subgrupo C. Generalmente esta ocurre en gatos jóvenes entre los 2 a 3 años de edad y se caracteriza por destrucción de los precursores eritroides.

2.2) Trombocitopenia: hay disminución en la producción de plaquetas por supresión medular o por invasión de células leucémicas. La vida de las plaquetas se acorta y su tamaño aumenta.

2.3) Anormalidades leucocitarias: disminuyen los granulocitos y linfocitos, sobre todo en los recientemente infectados. Los gatos con granulocitopenia presentan persistencia de enfermedades bacterianas. Se observa el síndrome "panleucopenia like" el cual es similar a la panleucopenia viral felina; consiste en leucopenia y enteritis hemorrágica, teniendo también anemia y trombocitopenia; se diferencia de la panleucopenia viral por la cronicidad y porque el tejido linfoide intestinal está normal o hiperplásico.

2.4) Inmunosupresión: hay una alteración en la respuesta de anticuerpos humorales debido principalmente a la disminución de las funciones de las células T auxiliares, al mismo tiempo se observa un aumento no específico de IgG e IgM. Además de la granulocitopenia se aprecia una menor actividad quimiotáctica y fagocítica de éstos. Las infecciones a las cuales están expuestos estos gatos son a las bacterianas (estomatitis, abscesos, piotórax); mycoplasmas (antigua hemobartonelosis); virales (PIF; infecciones de vías respiratorias altas); protozoaria (toxoplasmosis) y micóticas (aspergillosis y criptoccocosis).

2.5) Trastornos reproductivos: un 60 a 70% de las infertilidades son por causa del ViLeF. El aborto es más frecuente en el segundo trimestre de la preñez.

2.6) Síndrome del gato débil: los gatitos nacidos de hembra infectada se exponen al virus en forma transplacentaria, pero con mayor riesgo al nacer y durante la lactancia. Presentan letargo, caquexia, poca cubierta de pelo, muerte en las primeras semanas de vida. A la necropsia presentan atrofia tímica.

2.7) Glomerulonefritis: el 70% de los gatos que tienen esta alteración son positivos al ViLeF. El mecanismo de producción de ésta se asocia al antígeno p27.

2.8) Poliartritis: causada por complejos inmunes, produciendo en el gato joven una artritis fibrosa anquilosante y en el gato viejo una sinovitis linfocítica plasmocítica.

2.9) Osteocondromatosis: se ven comprometidos los huesos planos después de cerradas las fisis, por lo tanto es una patología de animal adulto.

2.10) Linfoadenopatías: no es neoplásica, es una hiperplasia ganglionar como respuesta a la infección persistente del ViLeF. A veces se resuelve a los 30 días, pero tiene riesgo de tumorarse.

Tratamiento

Si el gato está sano, es decir sin síntomas y la prueba de inmunocromatografía resultó positiva, puede que él desarrolle alguna enfermedad en el plazo de 3 a 5 años, pero hoy se documenta que ellos llegan a viejo y mueren de cualquier otra patología, por lo tanto no se recomienda hacer ninguna clase de tratamiento, sólo tomar medidas de cuidado.

El tratamiento va a depender del tipo de manifestación que presente el gato, pero siempre considerando que en algunas formas de enfermedad (neoplasias), sólo se espera dar una mejor calidad de vida y prolongarla, pero no sanarla.

1) Inmunoterapia pasiva

Se pueden utilizar anticuerpos de gatos inmunes, los cuales son efectivos sólo cuando se administran antes que se vea afectada la médula. La inmunidad por calostro dura 6 a 12 semanas.

2) Drogas antivirales

Zidovudina: actúan inhibiendo la enzima transcriptasa reversa. Este antiviral inhibe la infección de células nuevas y disminuye la carga viral circulante, por lo tanto debe utilizarse cuando está sintomático el gato (4).

3) Quimioterapia

La quimioterapia se recomienda para los casos de neoplasias, dando mejores resultados cuando se utilizan varios fármacos. Se describen diferentes protocolos, siendo el más común la combinación de vincristina, ciclosfosfamida y prednisona. Pero también se puede combinar con doxorrubicina, clorambucil, metotrexato, etc.

Antes de comenzar un protocolo se debe estadificar el paciente, teniendo buena respuesta a esta terapia los pacientes que no están en estado V, es decir sin compromiso de médula ósea. Los resultados de las quimioterapias son bastante alentadores si se utilizan en pacientes con un buen estado nutricional, alimentándose por sí solo y sin compromiso medular, sobre todo en los linfomas mediastinales y multicéntricos iniciales (4).

Siempre debe mantenerse el paciente con los cuidados básicos, es decir si presenta líquido torácico se debe retirar éste por toracocéntesis hasta que no produzca más, se debe mantener hidratado y estimular el apetito; además de mantenerlo sin parásitos externos ni internos.

4) Tratamiento inmunoestimulante

Se usa interferón alfa recombinante humano en forma permanente. El interferón actúa como citoquina, tiene un efecto inmunomodulador y como antiviral. Al administrarse vía oral éste actuaría estimulando localmente los linfonódulos de la cavidad oral, después de 6 a 7 semanas el gato desarrolla anticuerpos contra él. En Europa y Japón se utiliza el interferón omega felino, específico de la especie y no generaría anticuerpos.

Prevención

Existen varias vacunas en el mercado internacional, unas sólo con el subtipo A, otras contienen los tres subtipos más el antígeno FOCMA, otras tienen, por ingeniería genética, sólo los antígenos inmunizantes, etc. Lo importante en las vacunas es que contenga el subtipo A, que es el transmisible. En general, el rango de protección de las vacunas va desde el 70 al 85% de protección.

Se recomienda colocarlas vía subcutánea en el miembro posterior izquierdo (Figura 3.5) a las 8 semanas de edad y repetir a las 12 semanas y hacer un *booster* una vez al año. Se debe testear al gato antes de vacunar y sólo vacunar a los gatos negativos. En caso de salir el examen positivo sin estar enfermo, se recomienda repetir la prueba alrededor de 1 a 3 meses después (3).

Se ha visto en USA la aparición de fibrosarcomas en el lugar de la inoculación de la vacuna, con una incidencia de 1:10.000; por lo tanto, en ese país se recomienda vacunar sólo a los gatos de alto riesgo de contraer la enfermedad, es decir gatos machos enteros,

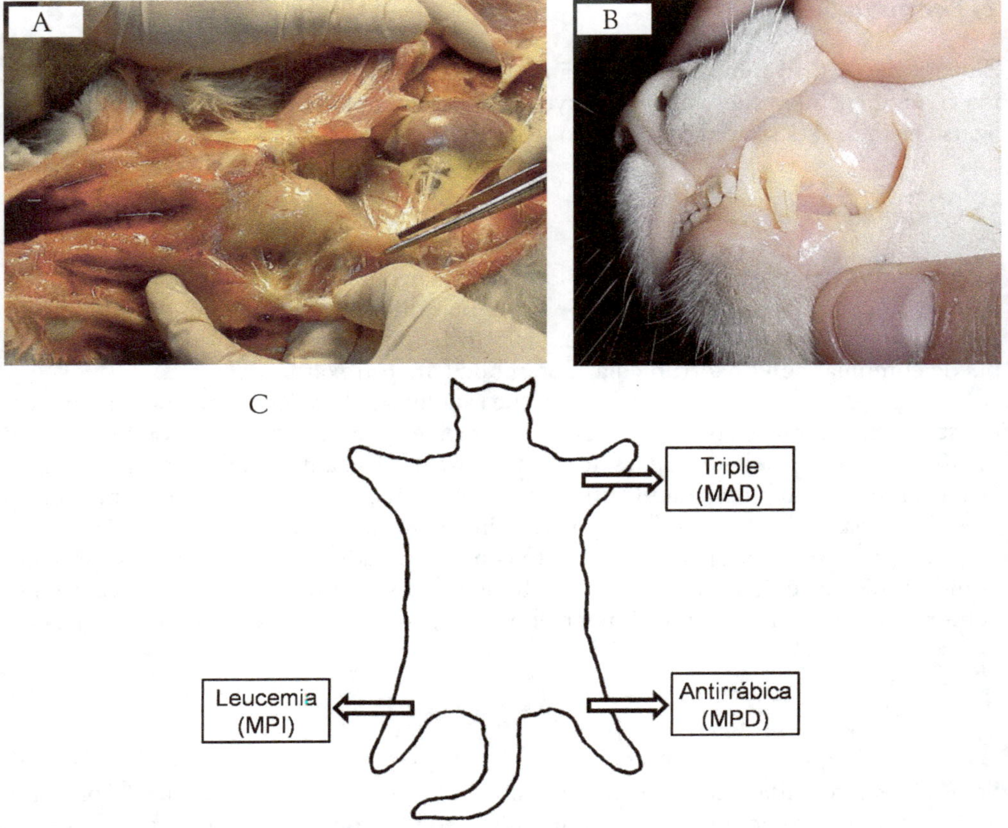

Figura 3.5. Leucemia felina. (A) Linfoma mediatinal positivo a leucemia felina. (B) Mucosas anémicas en gato positivo. (C) Zonas de vacunación recomendadas (National Feline Vaccine-Associated Sarcoma Task Force).

que salgan a vagabundear, o gatos que viven hacinados, pero no vacunar a los gatos de departamento ni a los que no tienen contacto con otros gatos; se debe considerar la baja incidencia de la enfermedad en países desarrollados y las normas de manejo que ellos poseen.

Otras formas de prevenir esta enfermedad viral es esterilizando a los gatos a edad temprana para evitar el vagabundeo, mantener una adecuada higiene en el hogar, lavando los platos de comida periódicamente, retirando diariamente las heces de las cajas de arena.

Un gato positivo asintomático se debe mantener desparasitado, vacunado contra la panleucopenia, virus respiratorios y antirrábica, sobre todo si es de exterior, la literatura recomienda usar las vacunas a virus vivo modificado, porque contienen menos adyuvante que las vacunas a virus muerto y así disminuye la posibilidad de generar fibrosarcomas; no se recomienda vacunarlos contra la leucemia; se deben castrar para evitar que se contacten con otros gatos y contraigan otro tipo de enfermedades. Si este gato convive con más gatos y ellos son negativos, se deben mantener separados o bien deben vacunarse contra la leucemia.

Referencias

1. LEVY, L.S. 2008. "Advances in understanding molecular determinants in FeLV pathology". *Veterinary immunology and immunopathology.* 123: pp. 14-22.

2. ROJKO, J., HARDY, W. 1994. "Feline leukemia virus and other retroviruses". In: Sherding,R. *The cat diseases and clinical management.* 2ⁿᵈ Ed. Churchill Livingstone. Vol. 1: pp. 263-432.

3. The 2006 American Association of feline practitioners feline vaccine advisory panel report 2006 *Journal of the American Veterinary Medical Association.* pp. 1.405-1.433.

4. AUGUST, J.R. 2006. IX curso Internacional de Medicina en Pequeños Animales. pp. 25-27 Agosto, Viña del Mar, Chile.

5. JARRETT, O., HOSIE, MJ. 2004. "Feline leukaemia virus infection". In: Chandler, E., Gaskell, C., Gaskell, R. *Feline medicine and therapeutics.* 3ʳᵈ Ed. Blackwell Publishing Oxford. pp. 597-606.

3.12. Linfoadenitis caseosa

Dr. Pedro Abalos

La linfoadenitis caseosa o pseudotuberculosis de los ovinos es una infección bacteriana crónica que afecta a ovinos y caprinos produciendo abscesos característicos en nódulos linfáticos y órganos. El agente infeccioso también puede infectar bovinos, equinos, camélidos sudamericanos y rumiantes silvestres, como el ciervo. Se han comunicado casos de infección en personas ligadas al manejo de los animales infectados (1, 3).

Etiología

El agente etiológico es *Corynebacterium pseudotuberculosis*, patógeno intracelular facultativo que pertenece al grupo supra-género de Actinomycetales y comparte características con *Mycobacterium, Nocardia* y *Rhodococcus*, debido a su pared celular, compuesta por un complejo polímero de peptidoglicano, arabinogalactano y ácidos micólicos (1, 2).

Es una bacteria Gram positiva, pleomórfica, cocobacilar y a veces filamentosa, cuya característica es disponerse en forma de empalizada o "letras chinas". En agar sangre produce una hemólisis tipo beta y sus factores de virulencia más relevantes son la fosfolipasa D, glucolípidos y ácidos corynomicólicos, además de un lípido, también de pared, semejante al factor cordón de *Mycobacterium tuberculosis*, que causa degeneración de fagocitos y necrosis hemorrágica.

Se describen dos variedades, una denominada C. *pseudotuberculosis* var *ovis*, aislada de ovinos, caprinos y bovinos, y otra, C. *pseudotuberculosis* var *equi*, presente en caballos y bovinos. Se diferencian en que la variedad *ovis* no reduce nitratos a nitritos, en cambio la variedad *equi* si lo hace (1).

Epidemiología

La linfoadenitis caseosa es una enfermedad ligada a la producción ovina en todo el mundo y las pérdidas económicas están asociadas al "síndrome de oveja flaca", causado por diversos patógenos, que limita la productividad y la reproducción de los rebaños. También se describen pérdidas por decomiso de animales o partes de animales con lesiones, aumento de los costos de inspección en mataderos para detectar lesiones en canales de exportación, disminución en la calidad y peso del vellón, etc. (2).

La enfermedad se mantiene en la población animal por la presencia de animales con lesiones abscedativas de nódulos linfáticos superficiales, que se fistulizan y eliminan pus contaminando el medio ambiente. La bacteria puede permanecer infectante por varias semanas y la infección de nuevos animales susceptibles se produce principalmente con la contaminación de heridas producidas por el manejo (esquila, marcación de orejas, descole, castraciones, etc.), o escoriaciones de la piel (se describe transmisión en baños antisárnicos contaminados con la bacteria). Generalmente, esta forma de infección afecta a nódulos linfáticos superficiales, afectándose preferentemente los pre-escapulares y pre-crurales. Se estima que las lesiones abscedativas internas a nivel de pulmón y órganos como hígado, bazo, riñón son producidas por el ingreso de la bacteria en aerosoles a través de tracto respiratorio o episodios de bacteremia. La fosfolipasa D favorece la diseminación de la bacteria en los tejidos, pues afecta la integridad de los endotelios y aumenta la permeabilidad vascular (2).

En los caprinos, son los nódulos linfáticos de la región del cuello y pre-escapulares los más afectados, sobre todo si consumen alimentos espinosos que produzcan pequeñas lesiones en la mucosa oral, por donde penetra posteriormente la bacteria.

En equinos y bovinos, las lesiones abscedativas que se producen, tienen características hemorrágicas y podrían tener como causa la contaminación de heridas de roce en los flancos o la picadura de dípteros hematófagos. En los equinos se describe también una linfagitis ulcerativa de las extremidades, aunque en los últimos años es más frecuente un tipo de absceso a nivel pectoral.

En Chile, se ha comunicado su presencia desde 1929 en el territorio de Magallanes y está distribuida por todo el país, especialmente en rebaños ovinos y caprinos (5,6). La prevalencia de la enfermedad en el país es difícil de estimar, pero se tiene una visión de su extensión al revisar los registros de decomiso en matadero, indicando por ejemplo en la Región de Aisén prevalencias globales de 6% aproximadamente, con hasta un 12% en animales adultos (6). Se conoce también de infecciones de bovinos (datos no publicados) y equinos (4), que en algunas temporadas de verano han causado gran número de casos, especialmente en la zona central del país.

Patogenia y patología

Una vez ingresada la bacteria a través de lesiones de la piel o mucosas, se disemina por vasos linfáticos y es fagocitada por macrófagos que migran hacia el sitio de la inflamación. La compleja pared celular la protege dentro del macrófago y alcanza en este los nódulos linfáticos regionales. Es probable que si la bacteria es inspirada y llega a los alvéolos pulmonares, sean también macrófagos los que la transporten al mediastino.

En el nódulo linfático se produce un proceso inflamatorio donde la fosfolipasa D inhibe la quimiotaxis de neutrófilos y la degranulación de células fagocíticas, se activa el complemento en su vía alternativa y se produce trombosis y necrosis linfática. Los lípidos de la pared celular actúan como un factor piogénico. Se desarrolla un absceso cuyas características en ovinos, es de poseer una pared o cutícula gruesa y firme, con un contenido purulento espeso y que tiende a secarse en forma concéntrica dando la apariencia de capas de una cebolla. En caprinos la lesión abscedativa es menos consistente, tiende a fistulizar más fácilmente y el material purulento es de una consistencia más pastosa. Las lesiones abscedativas subcutáneas de bovinos y equinos tienen características hemorrágicas, con gran presencia de tejido conectivo en su interior (Figura 3.6). El absceso pectoral en el equino puede ser de gran tamaño, único o ramificado y se acompaña de intenso edema que se desplaza por el vientre del animal (1, 2).

En animales jóvenes y debido a infecciones masivas por C. *pseudotuberculosis* se puede producir una icterohemoglobinuria por el efecto hemolítico de la fosfolipasa D.

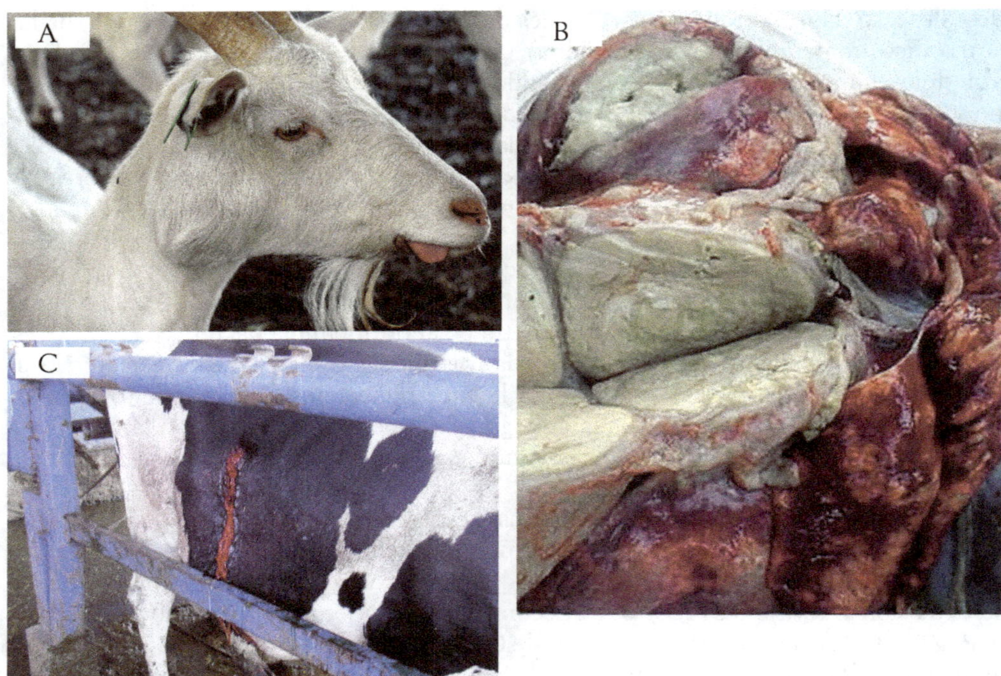

Figura 3.6. Abscesos subcutáneos por C. *pseudotuberculosis*. (A) Caprino. (B) Linfonodos mediastinales de un ovino (P. Abalos). (C) Bovino (R. Arancibia).

Los abscesos generalmente se encapsulan y la infección adquiere un curso crónico, sin remisión de estas lesiones. Los animales más viejos son los que presentan mayor cantidad de lesiones pues han estado en más oportunidades expuesto al riesgo. Esto hace pensar en que la infección natural no estimula una buena inmunidad.

En el ser humano, a C. *pseudotuberculosis* se le considera un patógeno oportunista y se le asocia a exposición ocupacional. La patogenia y patología es similar a la de ovinos, manifestándose especialmente en abscesos de nódulos linfáticos axilares y lesiones cutáneas en las manos (3).

Diagnóstico

El diagnóstico en animales vivos se realiza por el cultivo bacteriológico a partir de material purulento de abscesos. También se puede identificar la bacteria mediante pruebas de PCR (1, 2).

Existen pruebas serológicas pero con una eficiencia diagnóstica limitada, aunque pueden servir para identificar animales con anticuerpos para manejarlos separadamente. Se han desarrollado pruebas de ELISA indirecto y otras para detectar interferón gamma. Esta última prueba detecta una respuesta inmune celular y presenta las mejores expectativas.

El diagnóstico *pos-mortem*, a nivel de matadero es el que tiene utilidad para determinar el grado de infección de un rebaño y enfocar así las estrategias de control.

Control

La mejor forma de controlar la enfermedad es evitar que los animales se infecten y para ello es necesario detectar aquellos con infecciones externas y eliminarlos del rebaño, además de tomar precauciones durante los manejos que impliquen cortes (esquila, marcas, etc.) y posible contaminación de heridas (baños antisárnicos).

El uso de vacunas limita la cantidad y magnitud de las lesiones abscedativas, pero no impide la infección. Existen diferentes tipos de vacunas comerciales donde se incluyen bacterinas con toxoide, cepas vivas atenuadas y atóxicas e incluso se investigan vacunas en base al DNA del patógeno.

Referencias

1. BAIRD, G. J., FONTAINE, M.C. 2007. "*Corynebacterium pseudotuberculosis* and its role in ovine caseous lymphadenitis". *Journal of Comparative Pathology*. 137: pp. 179-210.

2. BELCHIOR, S., GALLARDO, A., ABALOS, A., JODOR, N., JENSEN, O. 2006. "Actualización sobre linfoadenitis caseosa: el agente etiológico y la enfermedad". *Veterinaria Argentina*. 23: pp. 258-278.

3. BARTOLOMÉ, J., ROCA, M.J., MARCOTE, E., MORENO, R. 1995. "Adenitis por *Corynebacterium pseudotuberculosis* en un pastor". *Medicina Clínica* (Bar) 104: pp. 699-701.

4. GÄDICKE, P., AZÓCAR, G., OCAÑA, M. 2008. "Descripción de casos de absceso pectoral crónico y análisis de algunas variables asociadas a su presentación en equinos de la Provincia de Ñuble, Chile". *Archivos de Medicina Veterinaria*. 40: pp. 39-44.

5. PINOCHET, L. "Linfoadenitis caseosa, un problema aún sin solución". *Monografías de Medicina Veterinaria*. 14: pp. 21-27.

6. TADICH, N., ÁLVAREZ, C., CHACÓN, T., GODOY, H. 2005. "Linfoadenitis caseosa en ovinos de la XI Región, Chile". *Archivos de Medicina Veterinaria*. 37: pp. 161-167.

3.13. Neosporosis

Dr. Fernando Fredes

Etiología: *Neospora caninum*

N. caninum es un parásito protozoario del phylum Apicomplexa que infecta a un espectro grande de mamíferos domésticos y salvajes. Los perros y coyotes son los hospederos definitivos confirmados del parásito, pero se sospecha que otros cánidos salvajes también lo pueden ser (1, 2). Durante los últimos diez años este endoparásito ha sido descrito y asociado como una importante causa de abortos epidémicos en el ganado bovino lechero. En algunos países incluso se menciona como la mayor causa de abortos. La enfermedad que produce se denomina neosporosis y ha sido estudiada principalmente en perros y bovinos (1, 2).

Epidemiología

N. caninum es transmitido verticalmente en forma eficiente en bovinos, probablemente por varias generaciones. Por esto se recomienda la eliminación de los animales positivos como la única manera en prevenir esta transmisión desde la vaca a la ternera. La transmisión por consumo de ooquistes (horizontal) es la más frecuente en varias partes del mundo. Para esto es necesaria la contaminación del medio y por tanto la participación del hospedero definitivo. Hasta la fecha no ha sido demostrada este tipo de transmisión de una vaca a otra (1, 2, 3, 4).

En cuanto a la prevalencia de esta enfermedad protozoaria en bovinos, se puede afirmar que afecta tanto a razas de bovinos lecheros como a las de carne. En algunos países como USA, Nueva Zelanda y Holanda, es la mayor causa de abortos en vacas lecheras. La infección por *N. caninum* ha sido descrita en países de distintos continentes, como Alemania, Argentina, Bélgica, Canadá, Dinamarca, España, Hungría, Italia, Japón, México, Suecia, Reino Unido y Zimbabwe (1, 2, 3).

Estudios de factores de riesgo de *N. caninum* asocian abortos epidémicos de rebaños lecheros con la presencia de perros, la de aves de corral y el consumo de ensilaje de maíz durante el verano. Con el perro existe una significativa asociación entre su presencia y la seropositividad de un rebaño, así también las aves domésticas como gallinas, patos y gansos, ellas pueden servir de vectores de ooquistes, en particular cuando son criados sin confinar (5). También las aves de corral tienen un rol de hospedero intermediario (6). En cuanto al tipo de alimentación, es considerado un potencial factor de riesgo el alimentar a un rebaño lechero con ensilaje de maíz y/o remanentes de alimento en verano, debido a que en esta estación existen condiciones favorables de humedad y temperatura para la esporulación de los ooquistes que contaminen estos alimentos, además de la proliferación de hongos y la producción de micotoxinas. Estas últimas pueden ser causantes de inmunosupresión al ser ingeridas repetidamente y en bajas dosis. Conocido es el hecho que una inmunosupresión desencadena un cuadro de toxoplasmosis en ratas con infección crónica, por tanto es posible esperar la reactivación de una neosporosis en el rebaño con infección latente (5).

Otros factores de riesgo mencionados en la literatura son el confinamiento del ganado lechero y la producción intensiva, ya que se describen bajas prevalencias de infección en ganado lechero criado en pasturas y ganado bovino de carne (1, 2, 3, 4, 5, 7).

La neosporosis canina en tanto es más prevalente en zonas rurales que en las urbanas y las cifras de prevalencia serológica van de un 29% en Italia al 0,2% en las Islas Malvinas (Falkland Islands) (1, 2, 3).

En relación a la especie humana, podemos afirmar que hasta la fecha no es considerada una enfermedad zoonótica, pero existe evidencia en personas expuestas al parásito de bajos títulos de anticuerpos. Sin embargo, existe al menos una alerta sobre un potencial riesgo zoonótico, ya que experimentalmente se ha logrado infectar a 2 monos rhesus (1, 2, 8).

Aunque este agente parasitario, considerado cosmopolita en perros y vacunos, fue descrito en los años '80, la mayoría de los reportes en Sudamérica se han hecho en la década pasada. Estos estudios se han realizado en Argentina, Brasil, Chile, Paraguay, Perú y Uruguay. La evidencia incluye la exposición por este agente en ganados bovinos, caprinos, ovinos, en perros y gatos, en búfalos del agua (*Bubalus bubalis*), en alpacas (*Vicugna pacos*), llamas (*Lama glama*), en oposums de América del Sur (*Didelphis marsupialis*), en manadas de lobos cautivos (*Chrysocyon brachyurus*) y otros cánidos salvajes (*Cerdocyon thous* y *Lycalopex gymnocercus*) incluyendo dos zorros de Chiloé (*Pseudolapex fulvipes*). La literatura internacional sugiere la necesidad de realizar investigaciones para entender cómo controlar la enfermedad, ya que la infección podría tener un severo impacto económico en la industria de los bovinos de carne y de leche en nuestro continente. Se sugiere además, que los perros sean los blancos de estos estudios, no solo por el hecho de ser los hospederos definitivos, sino que por la muerte que pueda ocurrir en estos animales de compañía. También estos hospederos intermediarios deben ser estudiados como difusores o mantenedores del parásito, sobre todo cuando participen en ciclos selváticos, ya que así podrían ser considerados en las medidas de control que se recomienden (9).

En nuestro país el problema de aborto bovino existe, a pesar que se desconoce la incidencia nacional o regional de abortos. Entre otras razones esto se debe a que el aborto no es un problema de denuncia obligatoria, como también al escaso uso de registros productivos y reproductivos oficiales. Otra dificultad es que en general, debido a la lejanía de los laboratorios de diagnóstico y a que el producto del aborto no siempre es recuperado, sólo una baja proporción de los casos de aborto se envía a estos para su diagnóstico. Por otra parte, debido a la multicausalidad del problema, solo en alrededor de la mitad de los casos es posible realizar un diagnóstico. En estos casos, la principal causa es de tipo infeccioso. Hasta la fecha se han descrito en Chile diferentes agentes y/o factores que pueden producir esta alteración (10, 11, 12, 13).

A nivel nacional no hay información respecto de la importancia relativa de *N. caninum* como causa de aborto bovino. La primera evidencia formal de infección (1999), es una prevalencia serológica de 23% en dos rebaños lecheros de la IX Región, pero sin relación a casos de aborto. Así también, en la zona sur del país, se han encontrado anticuerpos contra *N. caninum* en vacas adultas y en terneras; y todas las vacas que abortaron, fueron altamente positivas a una prueba de IF. En el mismo año se evidenció serología positiva en bovinos de la zona central de Chile. En el año 2000, se estudió la infección en perros que coexisten con bovinos, y la prevalencia de infección encontrada en éstos fue de 18,9% promedio. Otro estudio serológico (IF) hecho en perros urbanos y rurales de la Región de la Araucanía, reveló que un 18% (36/201) presentó anticuerpos contra *N. caninum*. Además se demostró asociación entre la cantidad de positivos y el ambiente y el tipo de alimentación. Lo anterior implica que un perro del ambiente rural y/o urbano al consumir carne cruda puede ser un importante factor de riesgo dentro de la epidemiología de la infección. El mismo estudio, mediante la técnica de aglutinación de taquizoitos de neospora aplicada a dos sueros de zorros (*Pseudolapex falvipes*), encontró positividad hasta la máxima dilución analizada (1:320). Lo anterior demuestra, el rol de los animales silvestres en la epidemiología de la enfermedad a nivel local (10, 11, 12). En el año 2004 se describe por primera vez en Chile y Sudamérica la presencia de anticuerpos anti-*Neospora* en equinos. Sin embargo, la especie que infecta a los equinos es distinta a *N. caninum* y se denomina *N. hughesi*. Debido a que ambos protozoos dan reacción cruzada, ambos o uno de ellos podrían ser los responsables de la seropositividad en estos equinos (14).

Ciclo biológico

Este parásito tiene un ciclo de vida, recientemente descrito, que incluye al perro como hospedero definitivo, ya que en las heces de esta especie animal se han encontrado los ooquistes (1, 2).

En 1984 identificaron por primera vez la enfermedad en seis cachorros de perro, en tanto que la descripción del nuevo género y especie de protozoo fue hecha en 1988, lo cual fue confirmado en 1999. Sin embargo, el perro también puede ser hospedero intermediario, al igual que una serie de otras especies animales, entre las que se mencionan a bovinos, equinos, ovinos, caprinos y especies animales silvestres (coyotes, ciervos, zorros, búfalos y camellos) (1, 2, 9), sin olvidar la reciente descripción de las aves de corral como un tipo de hospedero más (6). Así también, pero experimentalmente, se ha podido infectar a felinos, ratas, ratones, cerdos y monos. De igual forma existen diferentes estudios en los cuales se ha encontrado serología positiva a *Neospora* en ciertos animales salvajes, como el zorro de Chiloé, el león y en animales marinos. En todos ellos la infección natural ocurre por el consumo de ooquistes esporulados, los que contaminan los alimentos y las aguas, generando en el hospedero intermediario intracelularmente las otras dos formas del parásito, taquizoitos y quistes tisulares (bradizoitos). En cuanto a su distribución tisular, lo conocido hasta la fecha, indica una predilección del protozoo por tejido del sistema nervioso central, incluida la retina (1, 2).

Los tres estadios de *N. caninum*, taquizoitos, bradizoitos y ooquistes, pueden estar involucrados en la transmisión del parásito (1, 2, 3).

La infección en el perro ocurre por el consumo de bradizoitos y taquizoitos, contenidos en los tejidos de las especies hospederas intermediarias (1, 2, 3).

La prepatencia aproximada de esta parasitosis es de 5 días y la patencia puede abarcar de 7 a 19 días, en tanto los ooquistes son eliminados sin esporular y una vez en el medio externo, al cabo de 24 horas, esporulan cuando las condiciones son óptimas. Para completar el ciclo, estos ooquistes que contaminan las aguas y los alimentos, deben ser consumidos por sus hospederos intermediarios (1, 2).

N. caninum también puede ser transmitida de la madre al feto (vía placentaria, congénita o vertical) en bovinos, ovinos, caprinos, ratones, perros, gatos, monos y cerdos. El mecanismo de la transmisión congénita, ya sea primaria o una infección congénita repetida, es aún desconocido (1, 2).

Síntomas clínicos y patológicos

Neosporosis bovina: en la vaca adulta de cualquier edad, el único signo clínico observado es el aborto, ya sea esporádico, endémico o epidémico, pudiendo presentarse desde los 3 meses de gestación hasta su término. Sin embargo, la mayoría ocurre alrededor de los 5 a 6 meses de gestación. En cuanto al feto, este puede morir en el útero, ser reabsorbido, momificado, autolizado, nacer muerto, nacer vivo y morir inmediatamente, o nacer clínicamente normal, pero crónicamente infectado. Histopatológicamente en el feto abortado se puede observar encéfalomielitis protozoaria multifocal, que puede estar ubicada en la materia gris del cordón espinal; encefalitis focal, caracterizada por necrosis e inflamación no supurativa; miocarditis no supurativa y hepatitis, la cual se observa más comúnmente en abortos epidémicos que en los esporádicos. En el ternero nacido vivo e infectado, los signos clínicos más frecuentes son: el nacer con bajo peso, signos neurológicos de ataxia, disminución del reflejo patelar y pérdida de la propiocepción hasta parálisis completa, e incluso puede observarse una exoftalmia y asimetría de los ojos (1, 4).

Neosporosis canina: en esta especie animal, los signos clínicos asociados a esta parasitosis son similares a los encontrados en otra enfermedad protozoaria, cual es la toxoplasmosis. Sin embargo en la neosporosis se describe un predominio de anormalidades musculares y neurológicas, existiendo presentaciones inusuales, como por ejemplo de dermatitis. Los cachorros y los perros más viejos son los que pueden ser afectados, sin embargo la mayoría de los casos clínicos, siendo los más severos, corresponden a perros jóvenes infectados congénitamente. Así por ejemplo en perros adultos, se han descrito signos multifocales del sistema nervioso central, polimiositis, miocarditis y dermatitis, en tanto que en perros jóvenes o cachorros se han presentado signos de parálisis ascendente, siendo los miembros posteriores los más severamente afectados (1, 2, 15).

Otras disfunciones descritas en perros jóvenes incluyen disfagia, parálisis de la mandíbula, flacidez muscular, atrofia muscular e incluso falla cardiaca. En cuanto a lesiones es posible observar focos multifocales de necrosis y mineralización en músculos, especialmente en el diafragma. Existe además hepatomegalia, neumonía y signos de malacia en el sistema nervioso central. Al igual que en bovinos, histopatológicamente existe una encéfalo mielitis no supurativa, miocarditis, hepatitis y miositis. La encéfalo mielitis se caracteriza por poliradiculoneuritis, ganglionitis, degeneración axonal y formación de nódulos gliales, tanto en materia gris como blanca (1, 2, 15).

Diagnóstico

Se han ensayado una serie de técnicas dirigidas a revelar la presencia de anticuerpos séricos en vacas lecheras que han abortado. Entre las pruebas inmunodiagnósticas se mencionan ELISA, IF indirecta y aglutinación directa. Por cierto estos anticuerpos sólo indican exposición a *N. caninum*, ya que el diagnóstico definitivo es mediante el aislamiento del protozoo. El feto abortado es, por lo tanto, necesario para el diagnóstico definitivo de neosporosis, aunque el aislamiento de *N. caninum* no siempre es posible debido al estado de autolisis que presentan los fetos abortados. Idealmente es el feto entero lo requerido, y si no es posible se debe muestrear siempre cerebro, corazón e hígado, los que deben ser examinados histopatológicamente, así como también muestras de fluidos corporales y suero sanguíneo para su evaluación serológica. Es importante recordar que la presencia de anticuerpos anti *N. caninum* en el suero fetal e incluso el suero precalostral del ternero, indicarán infección, en tanto que la ausencia de ellos no necesariamente indicaría ausencia de infección, ya que la síntesis de anticuerpos en el feto y el ternero recién nacido dependerá del estado de gestación (madurez del sistema inmune), del nivel de exposición y el tiempo transcurrido entre la infección y el aborto (1, 2).

Últimamente se han desarrollado proteínas recombinantes de *N. caninum* para el diagnóstico de la neosporosis bovina, además de anticuerpos monoclonales contra taquizoitos de *N. caninum* para ser usados en inmunohistoquímica. Así también se han realizado varios métodos de PCR, pero aún con una baja correlación con la histopatología y el Inmunoblot (1, 2).

El diagnóstico en la especie canina se basa en la signología clínica y en las lesiones encontradas en los órganos afectados. Es posible además realizar un análisis de bioquímica sanguínea, el cual revela el aumento de aquellas enzimas séricas asociadas con necrosis de miocitos y daño hepático. La pesquisa de anticuerpos séricos anti *N. caninum* puede ser una buena herramienta diagnóstica, pero esto debe ser asociado al cuadro clínico, pues individuos clínicamente sanos pueden también presentar títulos de anticuerpos. Se ha empleado IF indirecta, como prueba diagnóstica, sin embargo debe ser verificado histológicamente e intentar el aislamiento del parásito (1, 2).

Los ooquistes de *N. caninum* son morfológicamente similares a los de *Toxoplasma gondii* y *Hammondi hammondia* en heces de gato, y se asemejan a los ooquistes de *H. heydorni* en las heces de perro (2).

Control, prevención y tratamiento

La transmisión horizontal se puede reducir al mínimo con la adopción de medidas que reduzcan el contacto entre los hospederos definitivos y los intermediarios. Por lo anterior es importante el resguardo del alimento y el agua, para evitar la contaminación de ellos con excrementos de los perros, así también evitar el consumo de fetos abortados o de terneros muertos por estos animales u otros cánidos (1-5).

En relación a la principal vía de transmisión (la vertical), en que vacas seropositivas a *N. caninum* tienen mayor riesgo de abortar, no hay evidencia de que la eliminación de este tipo de animales genere un beneficio económico que justifique esta medida. Sin embargo, de igual forma se podría intentar disminuir el número de vacas positivas congénitamente infectadas en el predio, así como no introducir nuevos animales con estas características. También podría ser recomendable, en predios con baja prevalencia de esta parasitosis, evitar la cruza o inseminación de vacas seropositivas, disminuyendo así la transmisión vertical (1-5).

Hasta la fecha no hay vacuna o droga eficiente que logre prevenir el aborto o la infección transplacentaria en ganados (1).

Referencias

1. Dubey, J.P. 2003. "Review of *Neospora caninum* and neoporosis in animals". *Korean Journal of Parasitology*. 41: pp. 1-16.

2. Dubey, J.P., Schares, G., Ortega-Mora, L.M. 2007. "Epidemiology and Control of Neosporosis and *Neospora caninum*". *Clinical Microbiology Reviews*. 20 (2): pp. 323-367.

3. Fredes, F. 2002. "Algunos antecedentes sobre *Neospora caninum* y neosporosis". *Monografías de Medicina Veterinaria*. 22(1-2): pp. 3-9.

4. Gay, J.M. 2006. "Neosporosis in dairy cattle: An update from an epidemiological perspective". *Theriogenology* 66: pp. 629-632.

5. Bartels, C.J.M., Wouda, W., Schukken, Y.H. 1999. "Risk factors for *Neospora caninum* associated abortions storms in dairy herds in the Netherlands (1995 to 1997)". *Theriogenology* 52: pp. 247-257.

6. Costa, K.S., Santos, S.L., Uzêda, R.S., Pinheiro, A.M., Almeida, M.A.O., Araújo, F.R., McAllister, M.M., Gondim, L.F.P. 2008. "Chickens (Gallus domesticus) are natural intermediate hosts of *Neospora caninum*". *International Journal of Parasitology*. 38: pp. 157-159.

7. Wounda, W., Bartels, C.J.M., Moen, A.R. 1999. "Caracteristics of *Neospora caninum* associated abortion storms in dairy herds in the Netherlands (1995 to 1997)". *Theriogenology* 52: pp. 233-245.

8. Tranas, J., Heinzen, R.A., Weiss, L.M., McAllister, M.M. 1999. "Serological Evidence of Human Infection with the Protozoan *Neospora caninum*". *Clinical and Diagnostic Laboratory Immunology*. 6 (5): pp. 765-767.

9. Moore, D.P. 2005. "Neosporosis in South America". *Veterinary Parasitology*. 127: pp. 87-97.

10. Patitucci, A.N., Pérez, M.J., Luders, C.F., Ratto, M.H., Dumont, A.G. 1999. "Evidencia serológica de infección por *Neospora caninum* en rebaños lecheros del Sur de Chile". *Archivos de Medicina Veterinaria*. 31(2): pp. 215-218.

11. Patitucci, A.N., Pérez, M.J., Israel, K.F., Rozas, M.A. 2000. "Prevalencia de anticuerpos séricos contra *Neospora caninum* en rebaños lecheros de la IX Región de Chile". *Archivos de Medicina Veterinaria*. 32(2): pp. 209-215.

12. Patitucci, A.N., Pérez, M.J., Rozas, M.A., Israel, K.F. 2001. "Neosporosis canina: Presencia de anticuerpos séricos en poblaciones rurales y urbanas de Chile". *Archivos de Medicina Veterinaria*. 31(2): pp. 227-232.

13. Meléndez, P., Concha, C., Donovan, A., Björkman, C. 1999. "Evidencia serológica de *Neospora caninum* en un rebaño lechero de la zona central de Chile". *Avances en Ciencias Veterinarias*. 14 (½): pp. 13-16.

14. Patitucci, A.N., Pérez, M.J., Cárcamo, C.M., Baeza, L. 2004. "Presencia de anticuerpos séricos contra *Neospora caninum* en equinos en Chile". *Archivos de Medicina Veterinaria*. 36 (2): pp. 203-206.

15. Paradies, P., Capelli, G., Testini, G., Cantacessi, C., Trees, A.J., Otranto, D. 2007. "Risk factors for canine neosporosis in farm and kennel dogs in southern Italy". *Veterinary Parasitology* 145: pp. 240-244.

3.14. Neumonía supurativa del potrillo

Dr. Pedro Abalos

La neumonía supurativa es una enfermedad de equinos jóvenes caracterizada por una bronconeumonía piogranulomatosa, asociada a linfoadenitis mesentérica, enteritis ulcerativa y lesiones articulares y óseas, que se manifiesta con una alta letalidad y por ello causa pérdidas económicas considerables en los criaderos de caballos. Su ocurrencia, aunque esporádica, se constata cada vez con mayor frecuencia en nuestro país (4), mientras que su epidemiología y diagnóstico plantean desafíos sobre su prevención y tratamiento (2).

Etiología

El agente causal de la neumonía supurativa del potrillo es *Rhodococcus equi*, un cocobacilo Gram +, del grupo de las corynebacterias, que posee una pared celular compleja en lípidos y capaz de producir el factor *equi*, una enzima colesterol oxidasa que lisa eritrocitos en forma sinérgica con la beta hemolisina de *Staphylococcus aureus* (3). Es una bacteria muy diseminada en el medio ambiente y puede ser aislada de heces e intestino de varias otras especies animales, aunque no asociada a cuadros clínicos específicos. Hoy en día se le considera un patógeno zoonótico emergente para aquellas personas inmunocomprometidas (2).

Su rol patógeno dice relación con la presencia de cepas capaces de multiplicarse dentro de los macrófagos, las cuales poseen un plasmidio que contiene genes que codifican proteínas asociadas a virulencia (VAPS), siendo el gen *VapA*, el más utilizado en determinar si un aislado es o no patógeno. El aislamiento de *R. equi*, y debido a la amplia distribución ambiental de cepas no patógenas, por sí solo, no es indicador de causalidad mientras no se detecte este factor de patogenicidad (1,5). El factor *equi* es otro factor de virulencia importante y el gen *choE*, que lo codifica, un blanco para la identificación específica del agente (3).

Epidemiología

El hábitat natural de *R. equi* es el suelo contaminado con material fecal de diversas especies animales. La exposición de los equinos a *R. equi* es común en los criaderos y otros ambientes animales, de tal manera que gran cantidad de equinos poseen anticuerpos contra la bacteria. Los potrillos adquieren tempranamente el *R. equi* y ya a las 4 semanas la mayoría lo presenta en las heces. Por ello, la enfermedad depende de condiciones epidemiológicas aún no bien determinadas (2,4).

Se estima que la principal ruta de infección es la inhalación de partículas de polvo contaminadas, generadas en un ambiente donde un gran número de animales jóvenes están multiplicando la bacteria en sus intestinos, esta es eliminada en las deposiciones y un ambiente que permite la aerosolización del agente y su penetración a través del tracto respiratorio. La caída de la inmunidad materna favorece la presentación clínica de la enfermedad, aunque se piensa que la infección pulmonar ya habría ocurrido semanas antes (2).

A pesar que los animales están muy expuestos al agente, la prevalencia de la enfermedad es muy variable. En algunas explotaciones es inexistente u ocurre esporádicamente, mientras que en otras los casos pueden ocurrir con frecuencia. En criaderos con endemia las prevalencias pueden ir de 13% a 25% y la letalidad alcanza hasta 30% (2).

Los factores de riesgo que se han identificado como los más importantes en la presentación de la enfermedad son: gran extensión territorial del predio y la presencia de un alto número de yeguas y potrillos. No se describen como riesgosas a las prácticas de manejo deficientes ni a la falta de medidas preventivas de sanidad. Potrillos con una razón de linfocitos CD4/CD8 menor a 3, tendrían un alto riesgo de desarrollar una neumonía por *R. equi* y se ha sugerido que algunos factores genéticos tendrían un rol en la susceptibilidad a la enfermedad. La infección conjunta con el virus herpes equino tipo 2 predispondría a la invasión del sistema respiratorio por parte de la bacteria (2).

Patogenia, clínica y patología

El sistema inmune tiene una clara implicancia en la ocurrencia de la enfermedad y la efectividad de este, es influenciada por la dosis infectante y la virulencia del agente. Las células del sistema monocito-macrófagos son la base de la patogenicidad de la neumonía del potrillo, pues el agente se multiplica en su interior y finalmente destruye la célula fagocítica, acción que no son capaces de realizar las cepas de *R. equi* que no poseen el plásmido de virulencia, cuya función es bloquear la maduración del fagosoma. Otros factores de patogenicidad de *R. equi*, como la cápsula polisacárida, el contenido de lipoglicanos, el largo de la cadena carbonada de los ácidos micólicos, mecanismos de fijación de hierro y el factor *equi* o enzima colesterol oxidasa, potencian además la virulencia de ciertas cepas, modulando la producción de citoquinas (2).

El sitio de infección atrae un gran número de células fagocíticas, resultando en la formación de granulomas que inicialmente controlan la infección pero que también contribuyen a la patología de la enfermedad (Figura 3.7).

Los anticuerpos contra *R. equi* contribuyen a bloquear las etapas iniciales de la infección celular, por ello la declinación de las inmunoglobulinas adquiridas con el calostro ponen en riesgo a los potrillos cuyas madres no habían desarrollado respuestas humorales adecuadas.

El cuadro clínico se presenta entre las 3 semanas y los 6 meses, aunque la mayor frecuencia se da en potrillos de 3 a 4 meses de edad, siendo preferentemente de tipo respiratorio aunque también hay signos digestivos y puede verse involucrado el sistema osteo-articular. Debido a la capacidad del potrillo de compensar inicialmente la infección se advierte una etapa subclínica con episodios leves de fiebre, letargia y anorexia, que se hace insidiosa y finalmente se manifiesta en una forma aguda tardía, caracterizada por fiebre alta y compromiso respiratorio severo (2, 4).

Los cuadros respiratorios obedecen a una bronconeumonía piogranulomatosa crónica, con abscesos extendidos y linfadenitis purulenta, presentando una taquipnea con compromiso abdominal y distensión de los orificios nasales. Las mucosas pueden apreciarse cianóticas y la tos producir descargas mucopurulentas. A la necropsia los pulmones pre-

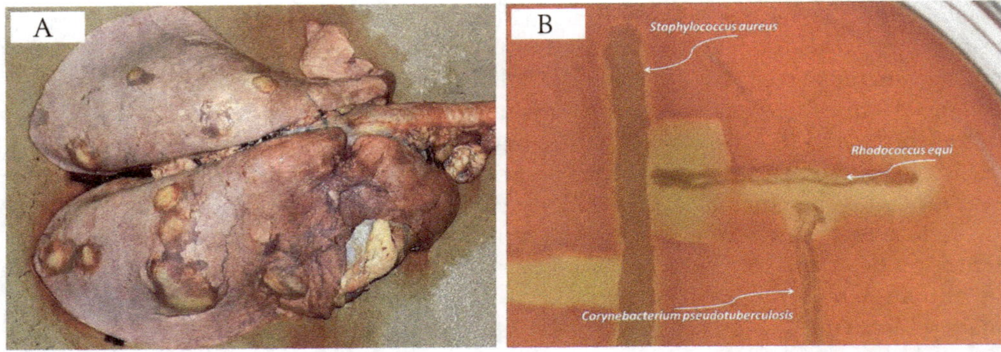

Figura 3.7. Diagnóstico de *Rhodococcus equi*. (A) Lesiones abscedativas pulmonares en un equino de tres meses (C. Omón). (B) Efecto de hemólisis cooperativa entre bacterias cultivadas en agar sangre. Sinergia entre la hemolisina beta de *Staphylococcus aureus* y el factor equi de *R. equi*, y de este último con la fosfolipasa D de *Corynebacterium pseudotuberculosis* (P. Abalos).

sentan una neumonía con múltiples nódulos delimitados por tejido pulmonar atelectásico. Los nódulos de diferentes tamaños coalescen formando lesiones extendidas, semejantes a grandes abscesos, correspondientes a áreas de necrosis caseosa sin cápsula fibrosa (2, 4).

Los cuadros digestivos se caracterizan por cólicos y diarrea, como consecuencia de enterocolitis, tiflitis, abscesos abdominales, peritonitis y adherencias peritoneales. El pronóstico de estos casos es muy pobre. Se describen además por infección de *R. equi*, cuadros asociados a polisinovitis no-sépticas inmunomediadas, especialmente en la articulación tibiotarsal y de la rodilla, y artritis sépticas y osteomelitis (2).

Diagnóstico

El diagnóstico temprano de la enfermedad es vital para instaurar un tratamiento antibiótico efectivo. Sin embargo, como se ha mencionado, su inicio subclínico, con una patología tardía y compromiso pulmonar extenso e insidioso, favorecen la letalidad. La experiencia epidemiológica y patológica de médicos veterinarios que han enfrentado la enfermedad en potrillos a su cargo, es fundamental en la sospecha del cuadro. La citología de lavados traqueales muestra gran cantidad de células macrofágicas y monocitos, con la bacteria en su interior. Estos fluidos pueden someterse a cultivo bacteriológico para aislar al agente, aunque los resultados de este procedimiento son inciertos debido a la naturaleza intracelular de la bacteria, los tratamientos antibióticos a que ha sido sometido el animal y la presencia de otros patógenos en la muestra (5). Hay que considerar que el solo aislamiento de *R. equi* no es un indicativo de causalidad, debido a su amplia distribución ambiental y a la presencia o no del plasmidio que contiene genes que codifican VAPS. Hoy en día a través de un PCR múltiple, es factible realizar un diagnóstico rápido y efectivo mediante la detención de fragmentos del RNA ribosomal 16s y del gen *vapA*, al cual también puede agregarse la identificación del gen *choE*, altamente conservado en *R. equi* (1,3).

El aislamiento de la bacteria desde material patológico obtenido en animales muertos es más efectivo y puede identificarse rápidamente por las características de los cultivos y el efecto de hemólisis cooperativa entre el factor *equi* y la hemolisina beta de *Staphylococcus aureus* (Figura 3.7).

206

Los antecedentes epidemiológicos y patológicos son de gran ayuda para orientar al laboratorio frente a la sospecha de la enfermedad y apuntar a un diagnóstico oportuno. Pruebas complementarias de patología clínica e imagenología, entregan información útil al evaluar cuadros de neumonía por *R. equi*.

Control

El tratamiento de la neumonía supurativa del potrillo se basa en la administración temprana de antimicrobianos. *Rhodococcus equi* es sensible *in vitro* a varios de ellos, sin embargo esta efectividad no siempre se logra *in vivo*, debido a su supervivencia en el interior de los macrófagos. La combinación de eritromicina y rifampicina, sustancias lípido-solubles capaces de penetrar las células y que se concentran activamente en granulocitos y macrófagos, han demostrado porcentajes de éxito de entre 60% y 90% de los tratamientos. El reemplazo de la eritromicina por azitromicina y clarithromicina ha demostrado aun mejores rendimientos, disminuyendo además los efectos adversos de la primera, utilizada en potrillos (2).

La prevención de la enfermedad se basa en la disminución de la magnitud de la presión de infección, la inmunización pasiva y la inmunización activa. Las prácticas de manejo que limiten la exposición al agente evitando los factores de riesgo, son beneficiosas. Los anticuerpos contra *R. equi*, ya sea calostrales, administrados como suero hiperinmune o inducidos por vacunación no han demostrado ser del todo efectivos, aunque se les asocia a una menor gravedad y letalidad. Las vacunas no han probado ser de utilidad a pesar de diferentes estrategias de uso en yeguas y potrillos. El mayor desafío es estimular un tipo de respuesta inmune efectiva en el potrillo, los cuales, por su edad, carecen de la capacidad de una respuesta adecuada y rápida suficiente para contrarrestar la presión de infección de su ambiente (2).

Referencias

1. DA COSTA KREWER, C., AUGUSTO SPRICIGO, D., DE AVILA BOTTON, S., MATTIUZZI DA COSTA, M., SCHRANK, I., CASTAGNA DE VARGAS, A. 2008. "Molecular characterization of *Rhodococcus equi* isolates of horse breeding farms from an endemic region in south of Brazil by multiplex PCR". *Brazilian Journal of Microbiology*. 39: pp. 188-193.

2. HINES, M.T. 2007. "*Rhodococcus equi*". In: *Equine infectious diseases*. Sellon, D.C. and Long, M.T. Eds. Saunders Elsevier, St. Louis, Missouri, USA. pp 281-295.

3. LADRÓN, N., FERNÁNDEZ, M., AGÜERO, J., GONZÁLEZ ZÖRN, B., VÁSQUEZ-BOLAND, J.A., NAVAS, J. 2003. "Rapid identification of *Rhodococcus equi* by a PCR assay targeting the *choE* gene". *Journal of Clinical Microbiology*. 41: pp. 3.241-3.245.

4. PAREDES, E., GALLEGO, R., CANAL, A., ARAYA, O., CHAGUÁN, E., THOMAS, P., ZAMORA, J. 2000. Primer caso descrito en Chile de neumonía y colitis por *Rhodococcus equi* en un potrillo. *Archivos de Medicina Veterinaria*, 32: pp. 101-106.

5. SELLON, D.C., BESSER, T.E., McCONNICO, R.S., VIVRETTE, S.L. 2000. "Diagnosis of *Rhodoccocus equi* pneumonia in foals: PCR or culture?". *American Association of Equine Practitioners Proceedings* 46: pp. 268-269.

3.15. Panleucopenia felina

Dra. Loreto Muñoz

Etiología

La enfermedad es producida por un parvovirus felino, de cadena simple de DNA, el cual se replica en células en división. Este virus está distribuido mundialmente y afecta a toda la familia Felidae. Es una enfermedad mundialmente poco común, puede ser por la efectividad de las vacunas o bien porque se presenta generalmente en forma subclínica (1,2).

Es un virus sin envoltura, desnudo, por lo tanto es resistente a los químicos y a las condiciones ambientales, pudiendo vivir hasta un año a temperatura ambiente en material orgánico. Lo inactivan el hipoclorito de sodio al 6%, formaldehido al 4% y glutaraldehido al 1% en 10 minutos a temperatura ambiente.

Patogenia

La mayoría de las infecciones son subclínicas, por lo tanto el 75-86 % de los gatos no vacunados al año de edad tienen anticuerpos.

La panleucopenia felina es una enfermedad sistémica, el gato enfermo elimina el virus por todas las secreciones, mayoritariamente por las heces, incluso lo elimina hasta 6 semanas posterior a la recuperación clínica (2). El genoma viral es muy pequeño, por ello necesita enzimas para su replicación, utilizando las de las células que se están replicando, explicando así la patogenia (2,3).

El gato se infecta vía oral, el virus se multiplica en el tejido linfoide asociado a intestino, haciendo viremia al 2° a 6° día posterior a la infección. El virus se multiplica y lesiona las células que se encuentran en división rápida, por lo tanto se propaga en el tejido linfoide, epitelio intestinal (criptas) y médula ósea. Al destruir las células de las criptas intestinales altera el recambio celular de la zona, disminuyendo la capacidad absortiva y digestiva produciendo una enteritis severa. Como resultado de la destrucción de los linfocitos produce una marcada depleción de los folículos linfoides de los nódulos linfáticos, del bazo, del tejido linfoide asociado a intestino y del timo. Además, produce citolisis de la línea eritroide y mieloide de la médula ósea, lo cual en conjunto con el aumento del consumo periférico, llevan a una panleucopenia (2,3).

En los fetos a término o neonatos existe otra forma de enfermedad, ya que las neuronas de la corteza cerebelar se forman en este período, por lo tanto este virus destruye estas células causando una disfunción cerebelar permanente.

Síntomas clínicos

Los cuadros clínicos varían de acuerdo a la edad de desarrollo del gato, describiéndose la infección en útero, neonatal, gatitos y gato joven (2,3).

a) Infección en útero: el virus atraviesa hacia los fetos y en ellos atraviesa la barrera hematoencefálica, produciendo cambios teratogénicos y/o muerte fetal, sobre todo cuando la infección es en la primera mitad de la gestación. En la segunda mitad de la gestación también puede ocurrir muerte fetal, pero el virus se multiplica mayoritariamente en el tejido del sistema nervioso central produciendo la hipoplasia cerebelar.

b) Infección neonatal: a las 48 hrs pos-infección el virus está en todos los tejidos y las células cerebelares se multiplican aún 9 días pos nacimiento, por lo tanto también ocurre una hipoplasia cerebelar, donde los signos clínicos de ataxia, hipermetría e incoordinación se observan a las 2 a 3 semanas de edad cuando comienzan a caminar. También puede producir hidrocefalia e hidranencefalia, persistiendo el virus en las células endoteliales y la capa germinal externa. Algunos gatitos presentan lesiones mentales, son agresivos y maullan constantemente.

c) Infección en gatito y gato joven: presenta un período de incubación de 4 a 5 días y la enfermedad se puede manifestar con diferentes magnitudes. Gatitos estresados, con parásitos, con daño en las vellosidades, aumenta la mitosis favoreciendo la multiplicación del virus y puede ser letal.
   - Sobreagudo: muerte súbita sin signos gastrointestinales, decaimiento por algunas horas, coma y muerte en 24 hrs.
   - Agudo: es la forma de presentación más común, con una duración de la enfermedad entre 5 a 7 días. Los signos clínicos que presenta son depresión, anorexia, fiebre (40-41°C), vómitos, diarrea con fibrina y sanguinolenta llevándolo rápidamente a una deshidratación. Clínicamente hay dolor a la palpación abdominal, las asas intestinales se palpan engrosadas y distendidas por el contenido líquido y gaseoso. La muerte ocurre en gatos con deshidratación severa, hipotermia, shock endotóxico (bacterias Gram negativas) y coagulación vascular diseminada.
   - Subagudo: ocurre una leve depresión y diarrea de corta duración (1-3 días) sin mortalidad.

d) Infección en gato adulto: la forma subclínica es la más frecuente, donde el gato no evidencia signos clínicos y desarrolla rápidamente inmunidad.

Diagnóstico

Se realiza éste al analizar los signos e historia clínica. Ayuda al diagnóstico la realización de un hemograma, donde se observa disminución de los leucocitos, incluso antes que comiencen los vómitos llegando a ser mínimo el recuento al 4° a 6° día pos-infección, dificultando la realización del diferencial. En los casos agudos se debe esta leucopenia a una neutropenia absoluta y en gatos severamente afectados ocurre también una linfopenia. El gato posteriormente presenta una leucocitosis compensatoria con presencia de neutrófilos inmaduros (1,2).

Otras formas de diagnóstico se realizan utilizando técnicas de inmunodiagnóstico que detectan antígenos virales en las heces, para lo cual se requiere muestra fresca y el kit comercial correspondiente.

El diagnóstico definitivo es el histopatológico. Macroscópicamente se observan las asas intestinales dilatadas, hiperémicas, con petequias y equimosis en las serosas. Los infectados en etapa prenatal presentan el cerebelo pequeño, hidrocefalia o hidronencefalia y atrofia tímica.

Al examen microscópico se observan las células de las criptas intestinales necrosadas, incluso quedando sólo la membrana basal, las vellosidades se acortan en forma secundaria a la necrosis de las criptas. Además, es importante para el diagnóstico diferencial con el "síndrome panleucopenia like" causado por el virus leucemia, que en este último el tejido linfoide intestinal está normal o hiperplásico, no así en la panleucopenia viral donde ocurre una depleción linfocitaria (3).

Prevención

La vida media de los anticuerpos calostrales son de 9,5 días y éstos no interfieren para la vacunación alrededor de las 8 a 12 semanas de edad; pero si la carga viral es alta en el ambiente puede que éstos no sean protectivos. Los gatos que se recuperan de la infección quedan inmunes de por vida.

Existen en el comercio diferentes vacunas, inactivadas o vivas modificadas, siendo ambas eficaces en la protección contra la enfermedad, aunque la de virus vivo modificado tiene la ventaja de proteger más tempranamente, ya a las 24 horas pos-vacunación existe una inmunidad parcial y a los 3 días está completa, pero no se recomienda utilizarla en hembras preñadas ni en gatitos menores de 4 semanas de vida por la posibilidad de desarrollar hipoplasia cerebelar.

Se recomienda vacunar a los gatitos a partir de las 9 semanas de edad, luego repetir cada 3 a 4 semanas, colocando la última vacuna a las 15 a 16 semanas de edad; luego revacunar (*booster*) al año de la última dosis y colocarla cada 3 años según las recomendaciones de la AAFP (4). Estas vacunas se colocan vía subcutánea en el miembro anterior derecho (Figura 3.5).

Si el gatito vive en criaderos o en hogares con muchos gatos adultos, con alto riesgo de enfermedad, se recomienda iniciar las vacunaciones a partir de las 6 semanas de edad.

Tratamiento

El tratamiento para esta patología es sintomático, siendo lo más importante mantener el balance electrolítico y de fluidos, minimizar las pérdidas intestinales y prevenir las infecciones y/o complicaciones secundarias (1).

En cuanto al uso de antibióticos hay opiniones de no usarlos de rutina, pero otras corrientes argumentan su uso como profilaxis debido a la leucopenia y a la gran destrucción de tejido intestinal.

Referencias

1. STANLEY, M., WILLARD, M. 2006. "Diarrhea in kittens". In: August, J. *Consultations in Feline Internal Medicine*. Elsevier Saunders USA. Vol 5: pp. 133-144.

2. ADDIE, D.D., THOMPSON, H. 2004. "Feline Panleucopenia/Feline parvovirus infection". In: Chandler, E.A., Gaskell, C.J., Gaskell, R.M. *Feline Medicine and Therapeutics*. 3rd Ed. Blackwell Publishing Oxford Chapter. 21: pp. 571-575.

3. POLLOCK, R., POSTORINO, N. 1994. "Feline Panleukopenia and other enteric viral diseases". In: Sherding, R. *The cat diseases and clinical management*. 2nd Ed. Churchill Livingstone. Vol 1: pp. 479-487.

4. The 2006 American Association of feline practitioners feline vaccine advisory panel report 2006. *Journal of the American Veterinary Medical Association*. pp. 1.405-1.433.

3.16. Papilomatosis viral

Dr. Cristian Torres

Los papilomavirus causan en forma común infecciones en muchas especies vertebradas incluyendo aves y humanos. Estas infecciones ocasionalmente pueden ser severas y recurrentes, induciendo en muchos casos la transformación neoplásica celular con la consiguiente formación de tumores benignos en piel y en membranas mucosas como la gastrointestinal, respiratoria y genito-urinaria (2).

Etiología

Papilomavirus (PV) son virus oncogénicos no envueltos, con DNA circular de doble hebra con simetría icosahédrica pertenecientes a la familia Papilomaviridae (3). Estos virus son pequeños, siendo su estructura bastante similar a los parvovirus (1). En humanos se han descrito más de 100 genotipos (4); en animales domésticos se ha comunicado la existencia de dos tipos en caninos, seis tipos en bovinos, dos tipos en conejos, dos tipos en equinos, y un tipo en felinos. El genoma viral completo codifica para 12 genes, dos de los cuales se asocian a la cápside. Solo una cadena de DNA codifica para estos genes (3).

Epidemiología

La papilomatosis animal corresponde a una enfermedad de distribución mundial. El tejido blanco del virus es el epitelio escamoso de la piel y membranas mucosas (3).

La replicación y ensamblaje del virión ocurre en el núcleo celular del epitelio escamoso, liberándose estos, luego de la destrucción de la membrana nuclear y plasmática. La transmisión puede ocurrir por contacto directo e indirecto a través de fomites y artrópodos, siendo este virus altamente resistente a diversas condiciones medio ambientales (3). Los PV tienen la capacidad de hacer latencia, sin embargo no está totalmente clarificado los sitios donde esto puede ocurrir. En los casos del PV bovino y humano, los linfocitos han sido propuestos como potenciales sitios de latencia viral (2).

Los PV tienden a ser altamente especie-específicos con muchas especies infectadas con diversos tipos diferentes de virus papiloma, sin embargo se han descrito algunos casos de animales con infecciones cruzadas, donde se infectan con PV provenientes de otras especies (2). En este contexto, recientemente se comunicó la identificación en un felino que desarrolló lesiones neoplásicas multinodulares, de un genotipo de virus papiloma con un 98% de similitud con el papilomavirus humano tipo 9 (HPV-9), sugiriendo que esta especie podría actuar como reservorio de este genotipo y que HPV-9 tendría un potencial zoonótico (4). Adicionalmente, el sarcoide equino, neoplasia fibroblástica de ocurrencia frecuente en dicha especie, se ha asociado a la infección de PV bovino (BPV) tipo 1 y 2, los cuales estarían involucrados en la etiología de este tumor, pues se ha demostrado su presencia en diversos sarcoides estudiados y además se ha logrado reproducir este tipo de lesiones en equinos inoculados experimentalmente con ambos genotipos virales (3, 7).

Los animales jóvenes son los más susceptibles a adquirir la infección, con tiempos de incubación usualmente largos. Las lesiones generalmente involucionan en forma espontánea producto del desarrollo de inmunidad tanto celular como humoral (3).

Estos virus inducen enfermedad al estimular la proliferación epitelial, debido a la acción ejercida por diversas proteínas de PV como el regulador transcripcional E2 y la oncoproteína E5. E5 es la principal proteína viral con capacidad transformante, pues induce una disminución en la comunicación intercelular al regular negativamente las uniones intercelulares tipo *gap junctions*, activar receptores de diversos factores de crecimiento y numerosas quinasas como las quinasas dependientes de ciclinas (Cdks) y disminuir la expresión de moléculas del complejo principal de histocompatibilidad (MHC) clase I. De este modo, E5 contribuiría al establecimiento de la infección viral promoviendo la proliferación celular y la evasión inmune (2).

Signos clínicos

En bovinos, las lesiones papilomatosas o verrugas se desarrollan como pequeños crecimientos nodulares en la piel y sobre membranas mucosas. Estos neocrecimientos son de lento desarrollo, pero frecuentemente progresan a lesiones exofíticas grandes, pendulosas y a veces con forma de coliflor. Ocasionalmente estas verrugas pueden sufrir necrosis y caerse, contaminando el ambiente. Los sitios más comúnmente afectados son la cabeza (particularmente alrededor de los ojos), cuello, pene en toros y mucosa vaginal en vacas generando dificultades en las montas. Usualmente la recuperación ocurre en forma espontánea después de un largo período de tiempo (meses a años). La localización anatómica de las lesiones depende del tipo viral actuante. Así por ejemplo, la papilomatosis en pezones se asocia a los BPV-5 y BPV-6, mientras que la presencia de papilomas persistentes en piel se relaciona con el BPV-3 (2-3).

En equinos, la infección puede inducir dos condiciones clínicas diferentes: por una parte el virus papiloma equino (EPV) promueve la aparición de verrugas en variadas localizaciones anatómicas como labios, narinas y en mucosa genital, mientras que BPV-1 y BPV-2 se relacionan etiológicamente con el desarrollo de sarcoide equino, una neoplasia de fibroblastos de localización cutánea, la cual aparece frecuentemente en caballos, burros y mulas menores de 4 años de edad (3, 7).

Aunque la papilomatosis oral es la forma de la enfermedad más prevalente en perros, existen otras formas clínicas menos frecuentes. La forma oral es contagiosa afectando la mucosa de la cavidad oral, los márgenes labiales, la lengua, el paladar, la faringe y la epiglotis (1). Al principio de la enfermedad, los papilomas son lesiones elevadas pálidas y lisas, que luego adquieren un aspecto parecido a una coliflor con proyecciones finas, blancas y filamentosas. Las verrugas suelen regresar espontáneamente luego de meses de instaurada la infección; los animales que se han recuperado y los mayores de dos años adquieren inmunidad. Sin embargo, en animales inmunocomprometidos no se produce la involución espontánea de las lesiones, por lo tanto es relevante conocer las posibles causas de la inmunosupresión (1, 5-6).

Dependiendo del número de lesiones papilomatosas y de la localización de ellas, pueden aparecer otros signos clínicos inespecíficos como halitosis, disfagia, decaimiento, inapetencia, dificultad para respirar, aparición de secreciones de diversas características, dificultades reproductivas, entre otras (1-2).

Signos patológicos

La papilomatosis se caracteriza histopatológicamente por la presencia de proyecciones exofíticas de pliegues prominentes de epidermis hiperplásica asociada a hiperqueratosis (incremento del estrato córneo) predominantemente ortoqueratótica. Los folículos pilosos suelen estar dilatados con queratina. Aproximadamente la mitad de los queratinocitos dentro de las capas superficiales de la epidermis se encuentran con sus citoplasmas vacuolados, condición patológica denominada koilocitosis. Los queratinocitos afectados usualmente son más grandes y presentan vacuolización perinuclear asociado a un núcleo basofílico y más pequeño. Un cierto número de queratinocitos pueden presentar cuerpos esféricos eosinofílicos sugerentes de inclusiones papilovirales (4-6).

Los papilomas pueden progresar a un carcinoma espino-celular invasivo bajo ciertas condiciones que promueven la transformación neoplásica maligna, como incrementos en la densidad de receptores para el factor de crecimiento epidermal, activación del protooncogén ras y la mutación del gen supresor de tumores p53. Estas condiciones patológicas se han demostrado *in vitro* producto de la acción carcinogénica de ciertos elementos químicos adicionales al PV, sin embargo esto no se ha podido establecer *in vivo* (2).

Diagnóstico

La enfermedad tiene un diagnóstico clínico característico basado en el aspecto de las lesiones (1, 3). Estudios adicionales confirmarán el diagnóstico:
– Análisis histopatológico de verrugas (1-7).
– Pruebas serológicas indirectas: ELISA (6).

Detección del virus:
– Cultivo: para BPV-1 y BPV-2 (cultivos celulares o en membrana corioalantoídea de embriones de pollo) (3).
– PCR: para genotipificación (2, 4-7).
– Inmunohistoquímica y microscopía electrónica de transmisión que permite la identificación específica de ciertas partículas virales (6).
– Hibridación *in situ* (6).

Prevención

Evitar factores estresantes.
Vacunación para la prevención generalmente no se practica (3).

Control

Aislamiento de los animales afectados.

Desinfección en el ambiente donde están o han estado animales infectados con lesiones.

Control de artrópodos (2-3).

Tratamiento

Se describen diferentes opciones terapéuticas, no obstante la respuesta observada es variable. La utilidad de la terapia es discutible, considerando que la mayoría de los animales afectados desarrollan regresión espontánea de las lesiones (1-3). Entre las alternativas de tratamiento se pueden mencionar:

Escisión quirúrgica (criocirugía) en lesiones focalizadas, no múltiples (1, 3).

Inmunoterapia: autovacunas con homogenizados de lesiones papilomatosas, vacunas DNA, interferón α, levamisol.

En perros, la radioterapia o quimioterapia tienen efectividades variables (1, 6).

Referencias

1. CALVERT, C.A. 1998. "Canine viral papillomatosis". En: Greene, CE., (eds). *Infectious diseases of the dog and cat.* pp. 54-56. WB Saunders Company, Philadelphia, Pennsylvania, USA.

2. CAMPO, S.M. 2002. "Animal models of papillomavirus pathogenesis". *Virus Research.* 89: pp. 249-261.

3. CARTER, G.R., WISE, D.J. 2005. "Papillomaviridae". In: *A concise review of veterinary virology.* Carter, G.R., Wise, D.J., Flores, E.F. (Eds.). International Veterinary Information Service, Ithaca NY. Disponible en: www.ivis.org.

4. MUNDAY, J.S., HANLON, E.M., HOWE, I., SQUIRES, R.A., FRENCH, A.F. 2007. "Feline cutaneous viral papilloma associated with human papillomavirus type 9". *Veterinary Pathology.* 44: pp. 924-927.

5. NARAMA, I., KOBAYASHI, Y., YAMAGAMI, T., OZAKI, K., UEDA, Y. 2005. "Pigmented cutaneous papillomatosis (pigmented epidermal nevus) in three pug dogs; histopathology, electron microscopy and analysis of viral DNA by the polymerase chain reaction". *Journal of Comparative Pathology.* 132: pp. 132-135.

6. NICHOLLS, P.K., KLAUNBERG, B.A., MOORE, R.A., SANTOS, E.B., PARRY, N.R., GOUGH, G.W., STANLEY, M.A. 1999. "Naturally occurring, nonregressing canine oral papillomavirus infection: host immunity, virus characterization, and experimental infection". *Virology* 265: 365-374.

7. POSTEY, R.C., APPLEYARD, G.D., KIDNEY, B.A. 2007. "Evaluation of equine papillomas, aural plaques, and sarcoids for the presence of equine papillomavirus DNA and papillomavirus antigen". *Canadian Journal of Veterinary Research.* 71: pp. 28-33.

3.17. Paratuberculosis

Dr. Pedro Abalos, Dr. Patricio Retamal

La paratuberculosis o Enfermedad de Johne es una infección bacteriana que afecta a una amplia variedad de animales, pero especialmente a los rumiantes domésticos. Se caracteriza por una enteritis granulomatosa crónica que progresa a un cuadro de diarrea intermitente, afebril, con falla productiva, pérdida de peso y condición corporal, a pesar de que los animales mantienen buen apetito.

Etiología

El agente etiológico *Mycobacterium avium subespecie paratuberculosis*, es comúnmente conocido como *M. paratuberculosis* (*Map*). Corresponde a un bacilo pequeño y delgado, Gram positivo y ácido alcohol resistente, anaerobio facultativo y de desarrollo intracelular obligado. Requiere de medios de cultivo con una fuente de hierro aportada por Mycobactina J y tiene un lento desarrollo, apareciendo colonias por sobre las 6 semanas de cultivo. Estas dos características dificultan su diagnóstico (2, 5).

La característica de *Map* de disponerse en conglomerados es una indicación de su presencia en frotis teñidos por el método de Ziehl-Neelsen y también sería una de las condiciones que le protegerían de la temperatura en métodos para esterilización comercial de la leche (4).

Se han descrito diferencias entre las cepas que causan paratuberculosis en algunas especies. Por ejemplo, no ha sido diagnosticada en ovinos que comparten las mismas praderas con bovinos infectados. Las cepas provenientes de ovinos son más difíciles de aislar que las de bovinos (3, 4).

Los análisis del DNA han identificado varios tipos de *Map*, los cuales tienen preferencias por determinadas especies animales o difieren en algunas características de cultivo. El genoma contiene varias copias de una secuencia de inserción, IS900, altamente específica que diferencia a *Map* de otras especies de mycobacterias (8).

Epidemiología

En los últimos años se ha incrementado su importancia no sólo en rebaños bovinos lecheros sino también de carne y en las especies ovina y caprina, así como en unidades productivas de ciervos y camélidos. La enfermedad también ha sido reconocida en un sinnúmero de rumiantes silvestres tanto en cautiverio como en estado salvaje y la bacteria ha sido aislada en otras especies no-rumiantes como conejos e incluso zorros.

La infección es endémica en muchos países especialmente aquellos que tienen industrias lecheras muy desarrolladas. Se estima además que la enfermedad no ha alcanzado su potencial y continuará distribuyéndose e intensificándose su presencia.

M. paratuberculosis tiene gran capacidad para sobrevivir en ambientes agrícolas por largos períodos, lo que representa un considerable desafío a los esfuerzos por controlar la enfermedad. Las áreas contaminadas pueden permanecer infectivas por muchos meses y el agente ha sido aislado desde un amplio número de lugares: fuera y dentro de los alojamientos de los animales, en moscas, praderas y pastos conservados. Estudios de laboratorio han recobrado la bacteria desde agua hasta por 17 meses, siendo las altas temperaturas un factor que reduce la viabilidad de la bacteria. Se ha determinado su viabilidad en deposiciones y suelos fertilizados por hasta 11 meses y de 47 meses en materia orgánica desecada. Se estudia la influencia de la lluvia, calidad del terreno y la asociación con protozoos ambientales en la persistencia de la bacteria en el ambiente (7).

Aunque se conoce poco sobre la susceptibilidad de *Map* a los desinfectantes, parece ser resistente a concentraciones de cloro utilizadas corrientemente en la potabilización del agua, siendo sensible sólo a altas concentraciones (1%-5%) de NaOH. Son efectivos la formalina al 5%, el cresol 1:32 y el fenol 1:40. Se obtienen mejores resultados de desinfección cuando se adiciona un detergente y se deja actuar por al menos 10 minutos (3, 7).

Estudios recientes han demostrado la presencia de *Map* en leche puesta a la venta y que ha sido sometida a diferentes sistemas de esterilización incluido el UHT (Ultra High Temperature), lo que pone en el tapete la importancia de paratuberculosis en salud pública y aporta mayor preocupación a la posible participación de la bacteria en la Enfermedad de Crohn que afecta a las personas (2, 4).

Mediante análisis de fragmentos de longitud polimórfica (RFLP) se han identificado un tipo bovino (Tipo C) con 20 variantes, un tipo ovino (Tipo S) con 3 variantes y un tipo intermedio aislado en caprinos (Tipo I) con dos subtipos diferentes. Se han encontrado también diferencias entre aislados bovinos europeos y argentinos, así como entre aislados ovinos de Marruecos y Sud África. Las preferencias que se manifiestan en los tipos de *Map* por diferentes hospederos, tienen importancia en el manejo de la enfermedad en praderas compartidas por bovinos, caprinos y camélidos, los que se infectan principalmente por tipos C, mientras que los ovinos lo hacen con tipos S (2, 9).

En Chile hay cada vez más antecedentes sobre la ocurrencia de paratuberculosis. Fue descrita en bovinos y aislado el *Map* por Grinbergrs y Caorsi en la zona de Valdivia en 1958. La infección se ha descrito posteriormente en ovinos y caprinos y últimamente se hacen estudios sobre su ocurrencia en animales silvestres (guanacos y liebres). En los últimos 6 años ha cobrado creciente interés por parte de médicos veterinarios que están demandando un mejor diagnóstico. Ya se han realizado investigaciones preliminares de detección de anticuerpos que indican una presencia de la enfermedad bastante extendida y en algunos rebaños con porcentajes de animales seropositivos entre el 15% y 40%. Los métodos de diagnóstico bacteriológico han sido mejorados por lo cual existen todas las armas para comenzar a evaluar pruebas serológicas y estimar más eficientemente la prevalencia en diferentes regiones del país (1, 6, 10, 14).

Patogenia y patología

La probabilidad de que la infección por *Map* se establezca y persista en un animal varía dependiendo de:
- La resistencia y susceptibilidad innata del hospedero dado por su edad.

– Su estado inmune.

– El número de bacterias y el número de veces que se ha expuesto.

– La infectividad y patogenicidad del tipo de bacteria para cada especie.

Los bovinos generalmente se infectan cuando terneros, pudiendo raramente existir infecciones intrauterinas. A medida que el animal crece se hace más resistente a la infección, necesita mayor número de bacterias para infectarse y posiblemente tardará mayor tiempo en desarrollar los síntomas. Los primeros 30 días de vida son los de mayor riesgo y susceptibilidad, después de los 6 meses de edad la susceptibilidad disminuye y sobre el año el riesgo de llegar a infectarse disminuye considerablemente (2, 8).

Se cree que las células M de la mucosa, las que carecen de microvellos, enzimas digestivas y mucus de superficie, proveen de una superficie accesible de unión y son la puerta de entrada de *Map* hacia el sistema linfático intestinal. Una vez que las bacterias atraviesan estas células quedan a disposición de macrófagos y células dendríticas, pero permanecen intactas dentro de ellas y sólo algunas llegan a ser procesadas y sus antígenos presentados a linfocitos T, comenzando a establecerse una respuesta inmune celular. Al cabo de algunos años *Map* parece perturbar esta respuesta de células T, particularmente en las etapas finales de la enfermedad. Durante las etapas tempranas de infección subclínica, la bacteria estimula una respuesta celular caracterizada por una fuerte reacción de hipersensibilidad tardía tipo IV. A medida que la enfermedad progresa la respuesta celular decae y se desarrolla una fuerte respuesta inmune humoral que se hace dominante. Sin embargo, los anticuerpos no protegen al animal contra la enfermedad y durante los últimos estados la falta de una respuesta celular comandada por células TH-1, favorecen una rápida diseminación en el hospedero (8 ,13).

La paratuberculosis es principalmente una infección subclínica. Su extendido período de incubación hace que los signos clínicos aparezcan como una manifestación terminal de la infección y en sólo una proporción baja de los animales infectados. Los principales factores que contribuyen al momento de aparición de los síntomas son la edad a la cual se infectó el animal y la dosis infectante. Otros factores de riesgo implicados en acelerar la aparición de los síntomas son: manejo intensivo, suelos ácidos, mala nutrición, estrés e inmunosupresión por otros agentes infecciosos como el virus de la diarrea viral bovina (8).

Los signos clínicos raramente aparecen antes de los dos años de edad y la mayoría se manifiesta entre los 2 y 6 años. Se estima además que por cada animal enfermo de paratuberculosis habría 25 infectados subclínicamente, de los cuales sólo 9 podrían ser detectados por las pruebas de diagnóstico de uso corriente. En cabras y ovejas el período de incubación es más largo y la enfermedad es menos severa (8).

El cuadro clínico de diarrea intermitente, con baja de peso progresiva y pérdida de condición es de duración variable dependiendo del estado y manejo del animal, extendiéndose desde algunas semanas a varios meses. Los animales parecen mejorar al sacarlos del pastoreo y alimentarlos con alimentos secos o bien en la última etapa de la preñez, para empeorar después del parto (8, 13).

Los animales expuestos a la infección por *Map*, han sido clasificados en 4 grupos:

1. Clínicamente enfermos, caracterizados por signos clínicos, ser grandes diseminadores, tener una respuesta inmune humoral elevada y una baja respuesta celular.

2. Diseminadores asintomáticos, en una etapa subclínica final, sin síntomas excepto una baja producción de leche, con un nivel de diseminación proporcional a su respuesta inmune humoral e inverso a la respuesta inmune celular.

3. Portadores, en fase latente, que no pueden ser diagnosticados por métodos inmuno-
    lógicos o cultivo de deposiciones.
4. Resistentes no-infectados, que generaron una inmunidad protectiva y se limpiaron
    completamente de la bacteria.

Los signos clínicos dependerán del compromiso patológico de la mucosa intestinal que
una vez dañada afectará la absorción de nutrientes (Figura 3.8). Por otro lado el efecto
osmótico de los nutrientes producirá una mayor retención de agua y la mucosa dañada
filtrará albúmina sérica al lumen, todo ello se manifiesta en una diarrea y una ostensible
mal nutrición. En etapas clínicas de la enfermedad existe compromiso de los ganglios
linfáticos regionales e incluso el *Map* se ubica en la glándula mamaria, lo que implica
su eliminación por la leche y el calostro, los que son fuente de infección predilecta para
los terneros lactantes (8, 12).

Se ha establecido que los animales con paratuberculosis subclínica tendrían una mayor
incidencia de mastitis e infertilidad y una menor expectativa de vida.

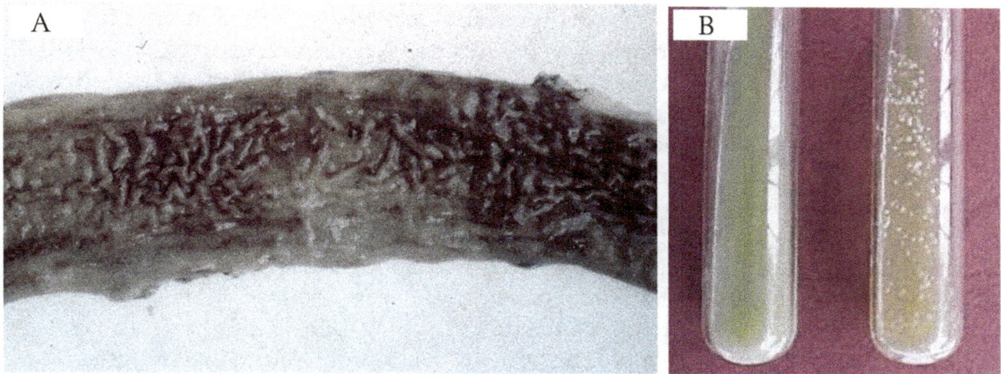

Figura 3.8. Paratuberculosis bovina. (A) Intestino delgado con lesión granulomatosa de un bovino con paratuberculosis. (B) Cultivo en Medio Herrold de *M. paratuberculosis*. Desarrollo de colonias sólo en tubo con mycobactina
J (derecha) (P. Abalos).

Diagnóstico

El diagnóstico de paratuberculosis se enfoca a dos áreas: detección del agente y detección
de la respuesta inmune (8, 9, 12).

La detección del agente está enfocada a descubrir su presencia en el animal en vivo,
especialmente en la etapa subclínica cuando comienza a diseminar la bacteria en las
deposiciones. Debido a la escasa cantidad de bacterias eliminadas en las etapas iniciales
de la infección, se recomienda un paso de concentración previo a través de la centrifu-
gación, métodos inmunomagnéticos, etc. Luego su detección puede llevarse a cabo en
base a cultivos bacteriológicos tradicionales o especiales. El cultivo bacteriológico ha
sido mejorado en los últimos años, ya sea modificando los procedimientos de desconta-
minación de la muestra, procesos de preincubación con antibióticos, medios de cultivo
modificados y mejorados y también aumentando el volumen de muestra a procesar y a

sembrar. Con estos procedimientos la sensibilidad total del cultivo puede llegar al 50% de los animales infectados (9, 11).

Otras alternativas son los métodos de cultivo radiométricos, aplicados inicialmente en el diagnóstico de tuberculosis humana, la tradicional tinción de Ziehl-Neelsen y el análisis de componentes químicos específicos de *Map* mediante HPLC. También se han desarrollado sistemas inmunológicos de detección basados en pruebas de inmunohisto-química en muestras patológicas. Más recientemente se han utilizado pruebas de PCR para la detección del genoma bacteriano, en particular dirigidos a la amplificación de secuencias de inserción específicas (IS900).

La detección de la respuesta inmune puede realizarse en sus vertientes celular y humoral. Estas son muy influenciadas por la evolución de la infección en el animal y claramente la respuesta celular va disminuyendo al tiempo que se hace más evidente la respuesta humoral con el progreso de la enfermedad.

La respuesta inmune celular se desarrolla tempranamente dependiendo de la capaci-dad de procesamiento de los antígenos que tengan los macrófagos. Durante muchos años se utilizó una prueba de hipersensibilidad retardada cutánea empleando un antígeno pro-teico purificado o Johnina. Esta prueba carece sin embargo de una adecuada especificidad y tiene una pobre relación con el estado infeccioso del animal. En el último tiempo se ha desarrollado una prueba de detección, mediante un ELISA de captura, de interferón gamma bovino que es producido al estimular específicamente linfocitos periféricos en sangre entera con antígenos determinados. Todavía se evalúa su utilización en paratuber-culosis y se espera que sea una alternativa para las etapas iniciales de la infección (9).

La respuesta inmune humoral generalmente emerge no antes de los 10 a 17 meses después de la infección, por lo que el diagnóstico serológico antes de los 15 meses de edad no es recomendable. Se han utilizado varias técnicas de detección de anticuerpos, las que dependen de antígenos específicos para evitar reacciones cruzadas y detección de falsos positivos. Las pruebas de inmunodifusión en gel de agar y de fijación de complemento presentan desventajas respecto del ELISA (9).

El ELISA con la modificación de absorber el suero problema con un antígeno de *M. phlei* para eliminar las reacciones cruzadas con otras mycobacterias (pero no contra *M. avium*) parecidas a *Map*, es la prueba más utilizada en el diagnóstico de paratuberculosis hoy en día, con sensibilidades de hasta un 58,8% y especificidades de hasta 99,8%. Se ha utilizado en suero sanguíneo y en leche de muestras individuales o de estanques colec-tivos. Esta prueba debería usarse en conjunto con otras que permitan una identificación correcta de animales infectados y diseminadores. El ELISA tiene su mayor utilidad en la evaluación de la prevalencia predial en programas de certificación de mercados, la identificación presuntiva de ganado infectado y para confirmar el diagnóstico de paratu-berculosis en animales con diarrea (6).

Control

El control de paratuberculosis es complejo y difícil. El hecho de no poder identificar fehacientemente a los animales infectados debido a la dificultad diagnóstica, hace que los esfuerzos deban concentrarse en evitar la infección de los susceptibles.

Las estrategias de control se enfocan en:
– Identificar hembras bovinas infectadas, diseminadoras y eliminarlas del rebaño.

- Identificar hembras bovinas infectadas, subclínicas y evitar la crianza de terneros con su leche.

- Limitar la permanencia de terneros con sus madres y fomentar las medidas higiénicas del amamantamiento.

- Evitar la contaminación de praderas con deposiciones de animales infectados diseminadores.

- Ingresar animales sólo de rebaños con antecedentes sanitarios conocidos.

- Separación de animales infectados.

- Uso de maternidades e higiene de establos y adecuada eliminación de desechos.

La investigación está enfocada a los estudios epidemiológicos sobre reservorios silvestres, pruebas de diagnóstico más sensibles, identificación de antígenos útiles para detectar animales infectados tempranamente o puedan ser buenos inmunógenos. Por el momento no se realiza tratamiento y tampoco existen vacunas efectivas (12).

Referencias

1. ABALOS, P., ROJAS, A., RETAMAL, P. 2002. "Diagnóstico de paratuberculosis en un rebaño caprino de la IV Región de Chile". En: XII Congreso Nacional de Medicina Veterinaria, Chillán, Chile.

2. COLLINS, M.T. 2003. "Paratuberculosis: review of present knowledge". *Acta Veterinaria Scandinavica*. 44: pp. 217-21.

3. ELTHOLTH, M.M., MARSH, V.R., VAN WINDEN, S., GUITIAN, F.J. 2009. "Contamination of food products with *Mycobacterium avium paratuberculosis*: a systematic review". *Journal of Applied Microbiology*. 107: pp. 1.061-1.071.

4. GRANT, I.R. 2003. "*Mycobacterium paratuberculosis* and milk". *Acta Veterinaria Scandinavica*. 44: pp. 261-266.

5. HARRIS, N.B., BARLETTA, R.G. 2001. "*Mycobacterium avium* subsp. *paratuberculosis* in Veterinary Medicine". *Clinical Microbiology Review*. 14: pp. 489-512.

6. KRUZE, J., VAN SCHAIK, G., PRADENAS, M., HARO, F., MELLA, A. 2005. Sensitivity and specificity of a commercial Johne's disease ELISA in dairy herds of southern Chile. In: 8th International Colloquium on Paratuberculosis, Copenhagen, Denmark.

7. KENNEDY, D. J., HOLMSTROM, A., PLYM FORSHELL, K., VINDEL, E., SUAREZ-FERNÁNDEZ, G. 2001. "On-farm management of paratuberculosis (Johne's disease) in dairy herds". *Bull. Int. Dairy Fed.* N° 362. pp. 18-440.

8. MANNING, E.J.B., COLLINS, M.T. 2001. "*Mycobacterium avium* subsp. *paratuberculosis*: pathogen, pathogenesis and diagnosis". *Scientific and Technical Review of World Organization for Animal Health*. 20: pp. 133-150.

9. NIELSEN, S.S., NIELSEN, K.K., HUDA, A., CONDRON, R., COLLINS, M.T. 2001. "Diagnostic techniques for paratuberculosis". *Bull. Int. Dairy Fed.* N° 362. pp. 5-17.

10. SALGADO, M., KRUZE, J., COLLINS, M. "Diagnosis of paratuberculosis by fecal culture on milk and serum samples in two types of Chilean dairy goat herds". *Journal of Veterinary Diagnostic Investigation*. 19: pp. 99-102.

11. Soto, J., Kruze, J., Leiva, J. 2002. "Aislamiento de *Mycobacterium avium* subsp. *paratuberculosis* de fecas en rebaños lecheros infectados mediante el método de Cornell modificado". *Archivos de Medicina Veterinaria*. 34: pp. 275-282.

12. Stabel, J.R. 2000. "Transitions in immune response to *Mycobacterium paratuberculosis*". *Veterinary Microbiology*. 77: pp. 465-473.

13. Valentin-Weigand, P., Goethe, R. 1999. "Pathogenesis of *Mycobacterium avium* subspecies *paratuberculosis* infections in ruminants: still more questions than answers." *Microbes and Infection*. 1: pp. 1.121-1.127.

14. Zamora, J., Kruze, J., Schifferli, C. 1975. "Paratuberculosis ovina: primer caso descrito en Chile". *Archivos de Medicina Veterinaria*. 7: pp. 15-18.

3.18. Peritonitis infecciosa felina

Dra. Loreto Muñoz

La peritonitis infecciosa felina (PIF) es una enfermedad con una patogénesis compleja, con un diagnóstico difícil y un muy mal pronóstico.

Etiología

El virus del PIF pertenece a la familia de los Coronavirus, donde también pertenecen el coronavirus canino, el de la gastroenteritis transmisible del cerdo y el coronavirus respiratorio humano (1).

El coronavirus es un virus ARN, de cadena simple, envuelto, con un amplio espectro de virulencia, es decir hay cepas apatógenas como otras muy patógenas, pero antigénicamente todas similares. Existen dos serotipos; serotipo I que es el más aislado mundialmente, difícilmente crece en cultivos celulares y no es neutralizado por antisuero para coronavirus canino; el serotipo II que crece en cultivos celulares y es neutralizado por antisuero contra coronavirus canino, por lo tanto se cree que es una recombinación entre el coronavirus canino y el serotipo I felino (1).

El coronavirus (CoV) felino varía de cepas apatógenas hasta cepas que causan una enteritis (CoVE) y algunas de ellas mutan en el gato y causan peritonitis infecciosa (CoPIF); por lo tanto la célula blanco para el CoVE son los enterocitos y la patología se limita al intestino, en cambio para el CoPIF son los macrófagos y hace una enfermedad sistémica (2).

Se asocian muchos factores que influyen para que este virus entérico mute, como son el número de gatos en una vivienda, el estrés al cual está sometido el gato, la edad, el compromiso inmunológico, factores genéticos y la inmunidad a los coronavirus. El coronavirus es un virus endémico y aumentan las probabilidades de mutar a un virus PIF cuando hay muchos gatos hacinados (>7) y cuando comparten las cajas de deyecciones, así el virus entérico tiene mayores posibilidades de multiplicarse y mutar en el gato aumentando el riesgo de desarrollar PIF; lo que no sucedería en casas donde viven 1 o 2 gatos. Uno de 9 (12%) gatos infectados con CoV desarrollará PIF (1). El virus PIF no se transmite ni se contagia entre gatos, muta dentro del gato susceptible.

La PIF es una enfermedad de gato joven, los índices de mortalidad disminuyen a partir de los 3 a 5 años de edad; los gatitos nacidos en criaderos endémicos pierden su inmunidad calostral a las 6 a 10 semanas de edad, justo en un período de alto estrés ya que lo destetan, o lo cambian de lugar, o ingresa a otro criadero; a la vez que su sistema inmunológico no está totalmente desarrollado; también otros factores de estrés que lo afectan son las cirugías electivas como castraciones, preñez en hembras jóvenes, enfermedades infecciosas concurrentes (1).

No se ha confirmado una predisposición racial en la presentación de esta patología, pero si está demostrado que se hereda una susceptibilidad a presentar PIF, ya que se ha visto mayor incidencia en determinadas líneas genéticas y cruzas (1).

Patogénesis

La patogénesis del CoVE es sencilla, la forma de infectarse el gato es vía oral al tener contacto con heces contaminadas, por lo tanto este virus se mantiene en el ambiente mientras existan gatos susceptibles, gatos reservorios y un mal manejo de las heces. El reservorio de este virus es el intestino del gato, actuando como portador por un período corto (semanas a meses), eliminándose por las heces y manteniéndose viable en las heces secas, en suelos porosos durante semanas (6 semanas). Después de la ingestión del virus, éste llega al intestino delgado y se une a la superficie del enterocito de la punta de las vellosidades, se introduce en él y rápidamente se multiplica en su citoplasma provocando la muerte celular y liberándose más partículas virales las cuales infectan a enterocitos vecinos continuando el ciclo hasta que se monta una respuesta inmune, por lo tanto la signología clínica es una enteritis (3).

El gato se infecta con CoVE, monta una respuesta inmune local, la cual es corta, por lo tanto vuelve a infectarse y este CoVE al multiplicarse a mayor ritmo, muta en el intestino y desarrolla el PIF, cambiando su célula blanco y produciendo una enfermedad sistémica (4). En el desarrollo de la enfermedad tiene un papel la genética viral y la inmunidad del huésped (1).

PIF es una enfermedad mediada inmunológicamente, donde los anticuerpos no actúan neutralizando al virus si no promoviendo las lesiones de diferentes maneras: 1) los anticuerpos no-neutralizantes circulantes se unen al virus libre, tanto en la sangre como en zonas perivasculares, formando inmunocomplejos patógenos que se depositan en pequeños vasos (arteriolas y vénulas), fijan al complemento, dañan el tejido vascular produciendo una vasculitis y trombosis; 2) los anticuerpos se pueden unir a antígenos virales expresados en células infectadas y promover la injuria mediada por el complemento en los tejidos circundantes; 3) los anticuerpos pueden opsonizar al virus PIF y aumentar la captura por los macrófagos, acelerando así la replicación viral y la diseminación del virus mediante los macrófagos infectados, ya que ellos migran a las serosas, tanto pleurales como abdominales, meninges y epéndimo del cerebro, médula espinal y al tejido uveal del ojo. En respuesta a esta replicación llegan más macrófagos a la zona, produciéndose una vasculitis intensa, por activación del complemento, de la cascada de la coagulación, por mediadores de la inflamación como leucotrienos B4, prostaglandinas E2 e interleukina 1, y los polimorfonucleares liberan sus enzimas amplificando la inflamación y necrosis. Como resultado de este proceso se acumula líquido en las cavidades, pleurales y/o abdominales, denominándose PIF de presentación húmeda por la poliserositis y vasculitis.

En los gatos que montan una adecuada respuesta inmune celular, se produce una replicación viral lenta, resultando en la formación de granulomas, denominándose PIF de presentación seca (piogranulomatosa). En las etapas finales de la presentación seca se produce efusión, como resultado de la pérdida de la inmunidad, la rápida diseminación y el cambio de granulomatosa a piogranulomatosa.

Por lo tanto, se ha visto que el tipo de enfermedad va a depender en parte al tipo de respuesta inmune generada por el gato. Se ha postulado que en gatos que montan una respuesta fuertemente celular y una humoral baja, lo más probable es que no desarrollen la patología o quede con una infección subclínica y ante cualquier inmunosupresión se reactive el virus. En cambio gatos que responden con una fuerte inmunidad humoral desarrollan la enfermedad, pero ésta sería de presentación seca si a la vez responden con una inmunidad celular parcial y húmeda si no responden con inmunidad celular.

El período natural de incubación es extremadamente variable, puede ser de pocos días a meses. El inicio de los signos es insidioso, aunque en los gatitos puede ser rápido. Una vez desencadenada la enfermedad (viremia secundaria) casi siempre es progresiva y fatal. Se describen sobrevivencias de uno o más años cuando sólo hay afección ocular (iridociclitis, coriorretinitis).

Signos clínicos

Ambas presentaciones tienen signos clínicos comunes como la fiebre crónica, fluctuante, sin respuesta a los antibióticos; la anorexia progresiva y la pérdida de peso (1, 2, 3).

a) *PIF húmedo*

Es la forma más fulminante de la enfermedad, con un inicio más rápido y un curso clínico más corto que la forma sin derrame. Generalmente la muerte es a los dos meses de iniciado los signos clínicos.

El incremento de la permeabilidad vascular secundario a la perivasculitis permite la acumulación de fluido rico en proteínas y fibrina en la cavidad peritoneal y pleural y también en espacios totipotenciales como cavidad pericárdica, cavidad subcapsular renal y escroto.

El derrame pericárdico y pleural producen un amortiguamiento de los ruidos cardiacos y pulmonares, disnea inspiratoria asincrónica o paradójica y disminución de la resonancia a la percusión del tórax. El derrame abdominal (ascitis) produce un abdomen aumentado de tamaño, penduloso, con la prueba de rebote positiva. La extensión de la inflamación a otros órganos puede producir signos de patología hepática, como ictericia, vómitos, períodos fluctuantes de diarrea y constipación. Además, se palpan los nódulos linfáticos mesentéricos aumentados de tamaño y los riñones generalmente grandes y de forma irregular (1).

Se describe que el 58 a 75% de los PIF húmedos afectan la cavidad peritoneal, el 22% ambas cavidades y el 11% sólo la torácica.

A la necropsia se encuentra el peritoneo visceral y parietal con placas multifocales de exudado fibrino necrótico, líquido viscoso, adherencias fibrinosas entre hígado y diafragma, el mesenterio se observa engrosado y edematoso y los linfonódulos mesentéricos aumentados de tamaño.

b) *PIF seco*

Tiene un curso más lento, pero pocos gatos sobreviven más de un año; a veces sólo se compromete el sistema nervioso central o el ojo. Las lesiones se caracterizan por una inflamación granulomatosa y vasculitis necrosante en diferentes órganos, palpándose los órganos irregulares y los linfonódulos mesentéricos aumentados de tamaño. Las lesiones en pulmón se pueden manifestar como neumonía granulomatosa, con tos persistente sin una disnea marcada.

Los signos neurológicos resultan de la inflamación de las meninges, plexo coroídeo y epéndimo. Se observa una paresia posterior y ataxia que progresa a tetraparesia. Otros signos posibles son hiperestesia, temblores, aumento de la rigidez muscular, inclinación de la cabeza, marcha en círculo, anisocoria, cambio en el comportamiento. Con la cronicidad se desarrolla hidrocefalia secundaria a la afección ependimal. En un informe 29% de los gatos desarrollaron meningoencefalitis piogranulomatosa multifocal.

Los signos oculares son generalmente bilaterales. Las manifestaciones de uveitis anterior exudativa (iridociclitis) pueden incluir miosis, hipopión (depósitos grasos de células y fibrina), precipitados fibrinocelulares queráticos (Figura 3.9), sinequias y edema. También presentan coriorretinitis (uveitis posterior) que puede llegar a desprendimiento de retina.

Una forma poco común de PIF seco es una manifestación intestinal. Es un proceso localizado en el íleon, unión ileocecocólica o colon, está involucrada la pared intestinal con un foco granulomatoso donde también involucra a los ganglios mesentéricos, presentando en forma terminal un PIF húmedo fatal. La patogénesis se explica por reacción inmune mediada por células que inicialmente restringe a los macrófagos infectados en intestino, pero no elimina el virus, por lo tanto se desarrolla un proceso inflamatorio activo crónico localizado. Presenta los signos de vómitos, diarrea por 3 meses y a la palpación se percibe una masa intestinal (1).

Diagnóstico

Es una enfermedad difícil de diagnosticar, ya que no existen análisis específicos para ello, por lo tanto se debe realizar un conjunto de exámenes y extraer los puntos más relevantes de cada uno de ellos (Cuadro 3.6).

Cuadro 3.6. Diagnóstico de peritonitis infecciosa felina

Hemograma	Anemia NN moderada
	Neutrofilia
	Linfopenia
Perfil bioquímico	Hiperglobulinemia
	Hipoalbuminemia
	Relación A:G < 0,81 mg/dl
	Hiperfibrinogenemia
Líquido	Transudado modificado/exudado aséptico
	Albúmina:Globulina < 0,45 g/dl
	Proteína > 3,5 g/dl
	Neutrófilo / macrófagos
Glicoproteína	Glicoproteína ácida
	2,72 ± 1,46 g/L
Serología	PCR RNAm
Histopatología	Diagnóstico definitivo

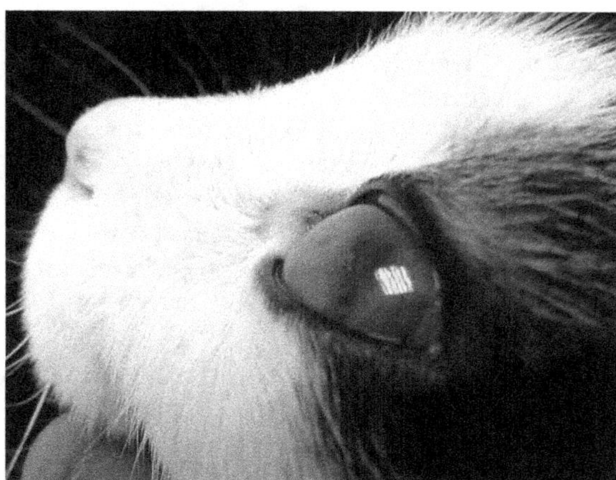

Figura 3.9. Lesiones oculares de PIF. Precipitados queráticos y uveítis en cámara anterior del ojo en un gato con PIF.

Siempre debe tenerse en cuenta esta patología cuando el gato presenta fiebre, la cual no responde a antibióticos, muestra cierto grado de ictericia, signos de uveítis o cuando sólo presenta signos neurológicos.

Los signos clínicos ayudan bastante, sobre todo cuando estamos frente a un PIF húmedo, ya que si éste se encuentra en la cavidad torácica sólo al observar el tipo de disnea, auscultar y percutir se puede realizar una toracocentesis y observar el líquido extraído, que generalmente es amarillento, gelatinoso. Si el líquido se ubica en abdomen, la palpación ayuda al diagnóstico y se realiza una abdominocentesis obteniendo este líquido característico.

El PIF de tipo seco es difícil diagnosticarlo clínicamente por la variedad de signos, los cuales a veces son muy vagos, por lo tanto se necesitan los exámenes.

Los exámenes a considerar son los siguientes (1, 2, 3):

– Hemograma: para los dos tipos de PIF es similar. Generalmente se observa una leucocitosis por neutrofilia, con linfocitos normales o disminuidos, siendo lo más característico e indicador la linfopenia. Cuando se encuentra una leucopenia por neutropenia y linfopenia está en la fase terminal o está co-infectado con el virus leucemia (ViLeF). Además, presenta una anemia normocítica normocrómica moderada y un recuento plaquetario bajo en gatos con una vasculitis severa o CID o co-infectado con ViLeF.

– Proteínas plasmáticas: las proteínas plasmáticas están elevadas sobre 7,8 g/dl en el 55% de los PIF húmedos y en el 70% de los secos. Este aumento de proteínas es el resultado del aumento variable de las α2, β, γ- globulinas. El aumento de las α2-globulina se debe en parte al aumento en suero de las haptoglobina; el aumento de las β- globulinas al aumento en el suero de los niveles del complemento. La hipergammaglobulinemia, monoclonal o policlonal, no es patognomónica de PIF porque se observa también en otros desórdenes inflamatorios crónicos.

– Relación albúmina/globulina sérica: tiene mayor importancia diagnóstica que la medición sólo de globulinas. Si la relación es menor a 0,8 es altamente indicativo de PIF.

– Fibrinógeno: en el 45% de los casos este está sobre 400 mg/dl. En etapas terminales se describen desórdenes en la coagulación, desarrollando un CID caracterizado por un aumento del tiempo de protrombina y tromboplastina parcial, hiperfibrinogenemia y trombocitopenia.

- Análisis de líquido del derrame: se caracteriza por ser un exudado de color amarillo, viscoso, con fibrina y coagula. Presenta una densidad entre 1.017-1.047, elevada concentración de proteínas (5-8 g/dl), variable cantidad de leucocitos (1.600-25.000 /ul). El tipo de leucocito varía según la etapa de la enfermedad, en casos agudos frecuentemente se encuentra mayor cantidad de neutrófilos (no degenerados) que células mononucleares y en los casos crónicos aumentan las células mononucleares como los linfocitos, macrófagos y células mesoteliales. El análisis de las proteínas de este líquido ayuda al diagnóstico, se debe calcular el contenido de proteína total, albúmina, globulinas y la relación albúmina/globulina (A/G). En un PIF efusivo es predictivo de positividad si sobre el 32% de las proteínas son γ- globulinas. Un contenido de albúmina mayor a 48% o la relación A/G mayor a 0,81 sirve para descartar con un 100% de seguridad el PIF (1, 4). La prueba de Rivalta permite clasificar rápidamente si el líquido es un transudado o exudado. Este consiste en colocar una gota de ácido acético (98%) en 8 ml de agua destilada, mezclar y luego colocar una gota del fluido extraído. Si la gota desaparece inmediatamente la prueba es negativa (96% de seguridad que no es PIF); y si la gota se desliza lentamente y forma un botón al fondo es positivo, con un 86% de seguridad que es PIF (1).

- Análisis de líquido cerebroespinal: se altera en casos de compromiso meníngeo difuso y no con lesiones focales o subependimales. Se encuentra una elevada concentración de proteínas (>90 mg/dl) y un aumento de leucocitos (>90 cel/ul), predominando los neutrófilos.

- Perfil bioquímico: estos son variables, depende del órgano comprometido y la extensión de la lesión. PIF severos producen lesiones hepáticas, observándose hiperbilirrubinemia y elevaciones moderadas de las enzimas ALT y fosfatasa alcalina. Generalmente en los casos de PIF seco se encuentra un compromiso renal con proteinuria y a veces con azotemia; pero no son de utilidad para el diagnóstico. Si hay altos niveles de bilirrubina en ausencia de hemólisis y elevación de enzimas hepáticas, es altamente probable que el paciente esté cursando con PIF (1).

- Serología: existen en el comercio pruebas de ELISA y seroneutralización, pero ninguna de ellas es específica para el virus del PIF. Los resultados positivos indican que el gato ha tenido contacto con un coronavirus entérico, o con un coronavirus canino o del cerdo. Un alto porcentaje de gatos sanos resultan positivos a estas pruebas. Son de utilidad estas pruebas para determinar que el gato no ha estado expuesto a ningún coronavirus y se puede introducir a un criadero libre de él.

- PCR: PCR de tiempo real de transcriptasa reversa ha logrado diferenciar un coronavirus entérico de uno productor de PIF; ya que gatos positivos han vivido más de 70 meses (1). Se describe como una forma de diagnóstico la detección del ARN mensajero mediante PCR (4).

- Tinciones inmunohistoquímicas: se postula que al detectar una alta cantidad del antígeno coronavirus en macrófagos por IF en los fluidos y por inmunohistoquímica en macrófagos en tejidos, tiene un 100% de valor predictivo de PIF (1).

- Histopatológico: este examen entrega el diagnóstico definitivo, donde se visualiza la vasculitis y los piogranulomas. Se podría realizar *ante mortem* tomando biopsias hepáticas (previa prueba de coagulación) porque generalmente este órgano está comprometido.

El PIF húmedo se diagnostica con seguridad si la relación albúmina-globulina del líquido es menor a 0,45, si las proteínas son mayores a 3,5 g/dL y la citología muestra neutrófilos no degenerados, macrófagos y muy pocos linfocitos y células plasmáticas.

Tratamiento

Es una enfermedad progresiva, fatal e incurable en la mayoría de los casos, por lo tanto cuando está muy avanzada se recomienda la eutanasia. Sin embargo, si el dueño quiere tratarla, sobre todo si está en las etapas iniciales, se deben considerar los siguientes puntos:

— Los gatos que tienen mejor opción son los que presentan signos moderados, todavía están comiendo, no están débiles, no presentan signos neurológicos de origen central y son leucemia-negativo.

— La terapia que ha llevado a un período de remisión mayor es la inmunosupresiva con corticoides combinada con quimioterápicos (citotóxicos) más los cuidados de soporte, describiéndose un 10% de gatos que remiten con ella.

El uso de corticoides sistémicos se utiliza para disminuir la vasculitis diseminada mediada por los complejos coronavirus-anticuerpo y para disminuir la acumulación de leucocitos. Los gatos que presentan lesiones oculares (uveitis) se recomienda complementar la terapia sistémica con corticoides tópicos e inyecciones subconjuntivales de ellos. Los corticoides se acompañan con la administración de ciclofosfamida, la cual tiene un efecto lítico en los linfocitos B o bien con clorambucil. Actualmente se recomienda el uso de corticoides complementados con pentoxifilina, lo que mejora la circulación y reduce las inflamaciones vasculares (4).

Se utilizan antibióticos para evitar la contaminación secundaria y se debe administrar sueros en caso de deshidratación y dar una adecuada alimentación.

Al estar sometido a terapia inmunosupresiva se deben realizar hemogramas seriados para pesquisar tempranamente una neutropenia. Los pacientes con neutropenia presentan generalmente patologías respiratorias o enteritis, fiebre y anorexia, para tratarla se suspenden los quimioterápicos y se administran antibióticos.

Para estimular la respuesta inmunitaria celular se utiliza el interferón alfa recombinante humano en dosis altas, así actúa como inmunosupresor y es de utilidad en PIF efusivo; en dosis baja tiene efecto inmunoestimulante y se utiliza en PIF seco. También se puede utilizar Propionibacterium acnes, el cual estimula el sistema retículo endotelial y modula la respuesta inmune celular y humoral; y también Promodulina como inmunorregulador. El inmunomodulador ideal es el interferón omega felino, que está disponible en Europa (4).

Prevención

Las vacunas parenterales de virus PIF atenuado o de serotipos generan la formación de anticuerpos provocando la enfermedad al ser desafiados, debido a la patogenie de la misma, y por ello no se comercializan.

Existe en el comercio una vacuna de uso intranasal con una cepa modificada termo-sensible que da una protección del 60 al 85%, se utiliza en gatitos a partir de las 16 semanas de edad, la cual se recomienda utilizar en gateríos con PIF, pero no en gatitos que viven aislados (5).

Para controlar esta patología es necesario adoptar normas de manejo como el tener grupos pequeños de gatos (2 a 4), disminuir el contacto con las heces, seleccionar las líneas genéticas resistentes a esta enfermedad, mantener la hembra aislada durante el parto y la lactancia, destetar a los gatitos a las 5 a 6 semanas de edad y utilizar adecuadas normas de higiene.

Referencias

1. ADDIE, D., BELÁK, S., BOUCRAUT-BARALON, C., *et al.* 2009. "Feline infectious peritonitis. ABCD guidelines on prevention and management". *Journal of Feline Medicine and Surgery.* 11: pp. 594-604.

2. HOSKINS, J. 1999. "Actualización sobre la enfermedad coronaviral felina". En: August, J. *Consultas en medicina interna felina 3.* Intermédica. Buenos Aires República Argentina. pp. 43-49.

3. WEISS, R. 1994. "Feline Infectious peritonitis and other coronaviruses". In: Sherding,R. *The cat diseases and clinical management.* 2nd Ed. Churchill Livingstone. Vol. 1: pp. 449-478.

4. AUGUST, J.R. 2006. "IX curso Internacional de Medicina en Pequeños Animales". 25-27 de agosto, Viña del Mar, Chile.

5. The 2006 American Association of feline practitioners feline vaccine advisory panel report 2006. *Journal of the American Veterinary Medical Association.* pp. 1.405-1.433.

3.19. Peste porcina clásica

Dr. Pedro Abalos, Dra. Patricia Avalos

La peste porcina clásica (PPC) es una enfermedad viral de los porcinos, caracterizada por una rápida diseminación, alta morbilidad y letalidad, con presentación de cuadros sobreagudos y agudos de tipo hemorrágico, cuadros crónicos e infecciones persistentes en recién nacidos, que limitan su sobrevida y el control de la enfermedad, produciendo graves consecuencias económicas

Etiología

El virus de la PPC pertenece a la familia Flaviviridae y junto a los agentes de la Diarrea Viral Bovina (DVB) y la Enfermedad de la Frontera (EF) conforman el género Pestivirus. La relación antigénica entre estos virus especialmente entre PPC y DVB, y la susceptibilidad del cerdo a ambos, puede confundir el diagnóstico si no se usan anticuerpos monoclonales que permiten hacer la diferenciación. Aunque existe un solo serotipo del virus PPC, cepas aisladas en diversas partes del mundo tienen diferencias moleculares permitiendo clasificar al virus en tres grupos y varios subgrupos filogenéticos con relaciones geográficas determinadas (2).

El virus PPC posee un RNA cubierto, de cadena simple y polaridad positiva, replica en el citoplasma celular y no provoca efecto citopático en la célula infectada. También consta con cuatro proteínas estructurales: proteína C y las glicoproteínas E_1, E_2, Erns, siendo las dos últimas inductoras de anticuerpos neutralizantes. Existe también una marcada variabilidad antigénica entre aislados de virus PPC. El virus es estable a pH entre 5 y 10 y a temperaturas de -20° a 70°C. Es fácilmente inactivado con hipoclorito de Na al 2% e hidróxido de Na al 2%, temperaturas de cocción, detergentes y solventes lipídicos (3).

Epidemiología

Los cerdos domésticos y silvestres son los únicos que sufren de la enfermedad, aunque en algunas especies animales el virus puede replicarse produciendo un cuadro febril e induciendo una respuesta serológica, pero sin manifestaciones patológicas (2).

La enfermedad es endémica en varios países del mundo, especialmente de Europa Oriental y Asia. En la Unión Europea está bastante bien controlada aunque periódicamente se presentan brotes, algunos de ellos importantes como en el Reino Unido, Holanda, España y Alemania. En América hay países libres de la enfermedad como Estados Unidos, Chile, Canadá y Uruguay, mientras otros la mantienen bien controlada. La FAO ha promovido un Plan Continental de Erradicación de la PPC de las Américas para 2020, al que han adherido la mayoría de los países. La epidemiología molecular del virus PPC ha permitido el entendimiento sobre el origen de los focos y la diseminación del virus entre regiones (2, 3).

El virus se elimina por todas las secreciones y excreciones de los animales enfermos y la infección se produce principalmente a través de la vía oral o la conjuntiva ocular y otras mucosas, como la reproductiva, además de erosiones de la piel. Su transmisión es por contacto directo entre cerdos sanos y enfermos o portadores asintomáticos. También es muy importante la transmisión indirecta, por medio de vectores (insectos, roedores, etc.) u objetos inanimados (ropa, vehículos, etc.). En un ambiente rico en proteínas o materia orgánica el virus puede sobrevivir por largos períodos y por ello persistir por meses, en carnes refrigeradas o por años en productos congelados.

La introducción de cerdos infectados en los rebaños y el transporte de animales vivos y sus productos crudos, son las principales fuentes de contagio. En áreas endémicas con grandes unidades de crianza continua, las cepas de baja virulencia pueden perpetuarse y sólo las medidas de rifle sanitario y completa limpieza y desinfección aseguran la erradicación del virus (2, 3).

Chile, con el esfuerzo conjunto del sector público y privado, inició en 1981 un ambicioso Proyecto de Control y Erradicación de PPC, que en virtud del cumplimiento de las normativas de la OIE, culminó con la Resolución N° 987 de 1998 que declara al país libre de la enfermedad. Existe hoy un estricto plan de vigilancia para impedir su reintroducción y así seguir desarrollando y ampliando la cobertura de exportación de productos cárnicos porcinos (1).

Patogenia, clínica y patología

Una vez ingresado el virus en el animal, éste se replica en células endoteliales y fagocíticas de las tonsilas, cuando la infección ha sido oral o nasal, o bien en nódulos linfáticos regionales si ha ingresado por otra vía (piel, mucosa reproductiva). En 12 a 24 horas se establece una viremia, que puede durar varias semanas, y el virus se localiza en diferentes órganos como bazo, nódulos linfáticos, riñón, pulmón, médula ósea, para seguir replicándose. El período de incubación varía entre 5 días hasta dos semanas (2).

Se describen varias formas de enfermedad, dependiendo de la edad de los animales afectados y la virulencia de la cepa actuante (2, 3, 4):

Forma sobreaguda: de preferencia en lechones destetados y animales jóvenes no vacunados, cursa con alta morbilidad y una gran letalidad en los primeros 5 días luego de la infección, con una sintomatología que se reduce generalmente a fiebre de más de 41°C. Los hallazgos patológicos corresponden a congestión de órganos como hígado y pulmón y del tracto gastrointestinal sin características hemorrágicas.

Forma aguda: también con alta morbilidad y una letalidad luego de los 10 a 20 días de la infección. Los animales tienden a agruparse y presentan depresión. Los signos clínicos principales más relevantes son la fiebre alta, anorexia, congestión a nivel cutáneo con tonos cianóticos en orejas, cara, abdomen y superficie interna de las extremidades. Se presenta conjuntivitis abundante con descargas nasales, signos nerviosos como temblores, caminar vacilante, envaramiento y caída del tren posterior. Inicialmente se produce estreñimiento para luego desarrollarse una diarrea sanguinolenta. Los signos patológicos más relevantes corresponden a hemorragias en diferentes órganos (Figura 3.10), siendo las más relevantes: infartos en el bazo, petequias en el riñón

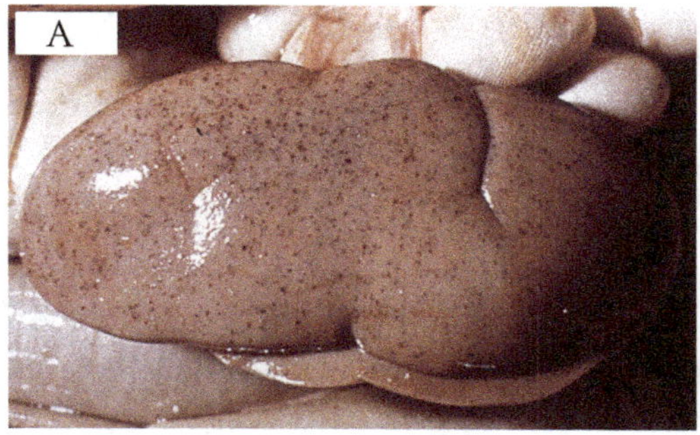
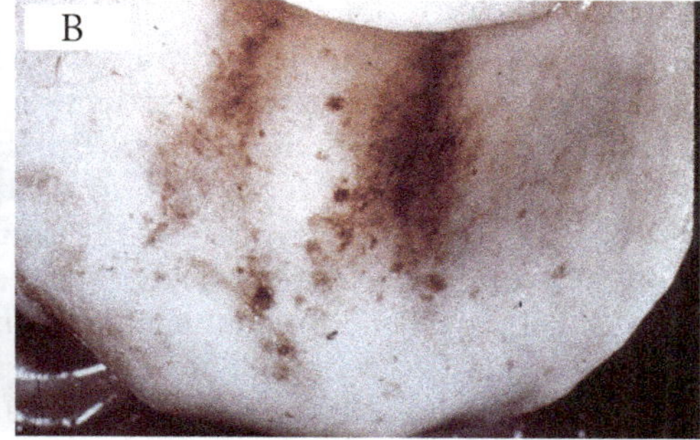

Figura 3.10. Lesiones hemorrágicas de peste porcina clásica. (A) Riñón. (B) Glotis. (L.Pinochet/P. Abalos).

que presenta un aspecto pálido, hemorragias en la pelvis renal y en la vejiga urinaria, nódulos linfáticos aumentados de tamaño, edematosos y hemorrágicos, necrosis de tonsilas y petequias en la glotis y hemorragias de la mucosa gástrica e intestinal con inflamación de las placas de Peyer.

Forma subaguda: la letalidad se reduce y se inicia después de 20 días de la infección y puede prolongarse hasta los 30 días. Los signos clínicos son similares a la forma aguda, pero más leves. Las lesiones patológicas también son similares aunque de una intensidad menor. Se presentan unas características "úlceras en botón" en la válvula ileocecal e intestino grueso que corresponden a necrosis circulares en relieve, de hasta 2 cm de diámetro.

Forma crónica: corresponde a la mantención de síntomas por sobre los 30 días, con períodos de fiebre y anorexia, decaimiento, pérdida de condición corporal, conjuntivitis y manifestaciones de infecciones bacterianas respiratorias, digestivas o neurológicas, como producto del efecto inmunosupresor del virus. A la necropsia hay menos evidencia de hemorragias, pero persisten las lesiones ulcerativas en intestino grueso y signos focales de necrosis cubiertos de fibrina.

Las cepas de baja virulencia pueden producir infecciones congénitas que generan desde infertilidad, por muerte embrionaria, a muerte fetal y aborto o momificación fetal con nacimiento de cerditos débiles, con malformaciones, mioclonías y muerte perinatal, todo ello dependiendo del momento de la gestación en que se produjo la infección. Pueden nacer cerditos persistentemente infectados, que no manifiestan una respuesta inmune humoral frente al virus y que generalmente desarrollan síntomas clásicos de la enfermedad sobre las 9 semanas de vida (3, 4).

Diagnóstico

Las características epidemiológicas, los signos clínicos y lesiones patológicas, en las áreas enzoóticas, son claves para sospechar de la enfermedad, aunque deben considerarse otras enfermedades que presentan similitudes, como erisipelas, salmonelosis, leptospirosis, estreptococosis, PRRS y síndromes donde participan circovirus porcinos (2).

El diagnóstico definitivo requiere de la demostración del virus en muestras patológicas, siendo las de elección: tonsilas, nódulos linfáticos, bazo, riñón, porción distal del íleon y eventualmente sangre. El virus se aísla en cultivos celulares PK15 o se identifican componentes proteicos virales, mediante IF directa, inmunoperoxidasa directa o ELISA de captura, en tejidos. Mediante la técnica de RT-PCR se detecta el ácido nucleico y la secuenciación de este permite realizar estudios de epidemiología molecular (1, 3).

Para la vigilancia epidemiológica en áreas libres sin vacunación se utiliza la detección de anticuerpos en suero sanguíneo, utilizando las pruebas de ELISA, de neutralización viral con revelado de peroxidasa o mediante fluorescencia, pues el virus no demuestra efecto citopático. Estas últimas pruebas requieren de facilidades para el cultivo del virus, por lo que se restringen a laboratorios de referencia con altos estándares de bioseguridad y están más limitadas en países declarados libres de la enfermedad (1).

Control

La prevención es clave en el control de la PPC y para ello se debe evitar la propagación del virus y evitar su ingreso a planteles, áreas geográficas y países, mediante el control de movimiento de animales y productos, control de carreteras, ferias de animales, mataderos y fronteras (1, 3).

El uso de vacunas vivas atenuadas, como la Cepa China, con un control de eficacia garantizado por los servicios sanitarios locales, ha sido eficaz en programas de control de la enfermedad. Para alcanzar la erradicación se debe lograr un período de un año sin casos clínicos, luego se prohíbe el uso de vacunación, que interfiere el diagnóstico y permite la circulación de cepas de baja virulencia, y se recurre al sacrificio sanitario de focos residuales. Al cabo de dos años sin vacunación y sin casos clínicos se solicita a la OIE la condición de país libre de PPC (1).

Referencias

1. ADRIAZOLA, S., AVALOS, P., CALCAGNO, N., DÍAZ, N., MOREIRA, R., ROJAS, M. 1999. "Chile, País Libre de Peste Porcina Clásica (PPC)". Ministerio de Agricultura, Servicio Agrícola y Ganadero, Departamento de Protección Pecuaria. Divulgación Técnica SAG. 42 págs.

2. FRÍAS, M.T. Y PERCEDO, M.I. 2003. "Reconociendo la Peste Porcina Clásica". Manual ilustrado. FAO, EMPRES. Roma, Italia. 40 págs.

3. MOENNIG, V. 2000. "Introduction to classical swine fever: virus, disease and control policy". *Veterinary Microbiology*, 73: pp 93-102.

4. VAN OIRSCHOT, J. T. 1999. "Hog cholera". En: Shaw, B.B. y col. (Eds.) Diseases of swine, 8th Edition. Iowa State University Press, Iowa USA. pp. 159-172.

3.20. Queratoconjuntivitis infecciosa bovina

Dr. Pedro Abalos

Esta enfermedad infectocontagiosa del bovino producida por *Moraxella bovis* se caracteriza porque puede presentarse como una enfermedad con signos leves hasta casos clínicos severos con lacrimación profusa, conjuntivitis, opacidad corneal y ulceración. A pesar de su escasa letalidad su morbilidad es alta y causa pérdidas económicas debido a reducción en productividad (2, 4).

Etiología

Moraxella bovis es un patógeno oportunista que se encuentra en la conjuntiva ocular y secreciones nasales de bovinos que no han tenido signos de enfermedad. Este cocobacilo Gram negativo presenta pocas propiedades bioquímicas en cultivo, se le clasifica en 7 serogrupos antigénicamente disímiles y a través de diferencias de su lipopolisacárido, de las proteínas de membrana externa y análisis del DNA, se ha podido diferenciar 15 subgrupos. Presenta varios factores de virulencia pero son dos los mayormente involucrados en la enfermedad. Uno de ellos, el *pili* tipo IV, de la pared celular, tiene dos tipos funcionales denominados Q e I, siendo el primero responsable de la unión inicial a la córnea y el segundo de la persistencia local y mantención del estado de infección. Las cepas que carecen de *pili* no son patógenas y las que expresan el tipo Q son más eficientes al establecer la infección y más patógenas que aquellas que expresan el tipo I (2, 3). El otro factor de virulencia de tipo secretorio, es una toxina β-hemolítica con efecto corneotóxico y leucotóxico. Existe una correlación entre la capacidad de producir hemólisis en cultivo de agar sangre y la de producir un cuadro clínico. Las cepas no hemolíticas, a su vez, no son patógenas para el ganado (2).

Recientemente *M. bovoculi* se ha asociado a casos de QIB. Esta nueva especie muestra características morfológicas, bioquímicas y moleculares diferentes de *M. bovis*. Se estima que para que produzca la enfermedad debe haber traumas previos severos en la córnea del bovino. Esta bacteria también se ha aislado desde ojos de bovinos sanos. (1).

Epidemiología

La queratoconjuntivitis infecciosa bovina (QIB) es una enfermedad multifactorial donde la virulencia del agente es influenciada tanto por características del hospedero como del ambiente. El bovino es el único reservorio conocido para la bacteria y un mismo serotipo puede mantenerse año tras año en animales portadores del rebaño. La transmisión se produce a través de los encargados de los animales, contacto directo entre animales, fomites y más frecuentemente por vectores mecánicos (2).

La irradiación solar y especialmente la luz UV que produce una gran degeneración de células corneales, lo que aumenta el recambio celular, favoreciendo la colonización de la córnea por la bacteria. Por ello la enfermedad es más corriente en verano, donde las moscas, el polvo y semillas de pastos son factores de irritación del ojo y generan secreciones que son buen sustrato para el desarrollo bacteriano. Las moscas pueden mantener la bacteria en sus patas hasta por 3 días (2, 4).

Los terneros son más susceptibles a QIB y también las razas bovinas de cara blanca, especialmente la Hereford, pues a parte de la falta de pigmentación de los párpados y su mayor susceptibilidad a la luz UV, sus lágrimas poseen menor eficacia antibacteriana comparada con la de otras razas. Las razas bovinas índicas son más resistentes a la infección (2).

El transporte de larga distancia, debido al hacinamiento, la producción de aerosoles y el estrés, se asocia a la presentación de la enfermedad (2, 4). El uso de camas de compostaje es un factor de riesgo de QIB y su cambio por aquellas provenientes de cáscaras de almendras o arroz han resuelto el problema de brotes recurrentes (1).

Patogenia, clínica y patología

El recambio continuo de las células corneales, cada 5 a 7 días, previene la adherencia y ante la ausencia de lisozima en la secreción lagrimal del bovino, otras sustancias antibacterianas como la β-lisina, el sistema del complemento, transferrina y lactoferina, limitan la colonización bacteriana (2).

Factores como la luz UV, las moscas y polvo generan una irritación y lesionan la córnea, además de producir un exceso de descargas oculares ricas en nutrientes para estimular el desarrollo bacteriano. El período de incubación va de 2 a 10 días y la morbilidad en animales jóvenes puede alcanzar hasta 80-90% (2, 4).

Los primeros signos clínicos son una descarga serosa abundante, blefarospasmo y fotofobia. Ya a las 24 a 48 hrs del inicio de la sintomatología y al examen del ojo podrá verse una lesión protuberante central y una opacidad que se disemina centrífugamente en la córnea. La ulceración del epitelio corneal y su vascularización se producen durante los siguientes días, generándose consecuencias como prolapso del iris y ceguera permanente (Figura 3.11). Hay variaciones individuales considerables y algunos animales se recuperan espontáneamente, en otros las úlceras se epitelizan dejando cicatrices y otros procesos se hacen crónicos en que la opacidad demora 1 a 2 meses en resolverse (2, 4).

En respuesta inmune de mayor importancia es de tipo local mediante IgA, estableciéndose en la superficie ocular y lágrimas. También se han detectado IgM e IgG (2).

Diagnóstico

Se puede hacer un diagnóstico clínico por los signos y síntomas y las características epidemiológicas de la enfermedad en la población. La confirmación del diagnóstico se hace por cultivo bacteriológico del agente y la verificación de capacidad hemolítica de la cepa (2, 4). Se debe diferenciar de otros patógenos que producen alteraciones oculares en el bovino, como virus herpes bovino 1, virus de la diarrea viral bovina, *Clamydia, Mycoplas-*

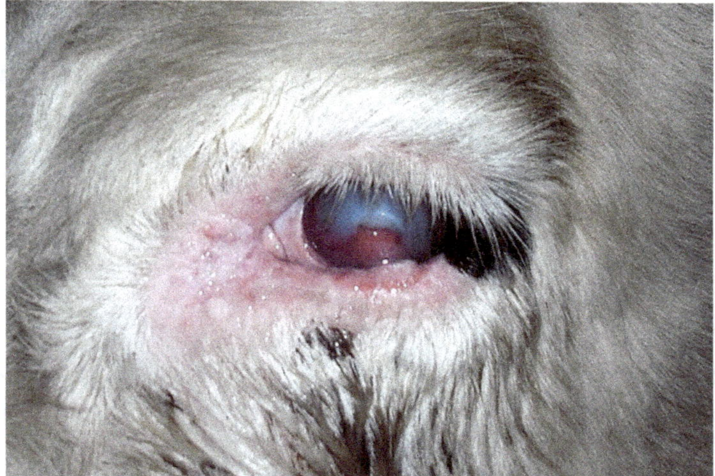

Figura 3.11. Lesión ocular de
queratoconjuntivitis infecciosa
bovina. (P. Abalos/P. Retamal).

ma y *Pasteurella*. También se debe diferenciar de traumatismos oculares producidos por ejemplo por pastoreo en rastrojos de trigo y de cuadros de fotosensibilización (4).

Tratamiento y control

Se recomienda el uso local de antibióticos y antisépticos. A pesar de que médicamente no es correcto también se utilizan corticoesteroides para disminuir la inflamación y reconfortar al animal. Los tratamientos deben ser inyectables localmente para que su efecto sea mejor. También se recomienda aumentar los aportes de vitamina A, alimento verde, sombra y aislamiento de los enfermos. El control de moscas favorece también el que no se propague la enfermedad (4).

La prevención se basa en el uso de autovacunas del tipo bacterinas, que aseguran el serotipo actuante y que deben resguardar en su preparación una buena expresión del *pili*. Estas sin embargo tienen una tasa de protección baja de no más del 50% (2, 3).

Referencias

1. ANGELOS, J.A. 2010. "*Moraxella bovoculi* and infectious bovine keratoconjuntivitis: cause or coincidence". *Veterinary Clinics of North America Food Animal Practice*. 26: pp. 73-78.

2. POSTMA, G.C., CARFAGNINI, J.C., MINATEL, L. 2008. "*Moraxella bovis* pathogenicity: an update". *Comparative Immunology, Microbiology & Infectious Diseases*. 31: pp. 449-458.

3. PRIETO, C.I., BOSH, A., ZIELINSKI, G., CÚNEO, J., YANTORNO, O. 2008. "Vaccine against infectious bovine keratoconjuntivitis: a new approach to optimize the production of highly piliated *Moraxella bovis* cells". *Vaccine*. 26: pp. 6.542-6.549.

4. PUNCH, P.I. 1984. "A review of infectious bovine keratoconjuntivitis". *Veterinary Bulletin*. 54: pp. 193-207.

3.21. Rinoneumonitis equina y aborto viral equino

Dra. María Orfelia Celedón

Etiología

La rinoneumonitis equina y el aborto viral equino son producidos por el virus herpes equino 4 (VHE-4) y el virus herpes equino 1 (VHE-1), respectivamente. Los viriones se caracterizan por tener un tamaño de 100 a 200 nm, el genoma es DNA de doble hebra, la cápside es un icosaedro compuesto por 162 capsómeros y la envoltura tiene proyecciones de superficie uniformemente distribuidas. Además, se distingue una capa amorfa de proteínas que se ubica entre la cápside y la envoltura. El DNA, que es usado como templado para la producción de genomas de progenie y RNA mensajeros, en ciertas células, no se transcribe y persiste sin multiplicarse y sin producir muerte celular, constituyéndose en una forma de latencia viral (1).

Epidemiología

El VHE-4 y el VHE-1 son endémicos de la población equina en todo el mundo y la mayoría de los caballos se infectan con alguno de ellos durante el primer año de vida, permaneciendo con infección persistente en condición de latencia, por lo que en situaciones de estrés, o de administración de corticoides, puede producirse reactivación viral comportándose como portadores y diseminadores del virus, y susceptibles de desencadenar enfermedad clínica (2).

La infección se produce por vía respiratoria y se disemina por contacto directo o indirecto a través de aerosoles. El VHE-4 y el VHE-1 comparten antígenos comunes provocando reacciones inmunes y protección cruzada frente a estímulos antigénicos (2).

Signos patológicos

El VHE-4 y, secundariamente el VHE-1, producen una enfermedad respiratoria subclínica o leve que se observa, mayoritariamente, en la población de potrillos después del destete y en sus primeros años de vida durante los meses de otoño e invierno. El período de incubación es de 2 a10 días. El virus se multiplica en el epitelio respiratorio y en células dendríticas y macrófagos del pulmón. Los caballos afectados están con hipertermia por 3 a 4 días, depresión moderada, anorexia, congestión de la mucosa nasal y conjuntival, rinitis serosa, faringitis, traqueobronquitis y tos. Una secuela tardía es la emisión de sonidos debido al daño en el nervio laríngeo que provoca parálisis de la cuerdas vocales. Las infecciones bacterianas secundarias, generalmente por estreptococos, pueden producir complicaciones graves como neumonías, pleuritis y enteritis. Los casos no complicados se resuelven en forma natural entre 4 y 8 días. Al examen patológico se observa edema, congestión y petequias en la membrana mucosa nasal; hiperplasia linfoide en la faringe; petequias en los nódulos linfáticos regionales y pequeñas áreas de consolidación en los lóbulos apicales del pulmón. El virus hace latencia en el ganglio trigémino y en raras ocasiones la infección de hembras preñadas con el VHE-4 puede resultar en aborto (2).

El VHE-1, también produce enfermedad respiratoria, pero su mayor importancia radica en que es agente causal de aborto y en este caso el virus, además de multiplicarse en linfocitos de linfonódulos, hace viremia asociado a linfocitos y se multiplica en los endotelios vasculares que en el caso de una hembra preñada provoca placentitis, aborto y muerte perinatal (3).

El aborto, sin mayores complicaciones para la hembra, puede ocurrir entre los 14 y 120 días después de la infección, presentándose en forma espontánea después del séptimo mes de gestación, siendo más común en el noveno y décimo mes. El feto que es expulsado inmediatamente después de muerto, presenta decoloración amarillenta en las zonas blancas de la piel, membranas mucosas y, mayoritariamente, en los cascos. En el 90% de los fetos se presenta inflamación de los cornetes, edema de los pulmones, neumonía y aumento del líquido pleural. Microscópicamente, en los pulmones, se observan restos celulares en el lumen de los bronquios y bronquíolos y erosión completa o parcial del epitelio; los núcleos de las células adyacentes al área erosionada contienen cuerpos de inclusión eosinófilos. También hay edema subcutáneo, y acumulación de líquido en la cavidad peritoneal, lo que distiende el abdomen. A veces se observa hemorragias en el pericardio, peritoneo y submucosa intestinal. En el hígado, generalmente, hay congestión y focos necróticos de 2 a 5 mm de diámetro que microscópicamente consisten en agregados de hepatocitos necróticos rodeados de células vivas que contienen cuerpos de inclusión intranucleares eosinófilos. En el bazo y nódulos linfoides también se pueden encontrar focos necróticos y cuerpos de inclusión similares a los encontrados en el pulmón e hígado (1,2, 3).

En brotes de abortos que se producen tardíamente en la época de pariciones, nacen potrillos infectados que, generalmente, muestran pérdida del tono muscular, debilidad e incapacidad para pararse y mueren dentro de las 24 horas, con severos signos respiratorios; algunos nacen sanos para enfermar y morir 2 a 3 días después. Las lesiones macroscópicas más llamativas se ubican en los pulmones que aparecen voluminosos y firmes, observándose alveolitis no supurativa, bronquitis y bronquiolitis necrotizante (2).

Esporádicamente, el VHE-1 también puede afectar al sistema nervioso central de animales de cualquier edad. Después de un período de incubación de 7 días, se presenta incoordinación, ataxia, incontinencia urinaria, parálisis de los miembros anteriores y posteriores que puede llevar a una completa cuadriplejia con postración y muerte. La encefalitis se caracteriza por una vasculitis provocada, probablemente, por complejos inmunes que llevan a una degeneración hipóxica del tejido neuronal adyacente produciendo, hemorragias y trombosis. Algunos animales con enfermedad leve se recuperan, pero pueden permanecer permanentemente desmejorados (4).

Diagnóstico

En caso de aborto, se puede hacer un diagnóstico presuntivo en base a las lesiones que se observan en la necropsia. El hallazgo de cuerpos de inclusión intranuclear en el tejido fetal, por examen histopatológico, es considerado como un prediagnóstico. La confirmación más fácil y rápida del diagnóstico se puede hacer por detección de la presencia de antígenos virales mediante IF, o de genomas virales mediante PCR.

Las muestras para aislar e identificar el virus consisten en hisopados nasales, bazo, pulmón, hígado y timo del feto abortado; fluido cerebro-espinal de caballos con enfermedad del sistema nervioso central; y sangre tomada en el período agudo y en la convalecencia de la enfermedad.

El diagnóstico de infección de VHE-4 se confirma por aislamiento del virus en cultivos celulares de origen equino. La demostración de un aumento significativo entre el suero agudo y convaleciente, también puede ser usado para diagnóstico.

El VHE-4 está antigénicamente relacionado al VHE-1 y las pruebas serológicas convencionales no diferencian entre estos dos agentes. Se dispone de anticuerpos monoclonales para definir el tipo de VHE.

Un método presuntivo para diferenciar VHE-4 de VHE-1 es mediante la inoculación de cultivos de células de equino (línea celular de dermis equina) y de conejo (línea celular RK-13). El VHE-1 crece en los dos tipos celulares, en tanto que, el VHE-4 sólo crece en las células de origen equino. Se describe un procedimiento de ELISA para diferenciar VHE-4 de VHE-1. En el diagnóstico de VHE-1 asociado a enfermedad del sistema nervioso central, el aislamiento del virus desde el fluido cerebro-espinal es dificultoso. El virus debe ser aislado desde hisopados nasales y sangre de animales en fase aguda de la enfermedad.

Control

Para controlar la infección se dispone de vacunas inactivadas y modificadas. Algunas vacunas contienen ambos tipos de virus, VHE-4 y VHE-1. Por lo general, las vacunas se administran entre los 3 a 4 meses de edad, con *booster* a intervalos frecuentes, especialmente en caballos jóvenes y más susceptibles. En hembras gestantes sólo las vacunas inactivadas pueden emplearse como profilaxis del aborto y son administradas en el mes 5, 7 y 9 de preñez.

Los riesgos de infección pueden minimizarse con adecuadas prácticas de manejo, como por ejemplo, mantener a las hembras preñadas separadas de otros caballos; aislar a cualquier hembra que aborte o desarrolle enfermedad respiratoria; hacer cuarentena a caballos comprados y a los que regresan de competencias ecuestres, entre otras.

Situación en Chile

En Chile, en el año 1969 se informa por primera vez la ocurrencia de un brote de abortos que duró hasta el año 1976. El uso sistemático de una vacuna modificada, fue coincidente con la disminución gradual de los casos de abortos registrados en la zona central del país. En el año 1974 se aísla por primera vez el VHE-1 desde fetos abortados. Posteriormente, el virus ha sido aislado desde fetos abortados procedentes de diferentes lugares geográficos de la zona central y sur del país (5,6).

Referencias

1. MURPHY, F. A., GIBBS, E.P., HORZINEK, M. C., STUDDERT, M. J. 1999. *Veterinary Virology*. 3rd. Academic Press. New York. USA. 629 págs.

2. ALLEN, G. P., BRYANS, J. T. 1986. "Molecular Epizootiology, Pathogenesis and Prophylaxis of Equine Herpesvirus-1 Infections". In: Pandey, R. (Ed.), *Progress in Veterinary Microbiology and Immunology*, Vol. 2, S. Karger, Basel, pp. 78-144.

3. JONES, T. C., HUNT, R. D., KING, N. W. 1997. *Veterinary Pathology*. 6th Ed. Williams-Wilkins. Baltimore, Meriland. USA. pp. 230-233.

4. PERL, S., HAINES, D., YAKOBSON, B., SAMINA, I., SHEIN, M., SHEICHAT, N., AVNI, G. 1997. "Paresis in horses associated with equine herpes virus 1 infection". *Irish Journal of Veterinary Medicine*. 52: pp. 132-136.

5. BERRÍOS, P., CELEDÓN, M. 1992. "Rinoneumonitis Equina en Chile (1969-1992)". *Avances en Ciencias Veterinarias*. 7. pp. 137-153.

6. JEERIA, J., GARCÍA, A., ANDAETA, F., MATHIEU, C. 2004. "Identificación del herpesvirus equino en fina sangre de carrera". [en línea] Boletín Veterinario Oficial.<http://www.bvo.sag.gob.cl/noviembre2004/6.htm> [consulta: 4-12-2007].

3.22. Rinotraqueítis infecciosa bovina

Dra. María Orfelia Celedón

Etiología

La rinotraqueítis infecciosa bovina (RIB) es producida por el virus herpes bovino 1 (VHB-1), virus que pertenece a la familia *Herpesviridae*, subfamilia *Alfaherpesvirinae*, género *Varicellovirus* y que se caracteriza por ser un virus de 200-250 nm de diámetro y por contener DNA de una hebra doble de disposición lineal de 125-245 kpb. El DNA se une a proteínas conformando la nucleoproteína, la que se encuentra empaquetada en una cápside icosaédrica, rodeada por un tegumento de proteínas globulares y una envoltura de naturaleza lipoglicoproteica (1). Mediante el empleo de anticuerpos monoclonales y enzimas de restricción se ha podido identificar 2 subtipos del VHB-1 el subtipo VHB-1.1. –subtipo respiratorio que es responsable del cuadro respiratorio, aborto, e infección sistémica en terneros de corta edad– y el subtipo VHB-1.2. –subtipo genital que es responsable de la vulvovaginitis pustular infecciosa en la hembra y de la balanopostitis en el macho–. El subtipo VHB-1.2, a su vez se clasifica en VHB-1.2.a y en VHB-1.2.b (2). La enfermedad neurológica, clásicamente atribuida como de responsabilidad del VHB-1, hoy se conoce que es producida por un virus genómicamente diferente al VHB-1, el virus herpes bovino 5 (VHB-5) (2).

Epidemiología

La infección por VHB-1 se presenta en bovinos de todo el mundo con excepción de algunos países como Dinamarca, Suiza, Austria, Finlandia y Suecia que han logrado erradicarla.

En un animal infectado, el virus se elimina en las secreciones nasal, oral o genital transmitiéndose a través de contactos estrechos entre mucosas húmedas, gotas de aerosoles, coito e inseminación artificial. Además, el virus puede ser transmitido desde la madre a su descendencia. Las vías de ingreso son por la mucosa respiratoria y genital.

Una vez que el animal se ha infectado, el virus permanece en estado de latencia, en neuronas de los ganglios trigémino o sacro, dependiendo si la enfermedad es respiratoria o genital. También se describe que el virus puede hacer latencia en células epiteliales y en leucocitos. La latencia se debe a que en ocasiones la célula infectada no muere y no permite la replicación del virus, reteniendo su información genética, pero, en condiciones desfavorables para el animal, periódicamente el genoma viral puede expresar la información generándose partículas virales nuevas que serían responsables de la recurrencia del cuadro clínico y fuente de infección para otros animales (2).

La morbilidad, generalmente, es de un 20 a 30% y la mortalidad de un 1%, pero en ocasiones con cepas de alta virulencia en rebaños no vacunados, la morbilidad puede alcanzar hasta un 100% y la mortalidad hasta un 10%. En rebaños con buen manejo la recuperación es dentro de 14 días y generalmente, sin complicaciones (2).

Signos clínicos y patológicos

La patogénesis del VHB-1 depende en gran medida de la vía de entrada del virus al organismo y de si la infección es localizada o generalizada.

Cuando el virus ingresa por vía oronasal, se multiplica inicialmente en el tracto respiratorio alto, manifestándose en los signos típicos de una rinotraqueítis con fiebre, anorexia, descarga nasal mucosa, la que posteriormente se hace mucopurulenta y ocasionalmente está teñida de sangre. La dificultad respiratoria es evidenciada por la dilatación de los ollares, respiración bucal, disnea inspiratoria y tos. En casos más severos se presenta rinotraqueítis catarral aguda, que además, compromete la laringe. Las lesiones se ubican a nivel nasal, senos paranasales, tráquea y bronquios. Desde la cavidad oronasal, por vía del conducto lagrimal, el virus puede alcanzar el tejido ocular y producir conjuntivitis, que, secundariamente puede llevar a una queratitis. La mucosa nasal, de cornetes y tráquea, se presenta congestionada y a menudo edematosa con exceso de moco y ocasionalmente presentan petequias. El edema de la tráquea puede hacer que las paredes se tornen tan gruesas como de 2 centímetros de espesor, decreciendo el diámetro del lumen. La estenosis de la tráquea contribuye a la dificultad respiratoria y puede llevar a asfixia o bronconeumonía (4). Microscópicamente, se presenta necrosis con intensa infiltración de la submucosa con neutrófilos y mononucleares y en las células epiteliales se observan cuerpos de inclusión intranucleares eosinófilos (6).

Producto de la infección respiratoria, el virus es transportado en la sangre asociado a leucocitos y en hembras gestantes, el feto que es altamente susceptible de ser infectado, experimenta una infección generalizada y de corta duración que lo lleva a la muerte. El aborto se presenta 1 a 3 meses de ocurrida la infección respiratoria y puede suceder en cualquier etapa de la preñez, pero, lo más frecuente es que se presente en el tercer trimestre, pudiendo llegar a abortar el 60% de las hembras preñadas. Al tiempo del aborto no hay signos clínicos reconocibles en la hembra. Lo más llamativo es el avanzado estado de autolisis del feto ya que es expulsado 24 a 36 horas después de la muerte intrauterina. Microscópicamente, las lesiones del feto consisten de necrosis focal en el hígado, linfonódulos, bazo y riñón, y a veces es posible observar cuerpos de inclusión (4, 5).

En terneros jóvenes el virus, puede producir una enfermedad aguda, generalmente mortal y sin signos respiratorios. Patológicamente, las lesiones consisten en necrosis focal generalizada en el epitelio respiratorio, hígado, riñón, bazo, linfonódulos y en la mucosa de las cavidades oral, del esófago y del estómago. En todos los tejidos se observan cuerpos de inclusión intranucleares eosinófilos (4,5).

En algunas ocasiones, el VHB-1 se ha asociado a cuadros de enteritis catarral aguda grave (9) y a una enfermedad cutánea grave con alta mortalidad donde se producen lesiones en los espacios interdigitales, en la mucosa bucal, lingual, laríngea y traqueal (6,7).

En la forma genital, la enfermedad es de aparición repentina, después de 24 a 72 horas del coito con un animal infectado. La mucosa de la vulva se torna enrojecida con puntos oscuros los que se convierten en vesículas y pústulas de 0,1 a 5 mm de color blanco a naranja. Las pústulas pueden unirse formando una membrana amarillenta. Posteriormente, las pústulas y las membranas se desprenden dejando zonas ulceradas que producen inflamación y dolor en la vulva. Los machos afectados presentan lesiones similares en el pene y prepucio. La recuperación ocurre en alrededor de 2 semanas, pero pueden presentarse recurrencias de la enfermedad. Microscópicamente, las lesiones consisten en focos de necrosis del epitelio de la mucosa con una reacción inflamatoria asociada. Las células del epitelio presentan cuerpos de inclusión intranucleares eosinófilos (8).

Diagnóstico

Para conocer el agente causal de la sintomatología clínica de las enfermedades producidas por el VHB-1 se requiere de la identificación de antígenos o genomas virales, directamente en los tejidos del animal sospechoso de estar infectado, o en su defecto, aislar el virus en cultivos celulares y posteriormente identificarlo mediante las pruebas mencionadas.

Las muestras, en el animal vivo, deben ser tomadas en la fase aguda de la enfermedad y consisten en secreciones nasales, faríngeas o vaginales y sangre para la obtención de leucocitos; en el animal muerto las muestras se obtienen de trozos de hígado, bazo, pulmón y nódulos linfoides. Debido a la alta fragilidad del virus la conservación a 4°C y el traslado rápido al laboratorio debe ser de máxima precaución.

La prueba de elección para identificar antígenos del VHB-1 es la IF, que es aplicable en cortes de tejidos y en cultivos celulares infectados. En virtud de que el VHB-1, produce efecto citopático en los cultivos celulares, también es posible identificarlo mediante la neutralización de dicho efecto empleando un suero monoespecífico que posee anticuerpos para el VHB-1. Los subtipos pueden diferenciarse mediante el empleo de anticuerpos monoclonales en las pruebas de IF, inmunoperoxidasa y ELISA y también por el análisis del genoma con enzimas de restricción (9).

Para el diagnóstico serológico, la prueba más empleada es la neutralización viral que, además de permitir diagnosticar la enfermedad a través de la medición de anticuerpos en la fase aguda y en la convalecencia, sirve para demostrar la ausencia de infección, conocer la prevalencia de la misma y evaluar la respuesta de anticuerpos frente a una vacunación; también existen, comercialmente, "kit" de ELISA que permiten detectar la presencia de anticuerpos en el animal (9).

Prevención y control

Para prevenir y controlar la enfermedad, se dispone de vacunas atenuadas, inactivadas y marcadas. Las vacunas atenuadas contienen cepas de virus que han sufrido varios pasajes en cultivos celulares. Algunas son vacunas termosensibles, es decir, no se multiplican a temperaturas de 39°C o más. Se administran intranasal o intramuscularmente. Las vacunas inactivadas contienen altos niveles de virus inactivado o glicoproteínas virales, están suplementadas con un adyuvante para estimular una adecuada respuesta inmune y son administradas intramuscular o subcutáneamente. Las vacunas marcadas que pueden ser atenuadas o inactivadas se basan en mutantes por deleción y su uso, apoyado por análisis serológicos, permite diferenciar animales infectados de animales vacunados (9).

Situación en Chile

En Chile se describe, por primera vez, la presencia del virus de la RIB en el año 1959, cuando el virus se aisló desde lesiones de la mucosa gingival de bovinos, en una estación de cuarentena de animales procedentes de las veranadas. A partir de esos años, la presencia de sintomatología respiratoria en los animales hacía sospechar de la participación del virus en el país, pero sólo en el año 1977 se logró aislar el VHB-1 de un brote de enfermedad respiratoria en que se vio afectada el 80% de una masa de 72 bovinos. En los años 1982 y 1984 se reportan aislamientos desde casos de abortos (10).

Estudios serológicos han podido demostrar que el VHB-1 se encuentra ampliamente difundido en el país con prevalencias que fluctúan entre 21,3% a 66% (11,12).

Estudios de patogenicidad de aislados nacionales demostraron que los aislados obtenidos de casos de enfermedad respiratoria, abortos y lesiones linguales son de patogenicidad reducida (13); en tanto que estudios de antigenicidad demostraron que habían diferencias antigénicas entre los diferentes aislados (14) y el análisis genómico usando enzimas de restricción, también constató diferencias entre los aislados (15).

Referencias

1. PELLETT, P. E., ROIZMAN, B. 2007. "The Family *Herpesviridae*: A Brief Introduction". In: Knipe, D. M., Howley, P. M., Griffin, D.E., Martin, M.A., Lamb, R.A., Roizman, B., Straus, S. *Fields Virology*. Fifth Edition. Lippincott Williams & Wilkins. Philadelphia, USA. Vol 2: pp. 2.479-2.499.

2. MURPHY, F. A., GIBBS, E. P. J., HORZINEK, M.C., STUDDERT, M.J. 1999. "*Herpesviridae*". In: *Veterinary Virology*. Third Edition. Academic Press. San Diego, California, USA. pp. 301-325.

3. PASTORET, P. P., THIRY, E., BROCHIER, B., DERBOVEN, G. 1982. "Bovid herpesvirus 1 infection of cattle: pathogenesis, latency, consequences of latency". *Annales de Recherches Vétérinaires*. 13: pp. 221-235.

4. JONES, T. C., HUNT, R. D., KING, N. W. 1997. *Veterinary Pathology*. Sixth Edition. Williams & Wilkins. Baltimore Meriland, USA. pp. 228-231.

5. MCKERCHER, D. G., WADA, E. M. 1964. "The virus of infectious bovine rhinotracheitis as a cause of abortion in cattle". *Journal of the American Veterinary Medical Association*. 144: pp. 136-142.

6. DHENNIN, L., GOURREAU, J. M., CALVARIN, R., KAISER, C., LE CORVELLER, M., PERRIN, G., WOOCK, C. 1979. "Une nouvell forme clinique de rhinotrachéite infectieuse bovine". *Recherche l'École Nationale Vétérinaire d'Alfort*. 155: pp. 851-854.

7. ROGERS, R. J., KNOTT, S. G., EAVES, F. W., CLAGUE, R.C. 1978. "Bovine herpesvirus infection of the upper alimentary tract of cattle and its association with a severe mortality". *Australian Veterinary Journal*. 54: pp. 562-565.

8. SAXEGAARD, F. 1970. "Infectious bovine rhinotracheitis/infectious pustular vulvovaginitis (IBR/IPV) virus infection of cattle with particular reference to genital infections". *Veterinary Bulletin*. 40: pp. 605-611.

9. OIE. OFFICE INTERNATIONAL DES ÉPIZOOTIES. 2000. "Manual of Standards for Diagnostic Test and Vaccine. Infectious bovine rhinotracheitis / Infectious pustular vulvovaginitis". [en línea]. <http://www.oie.int/fr/normes/mmanual/ancien_manuel/A_00115.htm> [consulta: 20/03/06].

10. BERRÍOS, P., CELEDÓN, M. O., CORTÉS, F., LUENGO, M. 1985. "Aislamiento del virus de la rinotraqueítis infecciosa bovina en un brote de aborto en la zona sur de Chile". *Archivos de Medicina Veterinaria*. 17: pp. 49-52.

11. CELEDÓN, M. O., VARGAS, C., SALINAS, A., CASANOVA, A., IBARRA, L., BERRÍOS, P. 1996. "Prevalencias serológicas para el virus de la diarrea viral bovina y de la rinotraqueítis infecciosa bovina en predios lecheros de la Región Metropolitana de Chile". *Avances en Ciencias Veterinarias*. 11: pp. 75-80.

12. RIEDEMANN, S., REINHARDT, G., TADICH, N., AGUILAR, M., MONTECINOS, M.I., MIRANDA, J.C. 1996. "Seroprevalencia de VDVB, VHB-1, PI-3 y VRSB en 12 predios lecheros de la provincia de Valdivia, Chile". *Archivos de Medicina Veterinaria*. 28: pp. 121-124.

13. MORAGA, L., BERRÍOS, P., ZURITA, L., CELEDÓN, M.O., GUAJARDO, U., ORTIGA, A. 1990. "Rinotraqueítis infecciosa bovina. III. Infección experimental de vaquillas gestantes". *Avances en Ciencias Veterinarias*. 5: pp. 129-135.

14. CELEDÓN, M., BERRÍOS, P. 1991. "Comparación antigénica de cepas chilenas de virus herpes bovino tipo 1". *Archivos de Medicina Veterinaria*. 23: pp. 21-26.

15. CELEDÓN, M. O., OJEDA, J. M., MALMUS, C., SANTIBÁÑEZ, M., BERRÍOS, P. 1994. "A comparison of restrictive endonuclease sites of bovine herpesvirus type 1 isolates in Chile". *Journal of Veterinary Medicine B*. 41: pp. 460-466.

3.23. Síndromes multisistémicos del cerdo

Dr. Patricio Retamal

- Síndrome de debilitamiento multisistémico pos-destete (PMWS, del inglés "*pos-weaning multisystemic wasting syndrome*").
- Síndrome nefropatía y dermatitis porcino (PDNS, del inglés "*porcine dermatitis and nephropathy syndrome*").

Etiología

Circovirus porcino (PCV), un agente cuyo genoma corresponde a DNA monohebra y circular, cubierto por una nucleocápside icosahédrica, sin envoltura glicolipídica. Se han descrito 2 tipos virales, que comparten un 70% del genoma:

- PCV-1: no patógeno.
- PCV-2: agente etiológico de los síndromes.

Las patologías causadas por el PCV-2 se consideran enfermedades emergentes ya que los primeros hallazgos clínicos se efectuaron en la primera mitad de los 90. Sin embargo, PCV-2 como agente causal se estableció solo en los últimos años y después de controversias entre distintos centros de investigación, debido a que su presencia no siempre se traduce en enfermedad y la mayoría de las veces se encuentran otros agentes infecciosos participando.

El PCV-2 corresponde a un virus estable, porque los distintos aislados estudiados en todo el mundo presentan más de un 96% de homología entre sus secuencias genómicas. Sin embargo, es probable que aquellas diferencias determinen variaciones en la patogenia de la infección, ya que PCV-2 no solo es responsable de PMWS y PDNS, sino que se ha visto involucrado en una variedad de síndromes clínicos, tales como:

- PMWS y PDNS.
- Complejo enfermedad respiratoria porcina.
- Enfermedad reproductiva.
- Enteritis granulomatosa.
- Linfoadenitis necrotizante.
- Epidermitis exudativa.

La replicación viral es óptima en células con alta actividad mitótica, por lo que sus principales células blanco son los macrófagos, aunque también se describen los LB y LT, células epiteliales y los cardiomiocitos. El efecto más importante es una alteración en el patrón de citoquinas que se generan durante la respuesta inmune, provocando no solo la supervivencia del virus en el organismo sino que un daño directo en los tejidos del propio hospedero.

La transmisión del virus puede ser horizontal y vertical. Además, es capaz de diseminarse por todas las secreciones corporales, incluyendo el semen. Su período de incubación es variable, pero se ha estimado entre unas 2 a 4 semanas.

a. Síndrome de debilitamiento multisistémico pos-destete (PMWS)

Definición: Enfermedad viral de cerdos pos-destete caracterizado por debilidad progresiva, signos respiratorios e ictericia.

Epidemiología

El PMWS corresponde a un cuadro de baja morbilidad (5-20%) y alta letalidad (80%), que se presenta en patrones endémicos y epidémicos en Europa y Asia, pero esporádicos en Norteamérica. También se ha descrito recientemente en Sudamérica (Argentina), e investigaciones que se están desarrollando en nuestro país ya han establecido la presencia de animales con la sintomatología característica y además se ha logrado identificar el genoma viral desde lesiones compatibles con la enfermedad. De esta manera, Chile se encuentra en proceso de reconocer oficialmente la presencia de PMWS, aunque aún falta por estudiar la distribución y prevalencia de la infección en los planteles porcinos del país.

En los estudios epidemiológicos realizados sobre esta enfermedad emergente no se conoce alguna predisposición por la raza de los animales.

Signos clínicos

— Se observan principalmente en cerdos destetados de entre 4 a 15 semanas de edad (15-50 kg), pero especialmente entre las 8 y 12 semanas.
— Los principales signos y síntomas clínicos son:
    — Debilidad progresiva y retardo en el crecimiento.
    — Fiebre, disnea.
    — Linfonódulos aumentados de tamaño.
    — Piel pálido-amarillenta, ictericia, diarrea.
    — Conjuntivitis, abortos esporádicos en hembras reproductoras.

Producto de las infecciones concurrentes, la mortalidad del plantel en el período pos-destete puede subir desde un 1% en normalidad, hasta un 10 a 25%. Las investigaciones han demostrado que en el 85% de los casos de PMWS existen infecciones concurrentes al PCV-2, en que se destacan el virus PRRS, influenza, Parvovirus porcino, *Haemophilus parasuis, Actinobacillus pleuropneumoniae, Streptococcus suis* y *Mycoplasma hyopneumoniae* entre otros (3). Lógicamente estos agentes complementan y/o predisponen a la patología del PMWS.

Signos patológicos

— Linfonódulos aumentados de tamaño.

- Neumonía, congestión pulmonar.
- Hemorragias en vísceras.

Histopatología

- Inflamación granulomatosa (98% de las veces), especialmente en linfonódulos inguinales. Se observan células epiteloideas y de Langhans.
- Cuerpos de inclusión intracitoplasmáticos. Aunque este hallazgo se considera patognomónico, solo se observa en el 30% de los casos.
- Depleción del tejido linfoide.
- Aunque estas lesiones pueden encontrarse en diversos tejidos, se recurre preferentemente al ganglio inguinal superficial, por ser el sitio que más se ha visto afectado.

Diagnóstico

Debido a la inespecificidad de los signos y síntomas de PMWS, se han establecido 3 criterios que siempre deben estar presentes para diagnosticar la enfermedad:
- Los animales deben presentar signos clínicos compatibles.
- Se deben detectar las lesiones microscópicas características.
- El PCV-2 debe estar presente en estas lesiones.
    - Detección del DNA: hibridación *in situ*, PCR.
    - Detección de antígenos: inmunohistoquímica

b. Síndrome nefropatía y dermatitis porcino (PDNS)

Etiología: PCV-2 junto con una respuesta de hipersensibilidad tipo 3.

Epidemiología

Los animales más susceptibles de contraer esta enfermedad son aquellos de entre 6 a 16 semanas de edad. Como síndrome fue reconocido inicialmente en el Reino Unido (1993), pero actualmente también en Asia y Norteamérica. La forma más común de presentación es como casos esporádicos.

Signos clínicos

- Lesiones cutáneas multifocales, circunscritas, circulares o irregulares de entre 1 y 20 mm.
- Fiebre, diarrea.
- Linfonódulos aumentados de tamaño.
- Anorexia, pérdida de peso, depresión.
- Letalidad de hasta un 20%.

Histopatología

Vasculitis sistémica necrotizante, con tropismo por la piel y el riñón.

- Lesiones cutáneas:
  - inflamación leucocitaria en capilares, vénulas y arteriolas.
  - necrosis y úlceras epidérmicas.
  - hemorragias en dermis.
- Lesiones renales (determinan la gravedad del cuadro):
  - glomerulonefritis fibrinonecrótica.
  - focos hemorrágicos en corteza (2-4 mm).
- Linfonódulos renales e inguinales aumentados de tamaño.

Diagnóstico

Al igual que en PMWS, se requiere la presencia de signos clínicos, lesiones histopatológicas y el PCV-2 asociado a estas lesiones.

Diagnóstico diferencial

Debido a la cantidad de síntomas clínicos, existen varias patologías a descartar, entre las que se destacan:

- Peste porcina clásica y africana.
- Erisipela porcina.
- *Actinobacillus suis.*
- *Actinobacillus pleuropneumoniae.*
- *Streptococcus suis.*
- *Haemophilus parasuis.*
- Salmonelosis aguda.

Estudios en otros países indican que probablemente existan múltiples factores que determinan la presentación de los síndromes, incluyendo factores del agente, del ambiente y del hospedero. Además, se ha visto dentro de un mismo plantel la co-existencia de PMWS y PDNS, aunque nunca en un mismo animal.

Prevención

- Cuarentenas para animales importados.
- Restricción al movimiento de animales desde zonas afectadas.
- Crianza con grupos homogéneos.

No existe tratamiento.

Referencias

1. Chae, C. "Postweaning multisystemic wasting syndrome: a review of aetiology, diagnosis and pathology". *The Veterinary Journal*. 2004; 168:pp. 41-49.

2. Chae, C. "A review of porcine circovirus 2-associated syndromes and diseases". *The Veterinary Journal*. 2005; 169: pp. 326-336.

3. Ellis, J., Clark, E., Haines, D., *et al.* "Porcine circovirus-2 and concurrent infections in the field". *Veterinary Microbiology*. 2004; 98: pp. 159-63.

3.24. Síndrome respiratorio y reproductivo porcino

Dr. Patricio Retamal

Enfermedad infecciosa que se relaciona principalmente con fallas reproductivas severas en cerdas gestantes y problemas respiratorios en cerdos de todas las edades, principalmente lechones (1).

Etiología

Virus PRRS (VPRRS), RNA, género *Arterivirus*, con múltiples cepas que se incluyen en 2 grandes tipos antigénicos: el norteamericano y el europeo. El virus tiene una tasa de mutación relativamente alta, lo que explica el desarrollo de tantas cepas a pesar de su corta vida evolutiva, estimada en alrededor de 27 años.

El virus es sensible a los cambios de pH, inactivándose a pH menor a 5 y mayor a 7. Según la temperatura, tiene una sobrevida variable: a $-70°C$ permanece viable por años, a $4°C$ 1 mes, y a $56°C$ no más de 30 minutos.

Epidemiología

La enfermedad es de aparición relativamente nueva, conociéndose los primeros casos en Norteamérica durante la segunda mitad de la década de los '80. Posteriormente, en 1990-91 afecta a Europa provocando la muerte de más de 1 millón de cerdos en distintos planteles de ese continente. Luego, en 1992 y 1997 reaparece en USA, generando gran mortalidad y pérdidas económicas cuantiosas. En Chile, durante el primer semestre del año 2000 se encuentra la primera evidencia serológica contundente de infección, principalmente en planteles ubicados en la Región Metropolitana. A mediados de este mismo año, se realiza el aislamiento del virus con lo que se confirma su presencia y Chile pierde su condición de país libre.

En la actualidad, el VPRRS se considera una enfermedad endémica en la población porcina mundial, aunque algunos países como Suecia, Nueva Zelanda y Australia se consideran libres de la enfermedad (2).

El VPRRS es de carácter especie-específico, ya que infectaría solo al cerdo. La enfermedad se presenta en todos los sistemas productivos: *indoor/outdoor*, intensivo/extensivo, grandes/pequeños, estatus sanitario bueno y malo, crianza y engorda, etc.

Las cepas presentan una patogenicidad variable, lo que determina junto a otros factores, una presentación clínica diversa, con cuadros desde muy severos hasta inaparentes.

El virus permanece infectante en el ambiente por tres semanas, y no sobreviviría en la carne. La transmisión es principalmente por contacto directo a través del mucus y semen, pero también se describe la forma indirecta a través de aerosoles, fecas y orina. Existe además la transmisión vertical.

Los cerdos jóvenes diseminan el virus hasta por 5 a 6 semanas después del cuadro clínico. Cerdos viejos por 2 a 3 semanas. Los animales permanecen infectados hasta 8-9 meses después de adquirir el agente. Aunque no se clasifica como un virus inmunodepresor, presenta gran afinidad por los macrófagos alveolares y puede generar predisposición a otros agentes infecciosos del pulmón.

En USA se han registrado brotes epidémicos con una connotación particular, donde predios con infección endémica han manifestado los cuadros más severos, a diferencia de predios que se infectan por primera vez, donde los síntomas han estado ausentes o bien han sido de escasa magnitud. Esta situación supone diferencias en el manejo de los planteles afectados. Otra particularidad de PRRS, es que planteles infectados al mismo tiempo y con la misma cepa viral, demuestran cuadros clínicos variables, donde algunos sufren de gran mortalidad y otros solo manifiestan síntomas leves o subclínicos. Esta situación pone nuevamente en evidencia la gran importancia que adquiere el manejo predial en la presentación de la enfermedad. Sin embargo, aún no se determinan cuáles son los elementos del manejo más relevantes en este proceso.

Signos clínicos y patológicos

El cuadro clínico se caracteriza por tener gran variabilidad en la gravedad de su presentación, situación que se explica por la cepa viral actuante y por la existencia de determinantes secundarios que predisponen y/o favorecen a la enfermedad. Entre estos se pueden mencionar: clima, estación del año, tipo de manejo, estrés, edad, presencia de otros agentes infecciosos, etc. Este último factor tiene gran importancia, ya que se ha visto en estos casos y sin excepción, una mayor gravedad de los signos respiratorios.

En infecciones endémicas con signos leves o subclínicos, el hallazgo patológico más importante es una neumonía intersticial leve, evidenciada principalmente a nivel de mataderos. En cuadros más graves también se describen leucopenia, linfoadenopatía, cardiomegalia, miocarditis, encefalitis, fiebre, anorexia, abortos, partos prematuros, momificaciones, nacimiento de cerdos débiles o "ballicos", disnea, respiración abdominal, postración y muerte.

En la descripción de los signos clínicos, aparece otra particularidad epidemiológica de la infección por VPRRS: los síntomas respiratorios tienen una presentación de carácter endémica, ya que persisten en forma insidiosa y constante mientras permanezca la infección en el plantel. En cambio, los síntomas reproductivos se manifiestan en forma de brotes epidémicos, con oleadas de abortos y cuadros de infertilidad que reaparecen cuando aumenta la población susceptible no inmune o cuando ocurre la infección con una cepa viral distinta y de mayor patogenicidad.

Inmunidad

La respuesta inmune que induce protección es la de tipo celular. La respuesta humoral tiene importancia diagnóstica, apareciendo 1 a 2 semanas pos-infección y persistiendo por un año o más. La inmunidad pasiva dura entre 3 a 8 semanas pos-destete.

Diagnóstico

- Aislamiento viral (prueba confirmatoria)
- De laboratorio
  - Para la detección de anticuerpos:
    - IF, Inmunoperoxidasa, ELISA (Cuadro 3.7)
    - Seroneutralización viral
  - Para la detección de antígenos:
    - Inmunohistoquímica e IF
  - Para la detección del genoma:
    - PCR
    - Hibridización *in situ*.

Cuadro 3.7. Interpretación de la serología para PRRS

RESULTADO POSITIVO	RESULTADO NEGATIVO
Infección y enfermedad	No infección
Infección previa	Infección reciente
Inmunidad pasiva	Infección muy anterior

Prevención

Importar animales sólo desde predios libres de la infección, y semen desde animales certificados. Además se recomienda realizar un chequeo serológico y cuarentena por 60 días a todos los animales que ingresan al plantel.

Control

- Uso de madres nodrizas.
- Destete temprano y crianza con cerdos de la misma edad. En estos animales se recomienda realizar dos muestreos serológicos: a los 60 días pos-destete y 60 días después del primero.
- Limpieza y desinfección de corrales y maternidades entre grupos de crianza, permitiendo un "descanso" de las instalaciones entre 2 a 3 semanas.
- Antibióticos contra flora bacteriana secundaria.
- Vacunas: autovacunas y comerciales.
- Diagnóstico serológico y cuarentena de 60 días a los animales que ingresan.
- Diagnóstico y eliminación de animales infectados.
- Despoblación y reemplazo con animales libres de la infección.

En Chile la enfermedad se diagnosticó oficialmente desde el año 2000, luego que un monitoreo serológico indicara una alta tasa de reacción contra el VPRRS: 12% entre los animales y un 30% de los planteles muestreados. Las zonas afectadas fueron la Región Metropolitana (188 animales en 19 predios), Región del Maule (10 animales en 5 predios), Región de Valparaíso (10 animales en 2 predios), y las regiones de Tarapacá y Antofagasta (cada una con 3 animales en un solo predio).

El aislamiento viral determinó el reconocimiento oficial de Chile como país con infección, y desde entonces el SAG implementó un programa de control y erradicación del virus, que incluyó la eliminación de los planteles más pequeños y medidas de seguimiento, diagnóstico periódico y eliminación progresiva de los animales pertenecientes a los predios afectados de mayor tamaño.

Debido al éxito de este programa y a la eliminación de todos los reservorios virales, Chile nuevamente se encuentra en condición de país libre de la enfermedad.

Referencias

1. 3rd International Symposium on PRRS and Aujeszky's Disease. Ploufragan, France, June 21-24, 1999. Proceedings and abstracts. *Veterinary Research*. 2000. 31(1): pp. 1-162.

2. CHO, J.G. and DEE, S.A. "Porcine reproductive and respiratory syndrome virus". *Theriogenology*. Vol. 66. 2006. pp. 655-662.

3.25. Varroasis

Dr. Fernando Fredes

Etiología: *Varroa* spp.

Existen numerosos ácaros que parasitan a los insectos y *Varroa* spp. es uno de ellos. Este ectoparásito afecta a las abejas (*Apis millifera*), produciendo una enfermedad conocida con el nombre de varroasis o varroatosis (1). Se han registrado cuatro especies de *Varroa: Varroa Jacobsoni, V. destructor, V. underwoodi* y *V. rinderi*. Hasta hace poco tiempo se asumía que los ácaros de *Varroa* que afectaban a *A. mellifera* por todo el mundo eran *V. jacobsoni*. Sin embargo se ha demostrado que estos ácaros son en realidad *V. destructor* (2) (Figura 3.12).

La hembra adulta es de un color rojizo y mide 1,1 mm de largo, por 21,6 mm de ancho (Figura 3.12). Los machos en tanto, son mucho más pequeños, cercanos los 500 µm y de color claro. Varias características morfológicas ayudan a hacer un diagnóstico acertado de este ectoparásito (3).

El impacto de esta enfermedad depende del grado de infestación de las colonias de abejas. Así por ejemplo, una baja cantidad de ácaros causan pequeños daños, mientras que un gran número, puede llegar a producir la eventual muerte de la colonia. Al introducirse por primera vez la *Varroa* en una región o país, la enfermedad se logra hacer evidente sólo a los 2 o 3 años después de su ingreso. Esto se debe, a que en un principio existe una baja cantidad de ácaros, pero con el tiempo aumentan llegando a producir signos y síntomas evidentes de la enfermedad (1, 2, 3).

En Chile hasta el año 1992, la presencia del ácaro no se había descrito en nuestros apiarios, sin embargo en 1988 se diagnosticó, por primera vez, en abejas ingresadas al país. Como la varroasis es la enfermedad más temida de la apicultura moderna, su hallazgo, produce grandes pérdidas y preocupación en los apicultores y organismos encargados del control sanitario (3).

Epidemiología

Este ectoparásito puede sobrevivir fuera del hospedero por 18 a 70 horas, dependiendo del substrato en que se encuentre. Los queliceros de la hembra están adaptados para perforar y rasgar el tegumento de su hospedero, y su cuerpo, está comprimido dorso ventralmente, permitiendo al ácaro penetrar debajo de las escleritas abdominales de la abeja (3).

La cantidad de nuevos ácaros depende en gran parte del tiempo en que las celdillas permanecen ocluidas. Mientras mayor sea este lapso de tiempo, mayor será el número de hembras que llegarán al estado de madurez para ser fecundadas. Así por ejemplo las celdillas de los zánganos por tener un período de oclusión más prolongado que las de las reinas y obreras, presentan un número de varroas fecundadas mayor. Este factor es importante, pues afecta directamente la población de ácaros en las colonias de abejas (4).

Además, relacionado con lo anterior es necesario considerar que la varroa prefiere las larvas del zángano, ya que estas tienen, como factor quimiotáctico, mayor concentración de ésteres de ácidos grasos, que las que se encuentran en las larvas de abejas obreras. Así también, se conocen otros químicos que le son muy atractivos como son los alcoholes y los aldehinos alifáticos de los capullos de la abeja, los que al parecer también tienen un volumen mayor en las crías de zángano (3).

Sin embargo lo anterior, un factor que afecta directamente la población final de ácaros en una colonia de abejas, es el porcentaje de varroas que se reproducen en celdillas de obreras, pues son estas últimas las que mayoritariamente difunden las infestaciones (4).

Estudios han revelado que en el trópico y subtrópico de Latino América el porcentaje de infestación es menor comparado con las áreas templadas de Europa y del Medio Este (4).

Finalmente, por el desarrollo de la abeja, suele encontrarse un mayor número de ácaros en las celdillas durante los meses de primavera-verano y en abejas adultas en los meses de invierno, por disminuir la actividad de cría (4).

La enfermedad se encuentra en la lista de enfermedades de la OIE. Así también, se definió un capítulo específico a la varroasis, el que indica un período máximo de incubación de 9 meses, sin incluir los meses de invierno que varían según el país, además de informar los requerimientos administrativos médico-veterinarios para la importación de abejas o apiarios. (5).

Ciclo biológico

El ácaro parasita tanto a las abejas adultas, como a sus crías, ubicándose generalmente entre las escleritas de tórax y abdomen. Se alimenta de hemolinfa, determinándose un consumo de 0,1mg en sólo 2 hrs (3, 4).

Las hembras maduras tienen un color café rojizo. Una vez fecundadas se dejan caer desde el cuerpo de las abejas, para introducirse a las celdillas de las crías antes de ser selladas. Aquí se alimentan de la hemolinfa de las larvas, y a los 2 a 3 días de ocluirse la celdilla, estimulada por una hormona producida por las crías, comienzan la oviposición. La hembra pone varios huevos a intervalos de 30 horas cada uno. El primero de ellos, luego de una incubación de 24 horas, da origen a una larva, la que pasa por 2 estados ninfales, que al cabo de 7 a 8 días, producen generalmente una hembra. Los ácaros machos provienen del segundo huevo, luego de una evolución más corta de 5 a 6 días. El resto de los huevos generan sólo hembras (3, 4).

La evolución más corta del macho y por ende la madurez sexual más temprana de este, independiente de si se genera de un primer o segundo huevo, determina que toda hembra alcance a ser fecundada por él. Lo anterior permite una muy buena eficiencia reproductiva. En su estadía en las celdillas sólo las hembras se alimentan de hemolinfa, pues los queliceros de los machos sirven exclusivamente para la transmisión de esperma (3, 4).

Al momento de eclosionar de la celdilla, las abejas adultas ya tienen hembras fertilizadas de *Varroa* spp. en su cuerpo. Estas acompañan a las abejas por 4 a 13 días, para luego dejarse caer nuevamente a celdillas de cría sin ocluir y reiniciar nuevas generaciones.Los machos luego de aparearse con varias hembras, mueren en el interior de la celdilla. Las hembras pueden vivir por 2 a 3 meses en verano y hasta por 8 meses en invierno (3, 4).

Síntomas clínicos y patológicos

Esta enfermedad se caracteriza por no hacerse evidente en los primeros 3 años de infestación, lo que favorece su difusión a toda la población de abejas y otros apiarios libres del ácaro. Así también, se sabe que su efecto depende del grado de infestación en las colonias. Se ha observado que los primeros signos de varroasis aparecen cuando el número de ácaros es alto y esto ocurre en los momentos de mayor actividad de cría de una colmena, lo que corresponde a fines de primavera y principios de otoño (3, 4).

Los síntomas de esta parasitosis se pueden confundir con otros desórdenes, incluyendo la intoxicación por pesticidas (3).

El daño en las abejas adultas y sus crías está directamente relacionado con el hábito alimenticio del ácaro, y sus principales efectos varían según el estadio evolutivo que se encuentre parasitando (3, 4).

Entre los síntomas más notables se encuentran, la aparición de ácaros rojizos pálidos u oscuro en las pupas blancas; así también se describe que las colonias están débiles, con crías manchadas y con otros síntomas evidentes de la enfermedad. En las crías el efecto puede ser inmediato o tardío. Lo inmediato se refleja por la muerte de la cría en la celdilla y lo tardío se explica por la muerte de la abeja recién salida de la celdilla.

En las abejas adultas se produce una disminución de la sobrevida, pérdida de peso y malformaciones, como por ejemplo ausencia de alas y/o acortamiento del abdomen. Por otra parte la varroa puede ser vector de virus, bacterias y hongos (3, 4).

Todos estos efectos sumados o por separado llevan a una menor cantidad de abejas y una menor producción de miel y sus subproductos. Sin embargo, su mayor daño se relaciona económicamente con la menor polinización de frutales y plantas productoras de semillas (3, 4).

Diagnóstico

Uno puede sospechar de varroasis, cuando aparecen los signos y síntomas de la enfermedad. Sin embargo, por aparecer éstos al segundo o tercer año de producida la infestación, es importante poder realizar el diagnóstico precoz de la misma, para poder tomar las medidas preventivas.

Este ectoparásito puede ser diagnosticado fácilmente por los apicultores y su personal pues las hembras llegan a medir 1,5 mm de tamaño, lo que permite observarlas a simple vista en las abejas adultas. También se pueden observar al microscopio ninfas del ácaro en las pupas de las abejas ubicadas en celdillas de cría.

Para el diagnóstico preventivo de varroasis se recomienda recolectar una muestra superior a 100 abejas, siendo óptimo una muestra de 200 abejas. Estas se lavan y agitan fuertemente en un frasco tapado, que contiene una solución detergente. Luego se filtra en una gasa gruesa y se busca en ella la presencia de ácaros. También se revisa la presencia del ácaro en el fondo del frasco antes de filtrar, pues la varroa cae al fondo.

Otro procedimiento es usar sólo agua a presión en un frasco provisto de una malla fina en la tapa. Se procede a lavar las abejas con un chorro de agua, el que libera los parásitos de su superficie y los hace caer en el fondo del frasco. Luego se filtra a través de una gasa gruesa, quedando las varroas adheridas a ella.

Otro método más de campo, consiste en colocar una gasa en el suelo de la colmena y observar entre los detritus del colmenar la presencia de varroa. Este método es muy útil en invierno por la escasa actividad de cría y la mayor mortandad de los ácaros.

De todas maneras conviene enviar las muestras sospechosas a un laboratorio de parasitología que tenga montada las técnicas, ya que las personas no especializadas podrían confundir la *Varroa* spp. con el insecto *Braula coeca* muy común en nuestras abejas (Figura 3.12).

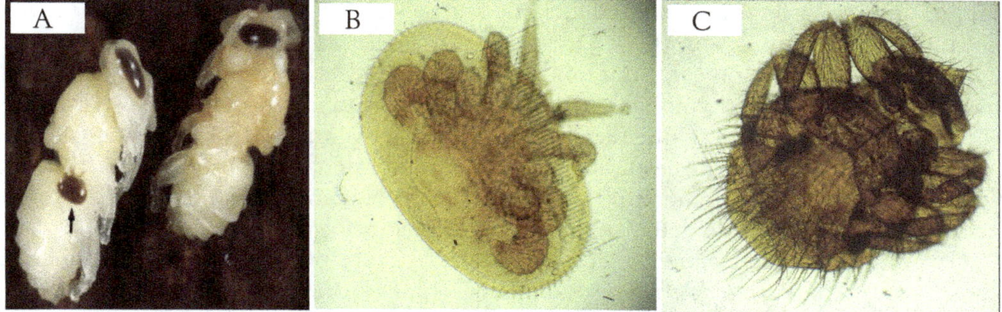

Figura 3.12. Hembras de *Varroa destructor*. (A) Ejemplar infestando crías de abeja (flecha negra). (B) Hembra adulta. (C) Díptero áptero *Braula coeca*.

Control, prevención y tratamiento

Una vez introducido el agente a un país, las medidas de control van encaminadas principalmente a delimitar claramente las áreas o zonas de infección. Luego debe hacerse el tratamiento de los apiarios ubicados en esas áreas, legislar y tomar medidas que eviten su movimiento a zonas o áreas libres de *Varroa* spp. Así también es importante continuar con el control de aduanas y a las importaciones de abejas.

La mayoría de los actuales estudios de esta enfermedad se relacionan, en una u otra forma, con la generación de antecedentes que permitan el desarrollo de una mayor resistencia de las abejas al ácaro.

Por todos los antecedentes expuestos y dado que en estos momentos a pesar de encontrarse la *Varroa* spp. en el país, se deben tomar todas las medidas de tratamiento y control necesarios. Sobre todo un control interno, del movimiento de apiarios (muy usado por los apicultores) de sectores positivos a sectores donde aún pueda que no exista y por supuesto los controles estrictos de aduanas, capacitación y educación sanitaria del personal.

Los estudios que aún continúan y las medidas ya aplicadas en nuestro país, como el cuantificar niveles de infestación para conocer las regiones y/o localidades positivas a varroa y la importación certificada por el SAG de medicamentos de probada eficacia contra este ectoparásito, han permitido por el momento mantener la enfermedad controlada.

Se recomienda el uso de productos especialmente formulados para las abejas, que solo son efectivos para los estados adultos de los ácaros y requieren ser repetidos en forma periódica. Existen numerosos métodos de tratamiento siendo el más común la fumigación de las colonias. Otros sistemas incluyen la aplicación del producto sólo en los marcos, como tiras fumígenas en la entrada de la colmena o bien rociando a las abejas directamente. Mundialmente estos tratamientos con acaricidas se han agrupado en insecticidas de primera generación, acaricidas de acción sistémica o de segunda generación y otros de acción por contacto o de tercera generación. Los principios activos presentes en estos productos pueden ser amitraz, coumaphos, fluvalinato, etc., cada uno de un laboratorio diferente. Como norma general los más utilizados corresponden a aquellos de tercera generación, los cuales se aplican como tiras de material plástico en los marcos del colmenar, que al tomar contacto con la abeja, liberan su principio activo (fluvalinato). Lo que se ha buscado con este tipo de acaricidas es una alta persistencia, lo que determina una menor frecuencia de tratamiento, aparejado a un menor nivel de resistencia a estos.

En la actualidad se pregona, por un tema de inocuidad, el uso de ácido fórmico, ácido oxálico, ácido láctico y thymol en el control de *Varroa* spp., ya que con ellos se elimina el uso y los residuos tóxicos que dejan los acaricidas en la miel y sus subproductos.

Cabe mencionar algunos estudios tendientes a seleccionar abejas tolerantes a enfermedades, en este caso basado en lo ya descrito, dado el comportamiento de diferentes razas de abejas capaces de detectar, morder y eliminar estos parásitos (*grooming*).

Por último, los medicamentos actualmente registrados por el SAG para uso apícola para el control de *Varroa destructor* son Bayvarol (tiras) de Bayer S.A., Amitraz (tiras) de JPM Exportaciones y Flumetrina (tiras) de Centrovet Ltda. Según el SAG, "los productos registrados, no sólo cumplen con los requisitos oficiales para su venta en Chile, sino que, además, cuentan con el respaldo de un laboratorio de producción farmacéutica autorizado, responsable de la fabricación y calidad final del producto". Así también, este organismo oficial dice que "Un producto que ha sido registrado por el SAG para su venta en Chile ha demostrado, mediante ensayos clínicos, que cuando es usado según las recomendaciones del rotulado, es efectivo contra varroa, seguro para las abejas y no deja residuos dañinos para el hombre en miel y cera".

Referencias

1. BAILEY, L. 1984. "Ácaros parásitos". En: *Patología de las abejas*. Ed. Acribia. pp. 75-77.

2. ANDERSON, D.L., TRUEMAN, J.W.H. 2000. "*Varroa jacobsoni* (Acari: Varroidae) is more than one species". *Experimental and Applied Acarology*. 24: pp. 165-189.

3. SAMMATARO, D., GERSON, U., y NEEDHAM, G. 2000. "Parasitic mites of honey bees: Life, History, Implications, and Impact". *Annual Review of Entomology*. 45: pp. 5.119-5.148.

4. FREDES, F. 1993. "Varroasis: un nuevo problema parasitario para Chile". *Monografías de Medicina Veterinaria*. 15 (1/2): pp. 11-16.

5. OFICINA INTERNACIONAL DE EPIZOOTIAS (OIE). http://www.oie.int/esp/normes/mmanual/A_00124.htm

6. AUMEIER, P. 2001. "Bioassay for grooming effectiveness towards *Varroa destructor* mites in Africanized and Carniolan honey bees". *Apidologie*. 32: pp. 81-90.

7. FLORIS, I., SATTA, A., GARA, V., MELIS, M., CABRAS, P., ALOUL, N. 2001. "Effectiveness, persistence, and residue of amitraz plastic strips in the apiary control of *Varroa destructor*". *Apidologie*. 32: pp. 577-585.

8. GONZÁLEZ-ACUÑA, D., ABARCA C. D., MARCANGELI S., J. *et al.* 2005. "Comparación de la eficacia del ácido fórmico y del fluvalinato, como métodos de control de *Varroa destructor* (Acari:

Varroidae) en colmenas de Apis mellifera (Hymenoptera: Apidae), en Ñuble, centro sur de Chile". *Rev. Soc. Entomol. Argent.*, 64 (3): pp. 35-42.

9. SPREAFICO, M., EÖRDEGH, F.R., BERNARDINELLI, I., COLOMBO, M. 2001. "First detection of strains of *Varroa destructor* resistant to coumaphos. Results of laboratory tests and field trials". *Apidologie* 32: pp. 49-55.

10. SAG, página web oficial. Registros y autorizaciones; Medicamentos para uso veterinario; Medicamentos de uso apícola; Medicamentos registrados. http://www.sag.gob.cl/OpenNet/asp/default.asp?boton=Home

11. MAGGI, M.D., RUFFINENGO, S.R., DAMIANI, N., SARDELLA, N.H., EGUARAS, M.J. 2009. "First detection of *Varroa destructor* resistance to coumaphos in Argentina". *Experimental and Applied Acarology.* 47: pp. 17-320.

Sitios web relacionados

Organización mundial de sanidad animal (OIE)	www.oie.int
Enfermedades de los bovinos, FAO	www.fao.org/docrep/003/t0756e/T0756E03.htm
Servicio agrícola y ganadero de Chile (SAG)	www.sag.gob.cl
Enfermedades animales. DEFRA, UK.	www.defra.gov.uk/foodfarm/farmanimal/diseases/index.htm
Algunos tópicos sobre enfermedades animales	www.patricioretamal.blogspot.com
Enfermedades animales. Iowa State University	www.cfsph.iastate.edu/DiseaseInfo/factsheets.htm
Enfermedades listadas por la División de Enfermedades Transmitidas por Alimentos, Bacterianas y Micóticas. CDC	www.cdc.gov/nczved/dfbmd/disease_listing.html
Bases de datos de literatura científica. US National Library of Medicine	www.pubmed.gov
Sistema global de reporte de brotes	www.promedmail.org
Internal Poultry Parasites Mississippi State University Extension Service	www.msucares.com/poultry/diseases/poultry_worms.html
Poultry Parasites University of Florida IFAS Extension	www.edis.ifas.ufl.edu/topic_poultry_parasites
Companion Animal Parasite Council	www.capcvet.org/
DPDx Laboratory Identification of Parasites of Public Health Concern	www.dpd.cdc.gov/DPDx/
La Guía de Royal Veterinary College / FAO para el diagnóstico parasitológico veterinario	www.rvc.ac.uk/Review/Parasitology_Spanish/Index/Index.htm
Parasite Palace by Janssen Animal Health	www.janssenpharmaceutica.be/jah/index.htm

Agradecimientos y consideraciones finales

a) En el desarrollo y preparación de este libro se debe reconocer y agradecer a diversas personas que colaboraron con material fotográfico, sugerencias y comentarios, entre quienes debemos mencionar a:
   – Dr. Claudio Lecocq
   – Dra. Marcela Gómez
   – Dr. Rubén Moreira
   – Dr. Richard Arancibia
   – Dr. Lautaro Pinochet
   – Dr. Claudio Omón

b) Es recomendable que este texto sea complementado con otras fuentes de información, especialmente para el análisis actualizado de los agentes biológicos y sus interacciones con los hospederos animales.

c) Los aportes y sugerencias siempre serán bienvenidos.

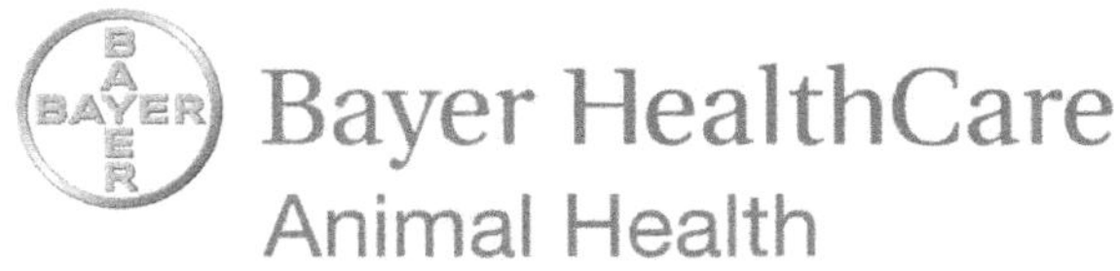

Se agradece a la empresa Bayer el apoyo al Fondo Juvenal Hernández Jaque para este libro.